Forum Gesundheitsmanagement

Reihe herausgegeben von

Thomas Rosenthal, Institut für Gesundheitsmanagement, Diploma Hochschule, Elmshorn, Deutschland

Joachim Conrad, DIPLOMA Hochschule, Elmshorn, Deutschland

Die Schriftenreihe Forum Gesundheitsmanagement soll die für die Praxis des Managements im Gesundheitsbereich notwendigen Themen interdisziplinär aufgreifen und innovative Aspekte des Gesundheitsmanagements institutionsübergreifend behandeln. Die Schriftenreihe möchten den Wandel im Gesundheitsbereich und die damit verbundenen Herausforderungen des Gesundheitsmanagements kritisch begleiten – sich aber auch auf eine Spurensuche nach neuen innovativen Ansätzen im Gesundheitsmanagement begeben. Die Schriftenreihe soll eher forschungsorientiert sein – neben (empirischen) Forschungsstudien aber auch Praxisberichte enthalten. Jeder Band behandelt ein relevantes und zukunftsweisendes Thema des Gesundheitsmanagements. Darüber hinaus können auch exzellente Dissertationen zum Gesundheitsmanagement aufgenommen werden

Thomas Rosenthal · Bernd Fittkau
(Hrsg.)

Gemeinwohlökonomie im Gesundheitswesen

eine zukunftsweisende Perspektive

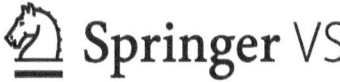 Springer VS

Hrsg.
Thomas Rosenthal
Elmshorn, Schleswig-Holstein
Deutschland

Bernd Fittkau
Hamburg, Deutschland

ISSN 2662-5229   ISSN 2662-5237   (electronic)
Forum Gesundheitsmanagement
ISBN 978-3-658-37554-6   ISBN 978-3-658-37555-3   (eBook)
https://doi.org/10.1007/978-3-658-37555-3

Die Deutsche Nationalbibliothek verzeichnet diese Publikation in der Deutschen Nationalbibliografie; detaillierte bibliografische Daten sind im Internet über http://dnb.d-nb.de abrufbar.

Planung/Lektorat: Stefanie Eggert
Springer VS ist ein Imprint der eingetragenen Gesellschaft Springer Fachmedien Wiesbaden GmbH und ist ein Teil von Springer Nature.
Die Anschrift der Gesellschaft ist: Abraham-Lincoln-Str. 46, 65189 Wiesbaden, Germany

Einleitung

Die Schriftenreihe *Forum Gesundheitsmanagement* ist breit angelegt, greift die für die Praxis des Managements im Gesundheitsbereich notwendigen Themen interdisziplinär auf und behandelt innovative Aspekte des Gesundheitsmanagements institutionsübergreifend. Die Schriftenreihe möchten den Wandel im Gesundheitsbereich und die damit verbundenen Herausforderungen des Gesundheitsmanagements kritisch begleiten – sich aber auch auf eine Spurensuche nach neuen innovativen Ansätzen im Gesundheitsmanagement begeben.

Anliegen der Schriftenreihe *Forum Gesundheitsmanagement* ist eine theoretische Fundierung zum Gesundheitsmanagement – aber auch ein hoher Praxisnutzen der einzelnen Beiträge. Es soll stärker eine an zentralen Problemfeldern des Gesundheitsmanagements orientierte Sichtweise zum Tragen kommen – jeder Band der Schriftenreihe behandelt ein relevantes Thema des Gesundheitsmanagements.

Der vorliegende *Band 1* beschäftigt sich mit der Gemeinwohlökonomie im Gesundheitsbereich. Die Gemeinwohlökonomie ist ein alternativer zukunftsweisender Ansatz für das Wirtschaftssystem, der auf gemeinwohlfördernden Werten aufbaut (Menschenwürde und Ethik, Solidarität und Gerechtigkeit, Ökologie und Nachhaltigkeit, Transparenz und Mitentscheidung). Sie ist ein Veränderungshebel auf wirtschaftlicher, politischer und gesellschaftlicher Ebene, indem sie Mensch und Umwelt in den Mittelpunkt des wirtschaftlichen Handelns stellt.

Inzwischen ist die Gemeinwohlökonomie zu einer weltweiten Bewegung geworden. Das Herzstück der Gemeinwohlökonomie ist die Bilanz (die Wertebereiche beziehen sich dabei jeweils auf bestimmte Bezugsgruppen wie

Lieferanten, Eigentümer bzw. Finanzpartner, Mitarbeiterinnen und Mitarbeiter, Kunden bzw. Mitunternehmen, Gesellschaftliches Umfeld). Unternehmen und Regionen können mit dem umfassenden Instrument der Bilanzierung und dem eigenen Bericht die ökologische, soziale und ökonomische Nachhaltigkeit ihrer wirtschaftlichen Tätigkeit erfassen. Grundsätzlich soll die Bedeutung dieses Ansatzes für eine zukunftsweisende Entwicklung im deutschen Gesundheitswesen herausgearbeitet werden.

Dazu werden zunächst die konzeptionellen *Grundlagen* der Gemeinwohlökonomie vermittelt und die Facetten einer gesunden Marktwirtschaft diskutiert. Die *Einzelbeiträge* befassen sich mit relevanten Aspekten des Konzepts (orientierende Werte für Gesundheitsberufe, innovatives Pflegekonzept im ambulanten Bereich, ökologische Nachhaltigkeit in Arztpraxen) – hier wird auch auf die Rolle des Gesundheitsmanagements eingegangen (neues Führungsmodell, wertorientiertes Unternehmen wie die Heiligenfeld Kliniken).

Mittlerweile ist die Gemeinwohlökonomie auch im Gesundheitswesen angekommen. Einige Einrichtungen haben sich als Vorreiter bereits zertifizieren lassen – diese Einrichtungen stellen sich unter der Rubrik *Praxisberichte* vor und zeigen die Bedeutung dieses Ansatzes für ihre Institution auf (die BKK ProVita als erste klimaneutrale und erste gemeinwohlbilanzierte Krankenkasse Deutschlands, zwei Apotheken, eine Praxisgemeinschaft und eine Zahnarztpraxis).

Die genossenschaftliche Bewegung kann auf eine lange Tradition (sowohl weltweit als auch in Deutschland) zurückblicken. Insbesondere in Deutschland sind seit den Pionieren der Genossenschaftsbewegung wie Friedrich Wilhelm Raiffeisen (1818–1888) und Hermann Schulze-Delitzsch (1808–1883) zahlreiche Genossenschaftsorganisationen unter der Rechtsform „eingetragene Genossenschaft" (eG) in verschiedenen Bereichen der Wirtschaft und Gesellschaft gegründet worden. Auch im Gesundheitsbereich ist der Genossenschaftsgedanke schon lange angekommen und viele Gesundheitsorganisationen haben sich in diesem Bereich bereits etabliert.

Aktuell ist auch im Gesundheitswesen eine Tendenz zu erkennen, dass sich immer mehr Menschen für dieses Modell der Gemeinnützigkeit (der auf genossenschaftlichen Werten basierenden Idee) interessieren, um diesbezüglich neue Wege zu beschreiten: Beispielsweise soll eine Genossenschaft die hausärztliche Versorgung im Odenwald sichern, um dem Ärztemangel in der Region entgegenzuwirken. Die Gesundheitsregion Siegerland ist in eine Genossenschaft umgewandelt worden und versorgt z. B. geriatrische Patienten im häuslichen Umfeld und im Pflegeheim sowie Patienten mit chronischen Wunden. Die Gemeinden Jestetten, Lottstetten, Dettighofen und Hohentengen sowie drei Ärzte und das Klinikum Hochrhein haben in 2021 die gemeinnützige Genossenschaft ZipHo gegründet, um auch hier die Gesundheitsversorgung in der Region langfristig zu sichern. Das Ortenau Klinikum und das genossenschaftliche Netzwerk HonMed bereiten für 2022 die Neuorganisation der notärztlichen Versorgung vor.

Auch im Gesundheitsbereich haben sich genossenschaftliche Organisationen etabliert und arbeiten teilweise seit Jahren sehr erfolgreich – der Band greift die bislang gemachten Erfahrungen dazu in drei *Praxisberichten* auf (Ärztegenossenschaft Nord eG, Ärztehaus Stadt Tengen eG, Seniorengenossenschaft Riedlingen).

Elmshorn   Thomas Rosenthal
im Februar 2022

Inhaltsverzeichnis

Grundlagenbeiträge

Einführung in die Gemeinwohlökonomie

Helmut Janßen-Orth

1 „Die Welt ist aus den Fugen"

Die aktuelle Weltlage ist durch eine Vielzahl von Krisen und Problemlagen gekennzeichnet: Klimakrise und Artensterben; Raubbau an unseren natürlichen Ressourcen; Spaltung zwischen Arm und Reich; Armuts-, Kriegs- und Klimaflüchtlinge; unmenschliche Arbeitsbedingungen; prekäre Arbeitsverhältnisse; Stress und Sinnverlust in der beruflichen Tätigkeit oder Vernachlässigung der öffentlichen Infrastruktur.

Des Weiteren hat sich die Marktwirtschaft zu einer „Machtwirtschaft" großer, global agierender Akteure in der Plattform-Ökonomie (Facebook, Amazon, Microsoft, Google) und Finanzindustrie (z. B. Blackrock, Vanguard) entwickelt. Diese machtvollen Player verstehen es, das wirtschaftliche, gesellschaftliche und politische Leben in ihrem Sinne zu beeinflussen. Das Vertrauen in die Lösungs- und Gestaltungskompetenz der politischen Entscheidungsträger sinkt und in Teilen der Bevölkerung schlägt sich eine zunehmende Verunsicherung und Perspektivlosigkeit in rechtspopulistischen Haltungen und fremdenfeindlichen Abwehrreaktionen nieder.

Bei aller Komplexität der gesellschaftlichen Zusammenhänge und Strukturen wird hier davon ausgegangen, dass die gegenwärtige Wirtschaftsweise hauptver-

Helmut Janßen-Orth unter Mitarbeit von Dieter Weiland
Helmut Janßen-Orth ist verstorben.

H. Janßen-Orth (✉)
GWÖ Hamburg, Hamburg, Deutschland
E-Mail: diego.weiland@ecogood.org

© Springer Fachmedien Wiesbaden GmbH, ein Teil von Springer Nature 2022   3
T. Rosenthal und B. Fittkau (Hrsg.), *Gemeinwohlökonomie im Gesundheitswesen*, Forum Gesundheitsmanagement,
https://doi.org/10.1007/978-3-658-37555-3_1

antwortlich für die skizzierten Krisenphänomene ist. Bei dieser kapitalistischen Art des Wirtschaftens wird fortwährend versucht, aus Geld mehr Geld zu machen und ein schrankenloses Wirtschaftswachstum zu generieren, obwohl ein grenzenloses Wachstum vor dem Hintergrund begrenzter planetarischer Ressourcen eine Illusion ist. Die kapitalistische Marktwirtschaft orientiert sich an einer einseitigen Zielorientierung: Der wirtschaftliche Erfolg wird an quantitativen Größen ausgerichtet, sodass ethische Ziele nicht angemessen berücksichtigt und die ökologischen und sozialen Folgekosten externalisiert und verdrängt werden.

Zur erfolgreichen Bearbeitung der Probleme des 21. Jahrhunderts bedarf es einer realistischen „Zukunftskunst" (vgl. Scheidewind, 2018: 32 ff.), um die Welt so zu gestalten, dass für fast zehn Milliarden Menschen auf diesem Planeten ein gutes Leben ermöglicht wird – und dabei die globalen ökologischen Grenzen nicht überschritten werden. Wir brauchen eine Neuausrichtung sowohl in der realen Wirtschaft als auch im Denken über die Ökonomie (Ökonomik).

In diesem Prozess der Entwicklung von konkreten Utopien bringt sich auch die Gemeinwohlökonomie (**GWÖ**) ein. Sie versteht sich als ein alternatives Wirtschaftskonzept, in dem humane, soziale und ökologische Ziele im Zentrum des ökonomischen Handelns stehen.[1]

---

[1] Die weltweite Corona-Pandemie verdeutlicht noch einmal die Notwendigkeit einer Neuorientierung der Wirtschaft: Die skizzierte Krisenlandschaft erfährt durch die Corona-Krise eine weitere Zuspitzung. Die Pandemie verschärft die sozialen Probleme: Die Benachteiligten leiden besonders aufgrund milieubedingter Vorerkrankungen und erschwertem Zugang zur medizinischen Versorgung. Auch die negativen wirtschaftlichen Folgen treffen vermehrt die prekär Beschäftigten. Die weltweit agierenden Internetkonzerne hingegen erhöhen ihre Umsätze und bauen ihren Einfluss aus. Die gegenwärtige Wirtschaftsweise führt zu einem ungebremsten Raubbau an den natürlichen Ressourcen und zu einem wachsenden Druck des Menschen auf bisher unberührte Lebensräume von Wildtieren. Der zunehmende Kontakt von Mensch und Tier sowie eine intensive Massentierhaltung erleichtert das Überspringen von Viren auf die Menschen (Zoonosen) und begünstigt das Entstehen neuartiger Krankheiten wie COVID-19. Die weltweiten Maßnahmen zur Bekämpfung der Corona-Krise zeigen, dass schnelles und wirksames politisches Handeln möglich ist. Die Gefahr besteht jedoch, dass zu einer zweifelhaften „Normalität" des Vor-Corona-Zustandes zurückgekehrt wird und die angemessene Bearbeitung der vielfältigen Krisen, besonders der ungebremsten Erderwärmung, nicht erfolgt. Gleichwohl haben viele Menschen in der Corona-Krise die Erfahrung gemacht, dass ein „immer Höher-Schneller-Weiter" nicht zu einem sinnerfüllten Leben führt und es von daher eine Offenheit für Alternativen zur gegenwärtigen Produktions- und Lebensweise gibt – Elemente einer gemeinwohlorientierten Post-Corona-Ökonomie finden sich unter: https://web.ecogood.org/media/filer_public/05/dc/05dc6282-6308-449a-ad30-e2dbef718a31/ecg_ger_joint_opinion_post-corona_economy.pdf [28.10.2020].

2 Die Leere in der herrschenden Wirtschaftslehre

Leider thematisiert die Wirtschaftswissenschaft, die an Universitäten und Hochschulen schwerpunktmäßig gelehrt wird, die vielfältigen Krisenphänomene und Herausforderungen (soziale Ungleichheit, ökologische Krise) nur unzureichend und geht von unrealistischen Annahmen und Modellen aus (Stabilitäts- und Gleichgewichtshypothese der Märkte). Da die gegenwärtigen einzel- und gesamtwirtschaftlichen Zielsysteme (Maximierung der Unternehmergewinne, steigendes Bruttoinlandsprodukt) die zentralen Orientierungsgrößen sind, fehlt auch die Beschäftigung mit realistischen Alternativen zu kapitalistischen Marktwirtschaften. Im Folgenden werden einige Leer- und Schwachstellen der traditionellen, neoklassischen Wirtschaftswissenschaft skizziert, um die Grundlagen der Gemeinwohlökonomie zu verdeutlichen.

Die Mainstream-Ökonomie stellt die Wirtschaft in den Mittelpunkt ihrer Betrachtung als eigenständige Einheit. Die Ökonomie wird *nicht als Teil eines größeren Ganzen* betrachtet, sie ist nicht „eingebettet" in gesellschaftliche und natürliche Abläufe. Im Gegenteil: Die Ökonomie (und die sich auf sie beziehende traditionelle Denkweise) erhalten ein immer größeres Gewicht und durchdringen auch andere gesellschaftliche Bereiche. Der Bildungs-, Gesundheits- und Pflegebereich etwa wird durch einseitig quantitative Kennziffern einer immer stärkeren Ökonomisierung unterworfen.[3]

Eine ganzheitliche Betrachtungsweise weist die Verselbständigung des Teilsystems Ökonomie zurück und begreift demgegenüber die Wirtschaft als Subsystem, eingebettet in gesellschaftliche und politische Zusammenhänge. Das heißt auch, dass Gesellschaft und Politik als übergeordnete Regelsysteme durch demokratische Prozesse den Rahmen vorgeben, in dem sich die Ökonomie bewegt.

Wirtschaftliche, gesellschaftliche und politische Prozesse wiederum sind „eingebettet" in ökologische Zusammenhänge und es müssen die sich daraus ergebenen planetarischen Grenzen beachtet werden (Abb. 1).[4]

In der vorherrschenden Ökonomie findet zudem *keine ausreichende Diskussion über Ziele und Werte der Ökonomie* sowie Sinn und Zweck des

---

[3] Gegen ein „Diktat der Ökonomie" regt sich jedoch auch Widerstand: vgl. die Ärzte-Kampagne „Mensch vor Profit".

[4] Näheres über die Einbettungs- und Entbettungsprozesse im modernen globalen Kapitalismus findet sich bei Scheidewind, 2018: 68 ff.

Von der „**Entbettung**" der Wirtschaft zur „**Einbettung** der Ökonomie"

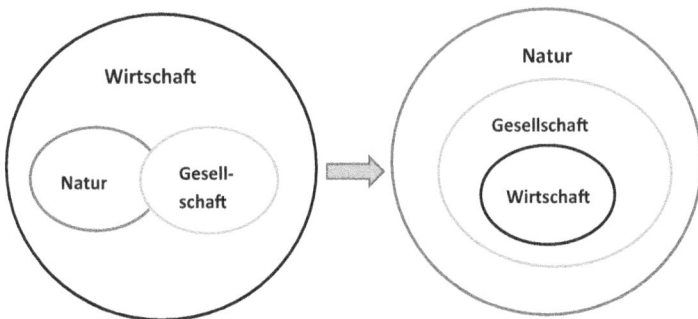

Abb. 1 Für eine Neuorientierung in der Ökonomik. (Eigene Darstellung[2])

Wirtschaftens statt. Auf den ersten Seiten der einschlägigen betriebs- und volkswirtschaftlichen Lehrbücher heißt es meist, dass Wirtschaften bedeutet, durch
„Produktion und Verwendung knapper Güter die menschlichen Bedürfnisse"
(Hardes & Schmitz, 2000: 2) zu erfüllen. Es wird jedoch in der Regel nicht diskutiert, was eine erfolgreiche Bedürfnisbefriedung durch Güter und Dienstleistungen bedeutet und wann eine Bedürfnisbefriedigung als erfolgreich zu
bewerten wäre. Dies verwundert auch nicht, da qualitative Ziele in der Ökonomie eine untergeordnete Rolle spielen und eine einseitige Ausrichtung auf eine
quantitative und monetäre Zielerreichung (Finanzgewinn, Bruttoinlandsprodukt)
verfolgt wird.[5]

Während es zumindest noch Ansätze einer Diskussion über das Bruttoinlandsprodukt (BIP) als Wohlfahrtsmesser gibt (ohne dass diese Diskussionen bisher zu
einer Implementierung alternativer Wohlfahrtsmesser geführt haben und die BIP-
Steigerung in der Mainstream-Ökonomie weiterhin als gesamtwirtschaftliches
Erfolgskriterium und Zielgröße herangezogen wird), wird auf einzelwirtschaftlicher

---

[2] https://makronom.de/der-markt-und-das-klima-37474?utm_source=rss [05.11.2020]

[5] „Bei erwerbswirtschaftlichen Unternehmen stehen (jedoch) ökonomische Erfolgs- und
Liquiditätsziele im Vordergrund" (Schweitzer & Küpper, 2008: 2). „Triebfeder seines
Handelns (des Unternehmers) ist das erwerbswirtschaftliche Prinzip, d. h. das Bestreben,
bei der Leistungserstellung und -verwertung das Gewinnmaximum zu erreichen" (Wöhe,
1986: 6).

Ebene die Steuerung der Unternehmung durch das quantitative Gewinnmaximierungsprinzip als selbstverständlich angesehen und überhaupt nicht infrage gestellt.[6]

Die einzelwirtschaftliche Steuerung wird sogar noch überhöht: Die Verfolgung der Eigeninteressen durch die Wirtschaftssubjekte, so die Hoffnung etwa bei Adam Smith, soll auch die Gesamtinteressen einer Gemeinschaft über die „unsichtbare Hand" des Marktes zum harmonischen Ausgleich führen.[7] Eine von vornherein vorhandene Deckungsgleichheit von Einzel- und Gesamtinteressen ist allerdings nicht nachweisbar bzw. unrealistisch.

Ein hoher Finanzgewinn, der in der traditionellen Betrachtungsweise der Indikator eines unternehmerischen Erfolges ist, sagt jedoch nichts darüber aus, ob

- die hergestellten Produkte und Dienstleistungen qualitativ hochwertig und langlebig sind;
- die Produkte und Dienstleistungen umweltfreundlich sind, indem sie z. B. CO_2-neutral bereitgestellt werden und einen niedrigen Rohstoff- und Energieaufwand aufweisen;
- die Gleichberechtigung der Geschlechter gefördert und sog. Problemgruppen (Geflüchtete, Menschen mit Behinderungen, Langzeitarbeitslose) in den Arbeitsprozess integriert werden;
- die Arbeitsbedingungen – auch bei den Zulieferern – menschenwürdig sind und Weiterbildungsmaßnahmen durchgeführt werden;
- die Entlohnung einschließlich der Einkommensspreizung fair ist.

---

[6] Besonders konsequent gehen neoliberale und marktradikale Autoren vor: Jegliche Berücksichtigung ethischer, ökologischer und sozialer Aspekte im unternehmerischen Zielsystem wird zurückgewiesen. Milton Friedman stellt fest: *The business of business is business.* „Die soziale Verantwortung eines Unternehmens besteht darin, seinen Gewinn zu steigern." Bei Alfred Rappaport, dem „Vater" des Shareholder-Value-Konzeptes (Steigerung des Unternehmenswertes im Interesse der Aktionäre) heißt es: „In einer Marktwirtschaft, die die Rechte des Privateigentums hochhält, besteht die einzige soziale Verantwortung des Wirtschaftens darin, Shareholder Value zu schaffen" (zit. nach Leitz, 2008).

[7] „Nicht vom Wohlwollen des Metzgers, Bäckers, Brauers erwarten wir unsere tägliche Mahlzeit, sondern davon, dass sie ihre eigenen Interessen vorfolgen. Wir wenden uns nicht an ihre Menschen-, sondern an ihre Eigenliebe, und erwähnen nicht die eigenen Bedürfnisse, sondern sprechen von ihrem Vorteil" (Smith, 2009: 60). Mit diesem Zitat soll nicht das umfangreiche Werk von Adam Smith charakterisiert, sondern die im neoklassischen Denken angelegte Eigennutzorientierung verdeutlicht werden.

Die traditionelle unternehmerische Erfolgskennziffer gibt keine Auskunft darüber, ob Unternehmen zum Wohle von Mensch und Umwelt handeln. Durch die Ausblendung wirtschaftsethischer Fragestellungen werden die Folgen unternehmerischen Handelns nicht überprüft. Demgegenüber schlägt die Gemeinwohlökonomie eine Erweiterung der unternehmerischen Erfolgsmessung vor: Der Beitrag der Unternehmen zum Gemeinwohl soll erfasst und gemessen werden.

Zur Überwindung der ethischen Leere in der traditionellen, neoliberal ausgerichteten Ökonomik bedarf es auch eines *neuen Menschenbildes.* Ein realistischeres Menschenbild muss die Kunstfigur des rational und autonom handelnden sowie auf seinen Vorteil ausgerichteten homo oeconomicus[8] ablösen, der als „asozialer Typ" (Hickel in: Deutschlandfunk, 2019) nur seine monetären Interessen maximiert. Statt autonom und individualistisch handelnd, agiert der Mensch jedoch in einem Geflecht von sozialen Beziehungen. Als soziales Wesen entwickelt er sich in Kooperation mit anderen.[9]

Dieses einseitige Menschenbild des egoistisch handelnden homo oeconomicus wird durch die universitäre Ausbildung sowie durch die Übernahme in Teilen der Medien weitergetragen und wird zur Handlungsmaxime auch im Alltagsleben. Wir brauchen eine *neue Ökonomik,*

- die die einseitige Orientierung auf einen neoklassischen Mainstream überwindet und andere wirtschaftswissenschaftliche Theorien und Fragestellungen gleichberechtigt einbezieht und
- die sich als interdisziplinäre Wissenschaft versteht, mit anderen Disziplinen kooperiert und Frage- und Problemstellungen der Soziologie, Politologie, Psychologie und Philosophie aufnimmt.[10]

---

[8]Wenn wir die im Abschnitt „Neue Ziele in der Gemeinwohlökonomie" skizzierte Unterscheidung zwischen oikonomia und chrematiska anwenden, müsste der homo oeconomicus der traditionellen Ökonomie eigentlich homo chrematistikus heißen.

[9]„Menschen sind immer schon sozial, bevor sie auch zu Individuen werden. Menschliche Überlebensgemeinschaften basieren nicht auf Individualismus und Konkurrenz, sondern auf Kooperation" (Welzer, 2013:176).

[10]Bezeichnend ist es, dass viele weiterführende Beiträge zu wirtschaftlichen Fragestellungen von Autoren kommen, die keine traditionelle wirtschaftswissenschaftliche Ausbildung vorweisen. Dies trifft auch auf den Autor der Gemeinwohlökonomie zu. Christian Felber hat Romanische Sprachen, Politikwissenschaft, Soziologie und Psychologie studiert.

Inzwischen gibt es verschiedene ökonomische Ansätze, die die Einseitigkeit der traditionellen Ökonomik kritisieren und nach Alternativen zum gewinngetriebenen Kapitalismus suchen. In Deutschland und Österreich entstand 2014 aufgrund der Unzufriedenheit mit der Mainstream-Ökonomik als Studierendeninitiative das Netzwerk für Plurale Ökonomik. „In der Krise steckt auch die Art, wie Ökonomie an den Hochschulen gelehrt wird […]. Wir beobachten eine besorgniserregende Einseitigkeit der Lehre".[11]

Auch Christian Felbers Konzept der Gemeinwohlökonomie wurde von der traditionellen Ökonomie als „nicht wissenschaftlich, einseitig und normativ" charakterisiert. Aufgrund dieser Kritik hat Christian Felber sich mit den Unzulänglichkeiten der Mainstream-Ökonomik in seinem neuen Buch (Felber, 2019) auseinandergesetzt, um einen Selbstreflexionsprozess im akademischen Bereich anzustoßen.[12]

Es existieren inzwischen verschiedene alternative Wirtschaftsmodelle wie z. B. „Die Große Transformation" (Scheidewind, 2018), die Postwachstumsökonomie (Paech, 2012; vgl. dazu auch Kolleg Postwachstumsgesellschaften der Friedrich-Schiller-Universität Jena unter http://www.kolleg-postwachstums.de), die „Solidarische Ökonomie" (Bender et al., 2011; vgl. dazu auch http://www. degrowth.info/de/dib/degrowth-in-bewegungen/solidarische-oekonomie/), die „Donut-Ökonomie" (Raworth, 2017), die „Wirtschaftsdemokratie" (Demirovic, 2018), eine feministische Care-Ökonomie (Bauhardt & Caglar, 2010) oder das Forum for a new Economy (vgl. http://www.newforum.org).

In diese Entwicklung von Alternativen ordnet sich auch die Gemeinwohlökonomie ein. Sie macht den Vorschlag, die bestehende kapitalistische Marktwirtschaft

---

[11]Vgl. Netzwerk Plurale Ökonomik (2019). Auf der Homepage des Netzwerkes heißt es: „Ein Blick in die tägliche Presse zeigt: Ob Hunger, Umweltzerstörung, Klimawandel, Finanzmarktkrise, soziale Ungleichheit oder Arbeitslosigkeit – die (ökonomischen) Probleme unserer Zeit sind vielfältig und komplex. Die Antworten der akademischen VWL, privaten Forschungsinstituten und der Presse sind hingegen meist eindimensional. Ein wichtiger Grund hierfür ist, dass die dahinter liegenden theoretischen Konzepte meist ein und derselben Denkschule entspringen, weshalb ihre Modelle einseitig und ihre Perspektive eingeschränkt bleiben. Genau hier liegt das Problem."

[12]In dem Buch „This is not Economy" werden eine Vielzahl weiterer Schwachstellen der neoklassischen Ökonomik ausführlich behandelt: der „Glauben" an ein Marktgleichgewicht mit einer Vielzahl unrealistischer Annahmen (vollständige Information der Marktteilnehmerinnen bzw. Marktteilnehmern usw.), das Festhalten an einem vermeintlich wertfreien, naturwissenschaftlichen Wissenschaftsverständnis oder die Abschottung von ethischen Fragestellungen.

schrittweise in eine ökologisch-solidarische Alternativökonomie umzuwandeln und strebt dabei den konstruktiven Austausch mit anderen Ansätzen an – und geht nicht davon aus, dass mit ihrem Konzept die Überlegungen für eine sozial- und naturverträgliche Wirtschaftsweise beendet sind. Aber die Gemeinwohlökonomie macht ein Angebot hier und heute mit den Veränderungen des gegenwärtigen Wirtschaftssystems zu beginnen, praktische Erfahrungen zu sammeln, diese zu reflektieren sowie Theorie- und Praxisschritte daraufhin weiter zu entwickeln.

3   Zur Entstehung der Gemeinwohlökonomie

Die Erstauflage des Buches „Gemeinwohl-Ökonomie" (Felber, 2018), das Christian Felber zusammen mit österreichischen Attac-Unternehmerinnen bzw. -Unternehmern 2010 veröffentlicht hatte, war der Startschuss zu einer weltweit wachsenden Bewegung, wenngleich der Schwerpunkt bisher noch in den deutschsprachigen Ländern liegt. Weltweit gibt es mehr als 11.000 Unterstützerinnen bzw. Unterstützer, über 4000 Aktive, 31 GWÖ-Vereine und mehr als 180 Regionalgruppen, die die Ideen der Gemeinwohlökonomie verbreiten. Mehr als 2000 Unternehmen unterstützen die Gemeinwohlökonomie, gut 500 Unternehmen haben eine Gemeinwohlbilanzierung durchgeführt, darunter der Outdoor-Ausrüster vaude, die Sparda-Bank München, der Gewürz- und Kräuterhandel Sonnentor, die Krankenkasse BKK ProVita, die Tageszeitung (taz) und der Suchmaschinendienst Ecosia GmbH.

Die Gemeinwohlbilanzierung beschränkt sich nicht auf Unternehmen, auch Nichtregierungs-organisationen (NGO) wie die bekannte Umweltschutzorganisation Greenpeace Deutschland haben sich mit der Gemeinwohlökonomie intensiv befasst. Beispielsweise hat Greenpeace Deutschland den Prozess der Gemeinwohlbilanzierung im Jahr 2017 durchgeführt und wurde von GWÖ-Auditoren zertifiziert. In 2020 erfolgte eine erfolgreiche Rezertifizierung.

Ebenso haben sich einige Bildungseinrichtungen (Fachhochschule Burgenland, International Graduate Center der Hochschule Bremen) und die ersten Gemeinden in Deutschland (Kirchanschöring in Bayern; Bordelum, Breklum, Klixbüll in Nordfriesland; die Stadt Steinheim im Kreis Höxter) zertifizieren lassen.

Inzwischen hat die Idee der Gemeinwohlökonomie auch Eingang gefunden in die Koalitionsverträge der Landesregierungen von Baden-Württemberg (2016) und Hessen (2018). Auch im Koalitionsvertrag des rot-grünen Senats in Hamburg wird als Pilotprojekt die Gemeinwohlbilanzierung eines öffentlichen

Unternehmens festgehalten. Nach einer positiven Evaluation soll die Bilanzierung auf alle öffentliche Unternehmen ausgedehnt werden (2020). Außerdem hat der Wirtschafts- und Sozialausschuss der Europäischen Union mit 86 % Ja-Stimmen einem Initiativantrag für die Gemeinwohlökonomie zugestimmt (2015).

Die Gemeinwohlökonomie versteht sich als weitgehend ehrenamtliche soziale Bewegung und strebt ein kontinuierliches Wachstum mit globaler Verbreitung an. Die Regionalgruppen der Gemeinwohlökonomie tragen die Ideen in Wirtschaft, Politik, Zivilgesellschaft und Bildungseinrichtungen und begleiten die Akteure bei Umsetzungs- bzw. Veränderungsprozessen.

4 Neue Ziele in der Gemeinwohlökonomie

Die Gemeinwohlökonomie knüpft an die aristotelische Idee der *oikonomia* an: Die wirtschaftlichen Aktivitäten sind auf das gute Leben für alle ausgerichtet und nicht auf das Ziel des Gelderwerbes und der Kapitalvermehrung (*chrematistike*) (Felber, 2019: 146 ff.). Die ökonomischen Handlungen sollen sich auf das Gemeinwohl als übergeordnetes Ziel ausrichten. Auch die meisten Verfassungen geben diese Leitlinie vor. In der bayerischen Verfassung heißt es: „Die gesamte wirtschaftliche Tätigkeit dient dem Gemeinwohl" (Art. 157). Im Grundgesetz steht: „Eigentum verpflichtet" und „sein Gebrauch soll zugleich dem Wohl der Allgemeinheit dienen." (Art. 14 Grundgesetz). In der spanischen Verfassung findet sich in Art. 128 die Aussage, dass „der gesamte Reichtum des Landes in seinen verschiedenen Formen und unbeschadet seiner Trägerschaft […] dem allgemeinen Interesse untergeordnet" ist.

Die Gemeinwohlökonomie schlägt vor, dass diese Verfassungsziele zu unmittelbaren Zielen für das unternehmerische Handeln und die Erfolgsmessung werden. Das heißt im Einzelnen, dass bei

- einer Investitionsentscheidung nicht die maximale Kapitalrendite, sondern der Gemeinwohlbeitrag bzw. der gesellschaftliche Mehrwert der Investition;
- der einzelwirtschaftlichen Erfolgsmessung nicht der maximale Jahresgewinn, sondern der Gemeinwohlbeitrag des Unternehmens gemessen durch die Gemeinwohlbilanz;
- bei einer gesamtwirtschaftlichen Betrachtung das Gemeinwohlprodukt statt des Bruttoinlandsproduktes

erfasst wird.

In einem **Gemeinwohlprodukt** auf volkswirtschaftlicher Ebene könnte durch
verschiedene Indikatoren (Bildung, Gesundheit, demokratische Teilhabe, ökologische Nachhaltigkeit, soziale Gleichheit und Sicherheit, subjektives Wohlbefinden) der Erfolg einer Volkswirtschaft umfassend erfasst werden.[13] Über
Auswahl und Gewichtung der Indikatoren sollte in den parlamentarischen
Gremien sowie auf Bürgerkonventen demokratisch entschieden werden.

Die klassische einzelbetriebliche Erfolgsrechnung sieht im Menschen nur
einen Kostenfaktor und die Natur als kostenlos auszubeutende Ressourcenquelle.
Die quantitative Erfolgsmessung führt dazu, dass gerade diejenigen Unternehmen
wirtschaftliche Vorteile haben, die menschenunwürdige Arbeitsbedingungen
bei den Lieferanten tolerieren und dem Raubbau natürlicher Ressourcen wenig
Beachtung schenken – und somit soziale und ökologische Kosten externalisieren.
Diejenigen Unternehmen, die fair und ethisch orientiert handeln, haben höhere
Kosten und entsprechend höhere Verkaufspreise. Aufgrund der niedrigeren
Marktanteile sind sie nur Nischenanbieter und ihr gesamtwirtschaftliches
Gewicht ist sehr gering.

Die Gewinnermittlung eines Unternehmens erfolgt auch in der Gemeinwohlökonomie weiterhin, denn Kosten sollen gedeckt und das finanzielle Ergebnis erfasst werden. Doch die klassische Finanzbilanz wird zur Nebenbilanz, die
Gemeinwohlbilanz wird die Hauptbilanz. Die klassische Finanzbilanz drückt
nicht mehr den unternehmerischen „Erfolg" aus. Der Erfolg misst sich am Beitrag des Unternehmens zum Gemeinwohl einer Gesellschaft, an einem guten
Leben für alle innerhalb der planetarischen Grenzen. Der unternehmerische
Gewinn wird nur noch zu einem Mittel zum Zweck der Steigerung des Gemeinwohls und ist nicht mehr Selbstzweck im Sinne einer permanenten Kapitalver-
wertung und Kapitalwertsteigerung.

Während die meisten alternativen Berichtsinstrumente die Finanzbilanz nur
erweitern und sich im Konfliktfall ökonomische Ziele und Zwänge gegenüber
sozialen und ökologischen Zielen durchsetzen, steht die Gemeinwohlbilanz
als nicht quantitatives Berichtsinstrument im Zentrum des unternehmerischen
Handelns.

---

[13] Inzwischen gibt es eine Vielzahl alternativer Wohlstandsmesser: Bruttonationalglück in
Bhutan, den Index des nachhaltigen wirtschaftlichen Wohlergehens (ISEW), den Happy
Planet Index (HPI), den Human Development Index (HDI) oder auch den Better Life Index
(BLI) der OECD (Organisation für wirtschaftliche Zusammenarbeit und Entwicklung).

5 Werte als Grundlage der Gemeinwohlökonomie

In der Gesellschaft finden sich im Alltagsleben im Zusammensein mit Freundinnen bzw. Freunden, in Eltern-Kind-Beziehungen, bei ehrenamtlichen Tätigkeiten in Vereinen und zivilgesellschaftlichen Organisationen erfüllende und sinnstiftende Erfahrungen. Hier werden verlässliche, respektvolle und freundschaftliche Beziehungen gepflegt und entwickelt, eine wechselseitige und nicht aufrechnende Unterstützung und Hilfe findet statt. Für Harald Welzer sind diese „nicht instrumentellen Beziehungen" bzw. Vergemeinschaftungen „nicht marktförmig begründet" und daher als „Widerstandsnester" zu verstehen (Welzer, 2013: 21, 178).

Die Werte, die in diesen gelingenden Beziehungen zu finden sind, laufen den häufig in der Wirtschaft zu findenden Werten zuwider. Hier dominiert das rational handelnde und wettbewerbsorientierte Wirtschaftssubjekt, das seine Vorteile ausnutzen will, um Einkommen, Umsatz und Gewinn zu steigern. Durch eine egoistische Ellenbogenmentalität besteht das Unternehmen im harten Konkurrenzkampf, ist erfolgreicher als die Konkurrenz, wird nicht zum Übernahmekandidat, sondern kann durch Einverleibung der Konkurrenz das eigene Wachstum beschleunigen. Auch der einzelne Konsument wird durch das große Warenangebot und die Marketingstrategien der Unternehmen angehalten, immer mehr zu konsumieren; er wird sich mit anderen Konsumenten vergleichen und danach streben, das größere und bessere Haus, Auto oder Smartphone zu bekommen.

Die Gemeinwohlökonomie will nun an die Werte, die bei gelingenden Beziehungen zu finden sind (Mitgefühl, Respekt usw.), anknüpfen und diese durch Anreize stärken, sodass wertschätzende, emphatische, vertrauensvolle und solidarische Orientierungen auch im wirtschaftlichen Alltag und Handeln eine zentrale Rolle spielen. Demgegenüber sollen bei einem ethisch fundierten Wirtschaftshandeln egoistische Verhaltensweisen, die im jetzigen Wirtschaftsmodell gefördert werden, negativ sanktioniert werden.

Die positiv erfahrenden Werte im Alltagsleben sowie die grundlegenden Verfassungswerte stellen auch die Wertebasis für die Gemeinwohlökonomie dar. Sie schlägt vor, dass sich verantwortungsvolles wirtschaftliches Handeln an vier zentralen Werten ausrichtet und gemessen wird:

- Menschenwürde
- Solidarität und Gerechtigkeit
- Ökologische Nachhaltigkeit
- Transparenz und Mitentscheidung

Selbstverständlich bedarf es fortlaufend demokratisch-partizipativer Prozesse, um die zentralen Ziele und Inhalte der Gemeinwohlökonomie konkreter zu bestimmen. Dem Anspruch der Gemeinwohlökonomie würde es widersprechen, wenn einige Akteure und Aktive das Gemeinwohl definieren und als Vorgaben der Gesellschaft überstülpen.

Die herausragende Bedeutung der **Menschenwürde** kommt in Art. 1 des Grundgesetzes zum Ausdruck: „Die Würde des Menschen ist unantastbar." In der Allgemeinen Erklärung der Menschenrechte, verabschiedet von der UN-Generalversammlung von 1948, heißt es: „Alle Menschen sind frei und gleich an Würde und Rechte geboren." Jeder Mensch hat einen zu respektierenden Wert an sich sowie unveräußerliche Rechte, in die nicht durch Drohung oder Gewalt eingegriffen werden darf. Aus dem gleichen Wert aller Menschen ergibt sich die Forderung, dass alle Menschen die gleichen Rechte, Freiheiten und Chancen haben.[14] Aus dem universellen Anspruch der Menschenrechte leitet sich die Verantwortung der Unternehmen für die Lage bei den Zuliefererbetrieben im globalen Süden ab.[15] Von daher ist es nur folgerichtig, dass für die Gemeinwohlökonomie die Menschenwürde der zentrale Wert ist, an dem sich unternehmerisches Handeln ausrichten soll. Die Beachtung der Menschenwürde betrifft sowohl das Handeln im eigenen Unternehmen wie auch die Berücksichtigung der Menschenrechtslage in der gesamten Zuliefererkette.

Da ein gesellschaftliches Zusammenleben ohne gegenseitige Wertschätzung, Unterstützung und Hilfe nicht möglich ist, ist die **Solidarität und Gerechtigkeit** ein weiteres zentrales Ziel. Diese beiden Werte beinhalten auch die Ziele, Ungerechtigkeiten zu reduzieren und den sozialen Zusammenhalt zu fördern.

---

[14] Es ist naheliegend, dass die Menschenwürde in den Textilfabriken für die Textilarbeiterinnen und Textilarbeiter in Bangladesh aufgrund niedriger Löhne, überlanger Arbeitszeiten, unzureichender Arbeitsschutzbedingungen und willkürlichen Entlassungen in keiner Weise gewährleistet ist. Ebenso verhält es sich in den Coltanminen im Kongo, in denen dieser Rohstoff unter menschenunwürdigen Bedingungen abgebaut und u. a. für die Produktion des Smartphones benötigt wird. Auch die Kinderarbeit auf Kakaoplantagen in der Elfenbeinküste oder in der Haselnuss-Ernte an der Schwarzmeerküste der Türkei widerspricht der Menschenwürde.

[15] Selbstverständlich gibt es auch eine Verantwortung der Konsumenten, die möglichst versuchen sollten, nachhaltige und faire Produkte und Dienstleistungen zu kaufen. Allerdings gibt es klare Grenzen in der Marktgestaltungsmacht der Verbraucher (vgl. Welzer, 2013: 75 ff.; Kopatz, 2016). Doch auch im globalen Norden finden sich etwa auf Schlachthöfen oder in der Baubranche menschenunwürdige Arbeitsbedingungen und auch in vielen Dienstleistungsbetrieben sind prekäre Beschäftigungsverhältnisse (Sicherheitsdienste, Gastronomie, Paketdienste usw.) zu finden.

Unternehmerisches Handeln kann nur in einer intakten Umwelt stattfinden. Zerstörungen von Luft, Wasser und Boden müssen unterbleiben, der Raubbau der natürlichen Ressourcen vermieden und die drohende Klimakrise durch CO_2-Reduktion müssen bekämpft werden. Von daher ist die **ökologische Nachhaltigkeit** im unternehmerischen Handeln eine weitere zentrale Orientierungsgröße.

Die Demokratie als „souveräne Gewalt" der Bevölkerung eines Staates darf sich nicht nur auf den politischen Bereich beschränken. Auch in der Ökonomie bedarf es Mitentscheidungsprozesse der Arbeitnehmerinnen und Arbeitnehmer; von daher wird die **Transparenz und Mitentscheidung** als Wert berücksichtigt.

6   Wie misst die Gemeinwohlökonomie die Werte?

Das unternehmerische Handeln soll an diesen vier Werten ausgerichtet werden. Die Umsetzung und Veranschaulichung erfolgt mithilfe der **Gemeinwohl-matrix,** auf der diese Werte horizontal dargestellt werden (Abb. 2). Diese Werte werden nun zu den *Berührungsgruppen* der Unternehmen auf vertikaler Ebene in Beziehung gesetzt: zu den Lieferantinnen bzw. Lieferanten, Eigentümerinnen bzw. Eigentümern und Finanzpartnerinnen bzw. Finanzpartnern, Mitarbeitende,

WERT / BERÜHRUNGSGRUPPE	MENSCHENWÜRDE	SOLIDARITÄT UND GERECHTIGKEIT	ÖKOLOGISCHE NACHHALTIGKEIT	TRANSPARENZ UND MITENTSCHEIDUNG
A: LIEFERANT*INNEN	A1 Menschenwürde in der Zulieferkette	A2 Solidarität und Gerechtigkeit in der Zulieferkette	A3 Ökologische Nachhaltigkeit in der Zulieferkette	A4 Transparenz und Mitentscheidung in der Zulieferkette
B: EIGENTÜMER*INNEN & FINANZ-PARTNER*INNEN	B1 Ethische Haltung im Umgang mit Geld-mitteln	B2 Soziale Haltung im Umgang mit Geldmitteln	B3 Sozial-ökologische Investitionen und Mittelverwendung	B4 Eigentum und Mitentscheidung
C: MITARBEITENDE	C1 Menschenwürde am Arbeitsplatz	C2 Ausgestaltung der Arbeitsverträge	C3 Förderung des ökologischen Verhaltens der Mitarbeitenden	C4 Innerbetriebliche Mitentscheidung und Transparenz
D: KUND*INNEN & MITUNTERNEHMEN	D1 Ethische Kund*innen-beziehungen	D2 Kooperation und Solidarität mit Mitunternehmen	D3 Ökologische Aus-wirkung durch Nutzung und Entsorgung von Produkten und Dienst-leistungen	D4 Kund*innen-Mitwirkung und Produkttransparenz
E: GESELLSCHAFT-LICHES UMFELD	E1 Sinn und gesellschaftliche Wirkung der Produkte und Dienstleistungen	E2 Beitrag zum Gemeinwesen	E3 Reduktion ökologischer Auswirkungen	E4 Transparenz und gesellschaftliche Mitentscheidung

Abb. 2 Die Gemeinwohlmatrix 5.0 (Gemeinwohlökonomie 2020a, b)

Kundeninnen bzw. Kunden und Mitunternehmen sowie dem gesellschaftlichen Umfeld.

Aus den Beziehungen zwischen den vier Werten und den fünf Berührungsgruppen ergeben sich 20 Themenfelder in der Matrix, z. B. Menschenwürde in der Zuliefererkette (A1), Förderung des ökologischen Verhaltens der Mitarbeitenden (C3), Sinn und gesellschaftliche Wirkung der Produkte und Dienstleistungen (E1). Bei der Bewertung des Indikators „Ökologische Auswirkung durch Nutzung und Entsorgung von Produkten und Dienstleistungen" (D3) stellt sich die Frage, ob das Unternehmen die ökologischen Auswirkungen seiner Produkte und Dienstleistungen reduziert. Im Handlungsfeld „Förderung des ökologischen Verhaltens der Mitarbeitenden" (C3) wird untersucht, ob das Unternehmen Angebote zu gesunder und nachhaltiger Ernährung, ressourcenschonendem Verhalten sowie zur umweltschonenden Anreise zum Arbeitsplatz anbietet.

Pro Themenfeld gibt es maximal 50 Punkte, insgesamt können maximal 1000 Punkte erreicht werden – wobei die Einhaltung des gesetzlichen Mindeststandards als eine Selbstverständlichkeit angesehen und mit null Punkten veranschlagt wird. Punkte gibt es somit erst, wenn über die gesetzlichen Vorgaben hinaus nachhaltiges und soziales Handeln umgesetzt wird.

Die Bewertung in den einzelnen Themenfeldern wird in vier Abstufungen durchgeführt. Dies soll hier am Beispiel der **ökologischen Nachhaltigkeit in der Zuliefererkette** veranschaulicht werden:

- Für die Prüfung der ökologischen Auswirkungen und der Einhaltung erster Ausschlusskriterien in der Beschaffung gibt es einen Punkt im Rahmen eines Skalenbereiches von 1–10 (*erste Schritte*);
- wenn Maßnahmen zur Reduktion von Umweltrisiken durchgeführt und die Auswirkungen der zugekauften Produkte und Dienstleistungen erfasst werden, erfolgt eine Bewertung zwischen 2 und 3 Punkten (*fortgeschritten*);
- werden umfassende Einkaufsrichtlinien eingehalten, gibt es 4–6 Punkte (*erfahren*);
- wenn das ökologische Einkaufsmanagement strukturell im Unternehmen verankert ist, werden 7–10 Punkte vergeben (*vorbildlich*).

Aufgrund der gemachten Erfahrungen wird die Gemeinwohlmatrix durch ein Matrix-Entwicklungsteam kontinuierlich weiter entwickelt.

7 Welche Funktion hat der Gemeinwohlbericht?

Die Gemeinwohlmatrix ist die Grundlage für die Erstellung des Gemeinwohlberichts. Im Gemeinwohlbericht werden die erzielten *Gemeinwohlpunkte* begründet und das Entwicklungspotential des Unternehmens erläutert. Um Transparenz zu gewährleisten, werden Matrix und Bericht veröffentlicht.[17]

Um zu vermeiden, dass Unternehmen mit einer guten Performance in einigen Bereichen, aber negativen Handlungsweisen in anderen Feldern dennoch eine hohe Punktzahl erzielen, gibt es *Minuspunkte*. Maximal können −3600 Punkte erreicht werden. Minuspunkte gibt es z. B. bei der Verletzung der Internationalen Kernarbeitsnormen (ILO), bei Verschiebung von Gewinnen in Steueroasen oder der Produktion von Atomstrom. Unternehmen mit einer guten sozial-ökologischen Performance haben im Schnitt zwischen 450 und 650 Punkte erreicht.

In dieser Pionierphase der Gemeinwohlökonomie-Bewegung hat die erreichte Gemeinwohl-Punktzahl noch nicht die zentrale Bedeutung, weil bislang keine Steuern oder Zölle entsprechend der erreichten Punktzahl erhoben werden. Relevant und interessant ist für Unternehmen der 360°-Blick auf das eigene Unternehmen, quasi der „Blick in den Spiegel" der bei dem Prozess der Bilanzierung entsteht und aufzeigt, in welchem Bereich das Unternehmen bereits relativ gut und in welchen Bereichen es noch sehr unzureichend aufgestellt ist in Bezug auf das Gemeinwohl.

Die Gemeinwohlökonomie als evolutionäre Bewegung ist sich bewusst, dass Veränderungen schrittweise erfolgen, deshalb gibt es für Unternehmen unterschiedliche Einstiegsniveaus. Wenn sie die Gemeinwohlökonomie als Fördermitglied finanziell unterstützen, sich über die Bewegung informieren und sich in diese einbringen sowie die Weichen für eine Gemeinwohlbilanzierung im Unternehmen legen wollen, wird dies in der Außendarstellung mit einem Sämchen (Haken) als Logo verdeutlicht. Unternehmen, die bereits eine Gemeinwohlbilanz erstellt haben, tragen entweder zwei Sämchen (Peer-Evaluierung) oder drei Sämchen (externes Audit). Sie werden als Pionierunternehmen bezeichnet.

Bei der *Peer-Evaluierung* wird in einer Gruppe aus vier bis sechs Unternehmen eine wechselseitige Evaluierung durchgeführt und der Prozess professionell von einer GWÖ-Beraterin bzw. einem GWÖ-Berater begleitet. Die Teilnehmerinnen bzw. Teilnehmer erstellen ihre individuellen Berichte im Rahmen von mehreren Workshops, die in einem Zeitraum von ca. sechs Monaten stattfinden. Das *externe Audit* ist eine unabhängige und qualifizierte Prüfung aller

---

[17] Unter http://www.balance.ecogood.org/gwoe-berichte sind die Gemeinwohlbilanzen der zertifizierten Unternehmen einsehbar.

Wege zur Gemeinwohl-Bilanz

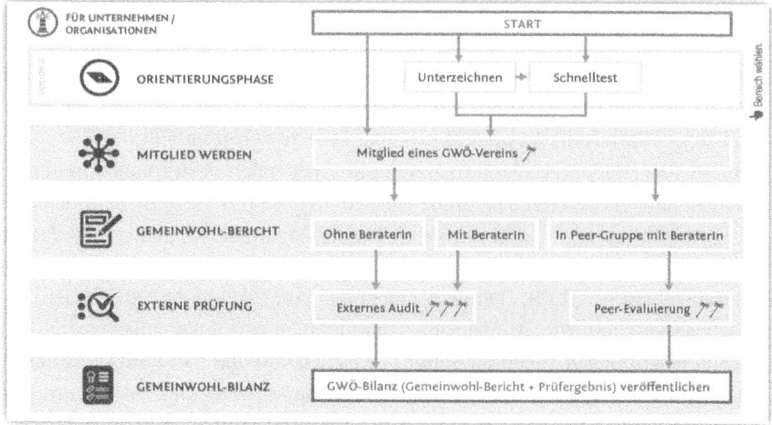

Abb. 3 Wege zur Gemeinwohlbilanz[16]

sozialen und ökologischen Leistungen durch eine externe Auditorin bzw. einen externen Auditor, die bzw. der in keinem geschäftlichen Verhältnis zu dem zu auditierenden Unternehmen steht. Am Ende des Audit-Prozesses wird dem Unternehmen ein Testat ausgestellt. Dieses fasst das Endresultat pro Themenfeld sowie die Gesamtpunktzahl zusammen (Abb. 3). Die jeweiligen Gemeinwohlberichte sind zwei Jahre gültig.

Aufgrund des breiten und ganzheitlichen Ansatzes der Gemeinwohlbilanz ist eine „Rosinenpickerei" auf die (wenigen) Felder, in denen das Unternehmen gut aufgestellt ist, ausgeschlossen. Im Gegensatz zu anderen nachhaltigkeitsorientierten Bewertungsinstrumenten ist auch die Gefahr des *Greenwashing* bei einer Gemeinwohlbilanzierung aufgrund der Veröffentlichungspflicht der Berichte und der externen Akkreditierung sehr gering.

8   Wie sehen die Bilanzierungserfahrungen aus?

Die konkreten Umsetzungserfahrungen von durchgeführten Gemeinwohlbilanzierungen sollen im Folgenden anhand des Gemeinwohlberichts der *Märkischen Landbrot GmbH* sowie anhand des Forschungsvorhabens *Gemeinwohlökonomie im*

---

[16] https://web.ecogood.org/de/unsere-arbeit/gemeinwohl-bilanz/unternehmen/ [12.11.2020]

Vergleich unternehmerischer Nachhaltigkeitsstrategien der Universitäten Flensburg und Kiel dargestellt werden.

1 | Das Unternehmen **Märkisches Landbrot GmbH** mit 43 Mitarbeiterinnen bzw. Mitarbeitern hat für das Bilanzjahr 2014–2016 insgesamt 773 von 1000 Punkten erreicht (Bilanzjahr 2012–2014: 689 Punkte, Bilanzjahr 2011 652 Punkte) (vgl. Märkisches Landbrot: 2017).

Für den Wert Gerechtigkeit wird im Gemeinwohlbericht hervorgehoben, dass das Unternehmen eine geringe Einkommensspreizung aufweist und eine soziale Gestaltung der Verkaufspreise durchführt, da die Produkte vergünstigt an Gemeinschaftsverpfleger wie Kindertagesstätten und Altenheime verkauft werden. Auch beim Verkauf an „normale" Endverbraucher wird nicht mit dem maximal möglichen Verkaufspreis kalkuliert, damit auch einkommensschwächere Schichten Biobrot kaufen können. Diese Zielsetzung von fairen Preise für die Kunden „bedeutet in der Konsequenz eine Gemeinwohl-Orientierung zulasten einer Profitorientierung" (Märkisches Landbrot: 2017: 8).

Das Unternehmen hat des Weiteren ein anonymes Verfahren eingeführt, bei dem zuliefernde Bauern die Fairness bewerten. Auch in der ökologischen Nachhaltigkeit erzielt das Unternehmen sehr „vorbildliche Werte bzw. Minderungen von schädlichen Ausstößen" (Märkisches Landbrot, 2017: 8). Nur im Wert Demokratie und Mitbestimmung ist das Märkische Landbrot nicht „vorbildlich", sondern „erfahren" (55 %). Die Geschäftsführer prüfen daher, ob durch eine Umwandlung der GmbH in eine Stiftung die Mitentscheidungsrechte und Miteigentumsmöglichkeiten verbessert werden können.

2 | In dem Forschungsvorhaben **Gemeinwohlökonomie im Vergleich unternehmerischer Nachhaltigkeitsstrategien** (GIVUN) der Universitäten Flensburg und Kiel wurde untersucht, inwieweit die Gemeinwohlökonomie zu einer Transformation hinsichtlich der Nachhaltigkeit geeignet ist (Heidbrink et al., 2018).[18]

Die Forscherinnen und Forscher haben elf Unternehmen mit einer Gemeinwohlbilanz analysiert, darunter Ökofrost (Spezialgroßhandel für Bio-Tiefkühlkost), Märkisches Landbrot, die Tageszeitung taz und ein Seniorenheim. Es wurde untersucht, ob die Gemeinwohlbilanz den Firmen geholfen hat, ökologisch und sozial nachhaltiger zu werden.

Die Studie stellt fest, dass im Vergleich zu anderen Instrumenten der Corporate Social Responsibility (CSR) die Gemeinwohlbilanz thematisch sehr

---

[18]Ausgehend von der Studie untersucht Kny ergänzend die Gemeinwohlorientierung von Großunternehmen (Kny: 2020).

breit aufgestellt ist und auch Themen enthält, die eine veränderte inhaltlich-normative Ausrichtung der Unternehmen erfordern (vgl. Heidbrink et al., 2018: 24 f.):

- Kooperation statt Konkurrenz (gemeinsame Erhöhung des Branchen-standards),
- andere Strukturen (veränderte Eigentumsformen durch Mitarbeiterbeteiligung bei größeren Unternehmen),
- eine andere Verteilung (erstrebenswerte Einkommensspreizung von 1: 5).

Besonders bei der Ressourcennutzung stellen die Autorinnen und Autoren der Gemeinwohlökonomie ein gutes Zeugnis aus: „Eine absolute Reduktion des Ressourcenverbrauchs wird am deutlichsten in der Gemeinwohlbilanz und der ISO 26000 thematisiert. Dabei benennt und fordert erstere als einzige auch explizit Veränderungen des Unternehmenshandelns in Richtung Suffizienz" (Heidbrink et al., 2018: 27). Bern"d Sommer, einer der Autoren der Studie, erklärt dazu: „Unter anderem haben wir im Vergleich zu anderen Nachhaltigkeitsinstrumenten festgestellt, dass die GWÖ auf etwas setzt, das man in der Forschung als Suffizienz bezeichnet. Suffizienz meint, dass das absolute Maß des Ressourcen-verbrauchs in den Blick genommen wird, und nicht nur, dass man effizienter mit Ressourcen umgeht. Und ganz konkret heißt das, die Gemeinwohl-Bilanz honoriert zum Beispiel, wenn Produkte reparaturfähig sind" (Dohmen, 2018).

Als Fazit halten die Autoren fest, dass die Gemeinwohlbilanz „durch ihre thematische Reichweite und Tiefe und ihre inhaltlichen, teils stark normativen Anforderungen das Potential (hat), Unternehmen zu einer Auseinandersetzung mit sozial-ökologischen Themen anzuregen [...]. Blinde Flecken werden auf-gedeckt, und zwar sowohl bei den Unternehmen, die eher am Anfang der Aus-einandersetzung mit bestimmten sozial-ökologischen Themen stehen, als auch bei solchen, die schon tief eingestiegen sind" (Heidbrink et al., 2018: 32). Allerdings verschweigt die Studie auch die Barrieren nicht, die einer Verbreiterung der Gemeinwohlökonomie im Wege stehen (Preisdruck im Einkauf, Nichtvorhanden-sein von sozial-ökologischen Alternativen im Einkauf, fehlende Unterstützung durch Banken und Politik) (vgl. Heidbrink et al., 2018: 40)[19].

---

[19]Auch eine Studie der Universität Valencia verweist auf positive Auswirkungen. Die Untersuchung zeigt, dass Firmen, die ihre Mitarbeiterinnen und Mitarbeiter „gut behandeln, ehrliches Marketing betreiben, sich auf Nachhaltigkeit fokussieren und ihren Umweltabdruck minimieren nicht nur zum Gemeinwohl beitragen, sondern sogar ihre Rentabilität verbessern können" (Gemeinwohl-Ökonomie, 2019: 3).

9 Welche Vorteile hat die Gemeinwohlbilanzierung?

Die Gemeinwohlbewegung verfolgt das Ziel, dass für alle Unternehmen die Gemeinwohlbilanzierung genauso verpflichtend wird, wie es heute schon die Finanzbilanz ist. Die Unternehmen mit einem positiven Beitrag zum Gemeinwohl sollen aufgrund ihrer erreichten Punktzahl entsprechende Vorteile haben – beispielsweise können die Steuersätze und Zölle entsprechend der unternehmerischen Performance gestaffelt werden: Je höher der Gemeinwohlbeitrag des Unternehmens, umso geringer sind die Steuersätze. Bei Kreditanträgen wird neben der Bonitätsprüfung auch die sozial-ökologische Auswirkung der zu finanzierenden Investition überprüft und die Zinshöhe danach ausgerichtet. Ethische und faire Unternehmen werden bei der öffentlichen Auftragsvergabe sowie der Wirtschafts- und Forschungsförderung bevorzugt.

Durch diese Maßnahmen erfolgt eine schrittweise Umpolung der Wirtschaft: Die nachhaltig und sozial handelnden Unternehmen erlangen Wettbewerbsvorteile gegenüber den unethischen Unternehmen, sodass diese nach und nach vom Markt verschwinden, falls sie sich nicht gemeinwohlorientiert umstellen. Hier ist der Gesetzgeber gefordert, damit endlich auch eine nicht gewinnbezogene Berichterstattung mit entsprechenden positiven bzw. negativen Folgen verpflichtend wird. Allerdings bedarf es dazu einer starken Bürgergesellschaft, um der Politik in diesem Sinne „Beine zu machen".[20]

Doch auch heute schon haben Unternehmen Vorteile, wenn sie eine Gemeinwohlbilanz erstellen, da sie das Unternehmen ganzheitlich in den Blick nehmen, einer umfassenden und systematischen Bewertung unterziehen sowie Stärken und Schwächen analysieren. Durch dieses Instrument können Schwachstellen erfasst werden (z. B. fehlende Kooperationen mit Lieferanten und Kunden oder Bankverbindungen mit problematischen Kreditinstituten), um diese in der nächsten Periode abzustellen und einen positiven Organisationsentwicklungsprozess zu befördern. Aufgrund der Gemeinwohlorientierung des Unternehmens steigt durch die höhere Motivation die Arbeitszufriedenheit der Mitarbeiterinnen und Mitarbeiter, Krankenstand und Fluktuation sinken und die Rekrutierung neuer verantwortungsbewusster Mitarbeiterinnen und Mitarbeiter wird erleichtert.

---

[20] Durch demokratische Bürgerkonvente und Volksentscheide könnte die repräsentative Demokratie bereichert werden. In diesen Verfahren könnte der Souverän, die Bevölkerung eines Landes, über Vorschläge und Vorgaben für eine Verringerung der Ungleichheit und der Gemeinwohlverpflichtung des Eigentums entscheiden (vgl. Felber, 2018: 133 ff.)

Schließlich können neue Kundinnen und Kunden aufgrund einer nachhaltigen Produkt- und Dienstleistungspalette gewonnen werden. Dabei kann durch einen farblichen Aufdruck auf den Produkten (Ampel), der den jeweiligen Gemeinwohlbeitrag des Unternehmens anzeigt, die Transparenz für die Verbraucher erhöht werden. Mithilfe des QR-Codes kann der Konsument die Gemeinwohlbilanz einsehen.

10 Wie weiter mit der Gemeinwohlökonomie als Bewegung

Die Gemeinwohlökonomie ist viel mehr als nur ein einzelwirtschaftliches Bewertungsmodell. Es werden weitere Vorschläge in die gesellschaftliche Debatte eingebracht, um eine schrittweise Transformation in eine humanere Gesellschaft zu ermöglichen. Diese Ideen werden hier nur kurz dargestellt (vgl. Felber, 2018: 95 ff.):

- Die Dominanz des Privateigentums mit der Tendenz zu unkontrolliertem Wachstum und Machtkonzentration soll durch einer *Koexistenz verschiedener Eigentumsformen* überwunden werden: Privateigentum, Genossenschaften, Gemeinschaftseigentum (Commons) oder öffentliches Eigentum.
- Bei *Großunternehmen ist eine Demokratisierung* anzustreben: Mit zunehmender Beschäftigungszahl erhalten Vertreterinnen bzw. Vertreter von Belegschaft und Gesellschaft Mitbestimmungsrechte (z. B. ab 500 Beschäftigte die Hälfte der Stimmrechte, ab 1000 Beschäftige zwei Drittel der Stimmrechte …).
- Die *Begrenzung der Einkommensungleichheit* ist anzugehen, indem ein demokratischer Wirtschaftskonvent verschiedene Varianten des Abstandes zwischen Höchst- und Mindestabstand vorschlägt (1:3, 1:5, 1:10, 1:20, 1:100 …) und die Bevölkerung durch das Systemische Konsensieren[21] darüber abstimmt.
- Durch ein unbeschränktes Erbrecht erzielen einige wenige Bürgerinnen bzw. Bürger (ohne dass sie eine Leistung erbracht haben) einen großen Startvorteil; als Konsequenz reproduzieren sich die gesellschaftlichen Eliten untereinander. Dem ist durch eine *Begrenzung des Erbrechts* entgegenzuwirken. Bis

---

[21] Beim Systemischen Konsensieren geht es nicht um eine einfache Ja-Nein-Entscheidungen, sondern es werden verschiedene Entscheidungsalternativen zur Wahl gestellt und die Alternative, die den geringsten Widerstand aufweist, wird umgesetzt.

zu einer vom demokratischen Souverän festgelegten Grenze bleibt das Erbrecht gewährleistet. Das darüber hinausgehende Erbvermögen geht in einen öffentlichen „Generationsfonds" und wird zu gleichen Teilen an die Nachkommen der nächsten Generation ausgezahlt.

Die Gemeinwohlidee soll in die Breite der Gesellschaft getragen werden und in einem partizipativen, demokratischen und ergebnisoffenen Prozess ein gutes Leben für gegenwärtige und zukünftige Generationen ermöglichen. Damit die Umsetzung der Gemeinwohlidee nicht nur bei einzelnen Pionier-Unternehmen erfolgt, sondern die Wirtschaft insgesamt eine sozial-ökologische Transformation erfährt, bedarf es einer starken gesellschaftlichen Bewegung, der es gelingt, die Gemeinwohlökonomie in Bildungseinrichtungen, gesellschaftlichen Institutionen sowie Gesetzen und Verfassungen zu verankern.

Das Sympathische an der Idee der Gemeinwohlökonomie besteht dabei darin, dass hier und heute konkrete Umsetzungsschritte gemacht werden können. Dies allerdings in dem Bewusstsein, dass diese ersten notwendigen Schritte nicht ausreichen, sondern die Gesamtheit unserer wirtschaftlichen Lebenszusammenhänge auf gegenseitige Sorge, Solidarität, Nachhaltigkeit und demokratische Beteiligungsprozesse ausgerichtet werden sollten – sodass das Streben nach privater Profitmaximierung im Konkurrenzkampf als Steuerungsgröße an Gewicht verliert.

Literatur

Bauhardt, C., & Caglar, G. (Hrsg.). (2010). *Gender Economics (Feministische Kritik der Politischen Ökonomie)*. VS Verlag für Sozialwissenschaften.

Bender, H., Bernholt, N., & Winkelmann, B (Akademie Solidarische Ökonomie) (2011). *Kapitalismus und dann?* Oekom.

Demirovic, A. (Hrsg.) (2018). *Wirtschaftsdemokratie neu denken*. Westfälisches Dampfboot.

Deutschlandfunk. (2019). Der Wirtschaftswissenschaftler Rudolf Hickel. http://www.deutschlandfunk.de/musik-und-fragen-zur-person-der-wirtschaftswissenschaftler.1782.de.html?dram:Article_id=463563. Zugegriffen: 17. Dez. 2019.

Dohmen, C. (2018). Wie viel Nachhaltigkeit lässt die Marktwirtschaft zu?. http://www.deutschlandfunk.de/gemeinwohl-oekonomie-wie-viel-nachhaltigkeit-laesst-die.724.de.html?dram:Article_id=412532. Zugegriffen: 12. Dez. 2019.

Felber, C. (2018). *Gemeinwohl-Ökonomie, Taschenbuch-Ausgabe*. Piper.

Felber, C. (2019). *This is not Economy*. Deuticke (Paul Zsolnay).

Gemeinwohl-Ökonomie. (2019). Wissenschaftliche Studien attestieren Gemeinwohl-Ökonomie soziale Innovationskraft (Presseunterlagen für die Pressekonferenz am

19.02.2019). http://www.ecogood.org/media/filer_public/3e/2a/3e2a5e24-286b-42f4-92e5-a62ef402cda0/2019-02-19-pi-wifo.pdf. Zugegriffen: 12. Dez. 2019.

Gemeinwohl-Ökonomie. (2020a). Gemeinwohl-Ökonomie. Ein Wirtschaftsmodell mit Zukunft. https://web.ecogood.org/de/unsere-arbeit/gemeinwohl-bilanz/gemeinwohl-matrix/. Zugegriffen: 10. Nov. 2020.

Gemeinwohl-Ökonomie. (2020b). Unternehmen. http://www.web.ecogood.org/de/unsere-arbeit/gemeinwohl-bilanz/unternehmen/. Zugegriffen: 12. Nov. 2020.

Hardes, H.-D., & Schmitz, F. (2000). *Grundzüge der Volkswirtschaftslehre* (7. Aufl.). R. Oldenbourg.

Heidbrink, L., Kny, J., Köhne, R., Sommer, B., Stumpf, K., Welzer, H., Wiefek, J. (2018). *Schlussbericht für das Verbundprojekt Gemeinwohl-Ökonomie im Vergleich unternehmerischer Nachhaltigkeitsstrategien (GIVUN).*

Kny, Josefa. (2020). *Too big to do Good? Eine empirische Studie zur Gemeinwohlorientierung am Beispiel der Gemeinwohl-Ökonomie.* Oekom.

Kopatz, M. (2016). *Ökoroutine: Damit wir tun, was wir für richtig halten.* Oekom-Verlag.

Leitz, C. (2008). *Corporate Social Responsibility: Stand der Forschung und Entwicklungstrends.* GRIN Verlag. http://www.grin.com/document/123239. Zugegriffen: 28. Nov. 2019.

Landbrot, M. (2017). Gemeinwohlbericht für die Jahre 2014–2016. http://www.balance.ecogood.org/gwoe-berichte/handwerk/copy_of_maerkisches-landbrot/2017-gwoe-bericht-maerkisches-landbrot-2014.pdf/view?searchterm=m%C3%A4rkisches+landb. Zugegriffen: 25. Nov. 2019.

Netzwerk Plurale Ökonomik (2019). Ziele und Aktivitäten. http://www.plurale-oekonomik. de. Zugegriffen: 25. Dez. 2019.

Paech, N. (2012). *Befreiung vom Überfluss.* oekom.

Raworth, K. (2017). *Die Donut-Ökonomie.* Hanser.

Scheidewind, U. (2018). *Die Große Transformation.* Fischer.

Schweitzer, M., & Küpper, H.-U. (2008). *Systeme der Kosten- und Leistungsrechnung.*

Smith, A. (2009). *Der Wohlstand der Nationen.* Zweitausendeins.

Welzer, H. (2013). *Selbst.Denken.* Fischer.

Wöhe, G. (1986). *Einführung in die Allgemeine Betriebswirtschaftslehre* (16. Aufl.). Franz Vahlen.

Gesunde Marktwirtschaft – das Leben, die Ökonomie und das soziale Nervengeflecht

Ellis Huber

1   Eine Prüfung unserer Menschlichkeit

Ein Virus verändert die Welt. Die Corona Krise hat sich tief in das kollektive Bewusstsein und das Unbewusste der Menschen eingesenkt. Sars-CoV-2 und die Covid-19-Krankheiten stellen bisherige Sicherheiten und Gewohnheiten, auch Werte und Grundüberzeugungen gründlich infrage. Jetzt werden das individuelle und das soziale Leben neu geordnet und die globale Krise eröffnet uns neue Chancen. Welt, Länder und Gesellschaften haben sich als lernende Sozialsysteme erfahren. Viele Menschen fragen jetzt nach dem tieferen Sinn und den Lehren des Erlebten. Von einer Neuen Normalität sprechen die Politiker. Das Gesundheitswesen erkennt seinen wahren Wert: Es wirtschaftet für die Gesundheitsbedürfnissen des einzelnen Menschen und der ganzen Gesellschaft.

Die Corona Pandemie beschäftigt 188 von 194 Ländern weltweit. Viele Menschen sind verängstigt und verunsichert. Selektiv sortierte Fakten und tausend Halbwahrheiten ziehen durch die sozialen Medien. Daten überfluten die Gesellschaften. Täglich steigende Todeszahlen und summierte Infektionsraten verbreiten Bedrohlichkeit. Im Angstmodus folgt die Mehrheit der Bürgerinnen und Bürger den staatlichen Vorgaben und wissenschaftlichen Empfehlungen. Das soziale Leben wird neu gefasst und die Zukunft erscheint ungewiss. Schon immer haben sich Menschen schreckliche Ereignisse durch einfache Wahrheiten erklärt. Unerklärliche Notlagen machen starke Führer und Verschwörungstheorien gleichermaßen verführerisch. Als Pest und Cholera wüteten, war das

E. Huber (✉)
Bleibtreustr, Berlin, Deutschland
E-Mail: ellishuber@t-online.de

so und als die Spanische Grippe oder die Weltwirtschaftskrise Tod und Elend produzierten. Vogelgrippe, Schweinegrippe, Aids, Ebola oder jetzt Corona verursachen Angst. Wissenschaft und Forschung bewirken auch keine Wunder. Sie haben die Situation nicht im Griff. Die Welt ist eben komplex und alle Daten zusammen liefern keine Sicherheit. Die öffentliche Kommunikation der Corona-Pandemie ist Teil einer gesellschaftlichen Dynamik, die zwischen realer Gefahr und irrationalen Gefühlen hin und her taumelt. Die Corona Krise bedroht das allgemeine Wohl wie Wohlbefinden. Das Gesundheitswesen soll es nun richten und das Gemeinwohl retten. Mit Lockdowns und Shutdowns wird das Gesundheitssystem vor Überforderung geschützt und die Gesundheit verteidigt.

„Wir werden nach dieser Krise eine andere Gesellschaft sein", spricht Bundespräsident Frank Walter Steinmeier zu den Bürgerinnen und Bürgern in Deutschland: „Wir wollen keine ängstliche, keine misstrauische Gesellschaft werden. Aber wir können eine Gesellschaft sein mit mehr Vertrauen, mit mehr Rücksicht und mit mehr Zuversicht" (Steinmeier, 2020). Die Corona-Pandemie sei „eine Prüfung unserer Menschlichkeit", die das Schlechteste und das Beste in den Menschen hervorrufe. Die Wirkung der Corona Pandemie geht weit über das Infektionsgeschehen hinaus. Die Prioritätensetzung der Politik lautet nun: Die Gesundheit aller steht über den Wirtschaftsinteressen der Einzelnen. Menschlichkeit ist wichtiger als Aktienkurse oder Bankkonten.

Solche Aussagen vieler Politiker könnten eine grundlegende Neuorientierung der Wirtschaftspolitik ankündigen. Vertrauen und solidarisches Miteinander sollen künftig Konkurrenz und Rivalität ablösen. Das Corona-Virus spiegelt die Krankheiten und Widersprüche, die Hoffnungen und Herausforderungen des sozialen Lebens regional, national und global. Eine gesunde Wirtschaft darf das Leben der Menschen und die natürlichen Ressourcen nicht für kapitalistische Gewinnziele opfern. Nicht Geldgier und individueller Egoismus im Markt (das neoliberale Dogma) sind handlungsleitend, sondern soziale Verantwortlichkeit und humanistische Werte. Eine „Gesunde Marktwirtschaft" könnte die Regeln der Sozialen Marktwirtschaft weiterführen und eine sozialökologische Neuorientierung, sozusagen freie Märkte mit einer nachhaltigen Moral begründen. Diese Perspektive lässt sich in dem Begriff der „Gemeinwohlökonomie" zusammenfassen. Beide Zielsetzungen, die Gemeinwohlökonomie und eine Gesunde Marktwirtschaft stünden näher am Leben als die Gewalten eines globalen Kapitalismus, der Natur und Menschen rücksichtslos ausbeutet. Für die globale Herrschaft dieser Wirtschaftskultur agiert das Virus kreativ zerstörend – und das ist gut so.

2   Das Gemeinwohl und die Gesundheit

„Wir stehen jetzt an einer Wegscheide. Schon in der Krise zeigen sich die beiden Richtungen, die wir nehmen können. Entweder jeder für sich, Ellbogen raus, hamstern und die eigenen Schäfchen ins Trockene bringen? Oder bleibt das neu erwachte Engagement für den anderen und für die Gesellschaft? Bleibt die geradezu explodierende Kreativität und Hilfsbereitschaft?" (Steinmeier, 2020). Bundespräsident Frank-Walter Steinmeier formuliert so die Ambivalenz der Menschen: Ich zuerst oder alle gemeinsam, mein Land zuerst oder internationale Solidarität, Geldgier über alles oder Verantwortlichkeit für die Community, die Mächtigen bestimmen, wo es lang geht oder alle haben Teil und bringen sich ein. Eine Ahnung geht um in Europa – die Ahnung, dass sich alles ändert und ändern muss. Corona setzt das Zeichen für die notwendige Transformation.

Den notwendigen Werte-Horizont für die anstehende Neuorientierung von Staat, Wirtschaft und Zivilgesellschaft beschreibt schon Albert Einstein vortrefflich. Es ist eine Handlungsanleitung unter der Einsicht einer globalen Verbundenheit von Mensch und Natur, Viren und Mikroben eingeschlossen: „So sehe ich für den Menschen, will er die Zukunft seines Geschlechtes sichern, die einzige Chance darin, dass er zwei ganz einfache Einsichten endlich praktisch beherzigt: dass sein Schicksal mit dem der Mitmenschen in allen Teilen der Erde unlösbar verbunden ist und dass er zur Natur und diese nicht ihm gehört" (Richter, 1997). Eine globale Ökonomie kann diese Zukunft nur gewinnen, wenn sie sich dem Gemeinwohl unterordnet und eine lebensbewahrende Haltung annimmt. Das Gesundheitswesen und die Gesundheitswirtschaft sind jetzt herausgefordert, diese Wege einer Heilung des Kapitalismus zu eröffnen und beispielhaft zu realisieren. Die Reaktion der Welt auf die aktuelle Seuche gibt dazu ein Mandat und Freiheit gleichermaßen. Ich schlage vor, die Gesundheitswirtschaft als eine globale Gemeinwohlökonomie zu denken, mit Mut und Tatkraft zu realisieren und eine Gesunde Marktwirtschaft anzustreben.

Die Leopoldina, die Nationale Akademie der Wissenschaften, appelliert an eine langfristig orientierte Politik: „Bereits bestehende globale Herausforderungen wie insbesondere der Klima- und Artenschutz verschwinden mit der Coronavirus-Krise nicht. Politische Maßnahmen sollten sich auf nationaler wie internationaler Ebene an den Prinzipen von ökologischer und sozialer Nachhaltigkeit, Zukunftsverträglichkeit und Resilienz-Gewinnung orientieren" (Leopoldina, 2020: 3). Das gilt ganz besonders auch für das Denken und Handeln im Gesundheitswesen. Die Ökonomie des Gesundheitssystems ist den Menschen verpflichtet und nicht dem Kapital. Nicht eine profitable, geldgesteuerte Gesundheitswirtschaft, sondern das Gesundheitswesen als soziales Immunsystem zur Abwehr der Krankheitsgefahren unter den bestehenden Verhältnissen beschreibt das Gestaltungsziel. Das Gesundheitswesen muss die Wunden heilen können, die ein entfesselter Finanzkapitalismus anrichtet. Und da wir nicht den Teufel mit dem Beelzebub austreiben können, muss die Ökonomie des Gesundheitswesens transformiert werden: den Werten der Menschlichkeit und des Gemeinwohls verpflichtet.

Das SARS-CoV-2-Virus mahnt eine andere Sichtweise, ein Umdenken an: in der Medizin, in der Gesundheitswirtschaft und in der Gesundheitspolitik. Die Wegscheide zwischen sozialökologischer Transformation und kapitalistischer Restauration des Gesundheitssystems nach der Corona-Krise ist jetzt geöffnet. Wir entscheiden nun, welches Ziel wir anstreben. Ein kleines Virus legt seine Hände in die Wunden unseres Gemeinwesens. Mit dem Virus zu leben, bringt Veränderungen des bisher normalen Lebens mit sich und fordert eine andere Haltung im Umgang mit den Mitmenschen und der Natur: mehr Empathie und Mitgefühl füreinander und für die Verletzlichkeit unserer Welt. Technokratische Selbstgerechtigkeit und den Machbarkeitswahn der Wachstumsgläubigen hat das Virus vor den Fall gebracht.

Und der Deutsche Bundestag reagiert tatsächlich konstruktiv: Der Antrag der Koalitionsfraktionen CDU/CSU und SPD mit dem Titel „Engagement für die Globale Gesundheit ausbauen – Deutschlands Verantwortung in allen Politikfeldern wahrnehmen" wurde Ende Mai 2020 beschlossen. Weltweit gelte, dass es Wohlstand und Entwicklung ohne Gesundheit nicht geben könne. Deutschland soll für die globale Gesundheit eine Vorreiterrolle einnehmen und auch die gesundheitsförderliche Bedeutung der Bereiche Landwirtschaft, Umwelt, Bildung, Forschung, Außenwirtschaft und Gleichstellung einbeziehen. Die Bundesregierung will jetzt „zeitnah eine ehrgeizige Strategie zur globalen Gesundheitspolitik vorlegen" (Deutscher Bundestag, 2020).

Der Beschluss nimmt Bezug auf die 17 Nachhaltigkeitsziele (Sustainable Development Goals – SDGs) der Vereinten Nationen, die weltweit eine nachhaltige Entwicklung auf ökonomischer, sozialer und ökologischer Ebene anstreben und die allesamt einen Bezug zum Thema Gesundheit haben. Nach dem Ansehen, das Deutschland im Umgang mit der Corona Pandemie erworben hat, liegt im Engagement für ein gemeinwohlstärkendes Gesundheitswesen eine einzigartige Chance. Deutschland kann weltweit dazu beitragen, robuste, preiswerte und wirksame gesundheitliche wie soziale Versorgungssysteme zu entwickeln, die ihre Aufgabe gemeinwohldienlich erfüllen.

Die systemische Fähigkeit mit möglichst günstigem Ressourceneinsatz größere Bevölkerungsgruppen von der Geburt bis zum Tode gesundheitlich gut zu versorgen, sozusagen einen Volkswagen der Gesundheitsversorgung zu bauen, ist auch ein Wirtschaftsprodukt, das überall gebraucht wird. Deutschland war mal die Apotheke der Welt. Deutschland könnte zum Gesundheitsversorger der Welt werden, wenn es die Herausforderung einer nachhaltigen Sicherstellung von Solidarität, sozialer Gerechtigkeit und Chancengleichheit anpackt und seine Systemkompetenzen in die globale Gesundheitsversorgung einbringt: Deutschland als Gesundheitsquelle für die Welt.

3 Das Virus und die gesunde Gesellschaft

Das ist die Herausforderung für Medizin und Pflege: das vorhandene Gesundheitssystem so innovativ zu gestalten, dass es die heilsamen und nicht die zerstörenden Kräfte in der Bevölkerung pflegt und die Resilienz der Gesellschaft sicherstellt. Zwei Orientierungsfelder sind dafür besonders wichtig: die Realisierung einer ganzheitlichen Medizin und einer vernetzten Versorgung, die individuelle und soziale Gesundheitsförderung in den Lebenswelten umsetzt. Ferdinand von Schirach und Alexander Kluge gehen der Frage nach, was die Corona-Pandemie für unsere Gesellschaftsordnung und unsere bürgerliche Freiheit bedeutet: „Das Corona-Virus hat uns an eine Zeitenwende gebracht. Beides ist jetzt möglich, das Strahlende und das Schreckliche" (Schirach & Kluge, 2020). Es ist zweifelsohne gesund, sich für das „Strahlende" zu entscheiden.

Die junge Wissenschaft der Psychoneuroimmunologie belegt, dass Lebenszufriedenheit, möglichst viel positive Gefühle, gute Beziehungen, das Gefühl von Durchblick, Selbstbestimmung, Lebenssinn und Geborgenheit in der Gemeinschaft das Immunsystem stärken und unsere Abwehrkraft gegen Viren oder Bakterien verbessern. In der Krise entscheidet sich, ob die Solidarität nach innen und außen die Oberhand gewinnt oder Egoismus und Selbstgerechtigkeit obsiegen. Die soziale Immunität und Resilienz sind in den USA schlecht, in Deutschland relativ gut und das erklärt auch die unterschiedlichen Problemlagen im Umgang mit der Corona-Pandemie. Offenbar besitzen der soziale Zusammenhalt und das Vertrauen der Menschen in die staatlichen Organe eine hohe Gesundheitskraft und jede gespaltene Gesellschaft ist für Krankheiten anfälliger. In den USA und im Bundesstaat New York haben Afro-Amerikaner einen deutlich überproportionalen Anteil an den Covid-19-Todesfällen. Zerstrittene und innerlich zerrissene Gesellschaften bieten dem Virus mehr Angriffsraum. Machtversessene und selbstgerechte Staatslenker können das soziale Immunsystem zusätzlich schwächen.

Die sozialen Determinanten sind auch bei Covid-19 unübersehbar. Arme Menschen, sozial benachteiligte Bevölkerungsgruppen, Leute in prekären Arbeitsverhältnissen oder schlechten Wohnverhältnissen sind häufiger betroffen. Stabile soziale Bindungen und gute Bildung schützen auch vor Infektionen. Die Corona-Krise zeigt die hohe Anfälligkeit global vernetzter Systeme und unsere Abhängigkeit von anderen Menschen. Jetzt wird sich zeigen, ob unsere offene Gesellschaft ein ausgewogenes Verhältnis zwischen Gemeinwohl und Individualismus hinbekommt. Es geht um ein soziales Bindegewebe, das heilende Kräfte entfaltet und gesundheitsförderlich ausgestaltet ist. Individuelle Gesundheitskompetenz, gesunde Sozialentwicklung und ein neues menschliches Miteinander, ein heilsames Milieu und achtsame Menschen in solidarischen Gemeinschaften sind die Stichworte für ein Gleichgewicht zwischen Viren, Menschen und ihrem Gemeinwesen. Und es braucht auch ein gesundes Gleich-gewicht zwischen Zivilgesellschaft, Wirtschaft und Staat. Leben und Wirtschaften im Einklang mit der Natur kommen hinzu. Nicht Wachstum, Nachhaltigkeit ist umzusetzen und Werte, nicht das Geld, sind der Maßstab für Entwicklung und Fortschritt.

Eine profitgesteuerte Leistungsgesellschaft, die zum Konsum verführt, Konkurrenz und Rivalität als Wert verkauft, produziert allseitig Angst und lebt von der durchdringenden Gier nach Geld und Macht. Die Besitzenden fürchten den Machtverlust, die Konsumenten die Armut und die Abhängigen ihre soziale Ausgrenzung. Die Corona-Krise zeigt auch das Versagen einer kommerzia-lisierten Medizin. Wenn Geld das Krankenhaus regiert, als Maßstab für Wert, Bedeutung und Erfolg, und Chefärzte ihre Entscheidungen den finanziellen Vor-gaben des Managements unterwerfen, ist das Gesundheitswesen selbst krank und hilflos einem Virus ausgesetzt. Lukrative Patienten, nicht hilfsbedürftige Kranke sind das Objekt einer profitgesteuerten Medizin. Und plötzlich entsteht unter den Marktrivalen ein weltweiter Kampf um überteuerte Schutzkleidung und Atem-masken, der Arme und Reiche weiter spaltet und einer patientennahen Medizin die Luft nimmt.

Geld- und Machtinteressen als Antrieb für medizinischen Erfolg gehen über die Gesundheitsinteressen der Bevölkerung schamlos hinweg. Nur wer zahlen kann, bekommt schnelle Hilfe. Der Kapitalismus in seiner Gier kolonialisiert jetzt den Leib, nachdem die Kolonien abgeschöpft sind. Die Sehnsucht kranker wie gesunder Menschen richtet sich aber auf die Sicherstellung einer humanen Gesellschaft. Eine Heilkunde des Sozialen gehört seit jeher zum ärztlichen Auf-trag. Sie motiviert Ärztinnen und Ärzte für ihre Aufgabe, nicht der Mammon: „Der Arzt dient der Gesundheit des einzelnen Menschen und der gesamten Bevölkerung." Die ärztliche Berufsordnung fordert das ebenso wie das ärztliche

Gelöbnis ein und in der Corona-Krise haben viele Ärztinnen und Ärzte dafür ihr Leben gegeben.

Die Ärztin bzw. der Arzt als Garant von Menschlichkeit stellt den medizinischen Akteur einer profitgesteuerten Gesundheitswirtschaft in den Schatten. Die Transformation der Gesundheitswirtschaft zu einer Gemeinwohlökonomie befreit die Heilkundigen und die Pflegekräfte, die in der Corona-Krise als systemrelevante Leistungsträger erkannt worden sind. Medizin und Pflege für das Gemeinwohl kann die Menschen begeistern und sicher orientieren: Menschlichkeit ist Leitstern, Sinn und Zweck des Gesundheitssystems. Die Charité in Berlin wurde 1710 als Pest-Haus begründet und die erklärte Zielsetzung dieses medizinischen Leuchtturms ist bis heute die Barmherzigkeit: „Die Charité, das ist das Herz einer sozialen Stadt", formulierte etwas pathetisch ein Imagefilm zu 300 Jahre Charité.

Die gesundheitspolitische Weichenstellung nach der Erfahrung mit der Corona-Pandemie lautet: Wollen wir ein Gesundheitswesen, das dem Kapital mit seinen Interessen übereignet wird oder wollen wir ein Gesundheitswesen, das der Bevölkerung gehört und ihre Gesundheitsbedürfnisse erfüllt? Politik, Ärzte, Pflegedienste, Krankenhäuser, Krankenkassen, die Bürgerinnen und Bürger und die Organisationen der Zivilgesellschaft sind nun herausgefordert, eine Gesundheitswirtschaft umzusetzen, die sozial verantwortlich handelt und die Knochenbrüche des einzelnen Menschen ebenso wirksam behandelt, wie die Risse des sozialen Bindegewebes. Sinn, Vertrauen und Verantwortung für ein gesundes Gemeinwesen sind der Horizont für eine vertrauenswürdige Medizin und Pflege: Gemeinwohlökonomie und der Wille zu einer Gesunden Marktwirtschaft. Das steht in der Tradition von medizinischem Fortschritt und medizinischer Erfolge.

4   Ärzte in sozialer Verantwortung: Rudolf Virchow und Robert Koch

Die Begründer der modernen Medizin hatten nämlich die Gesellschaft ebenso im Blick wie die Mikroben und Krankheitserreger. Rudolf Virchow und Robert Koch sind dafür herausragende Zeugen.

Rudolf Virchow war Pathologe, liberaler Politiker, Anthropologe, Ethnologe, Sozialhygieniker und Medizinhistoriker. Die Flecktyphus-Epidemie in Oberschlesien begutachtete er als politisches Versagen der preußischen Regierung, die verantwortlich für die Leiden der hungernden und armen Bevölkerung sei und empfahl die Versorgung der Bevölkerung mit Arznei- und Lebensmitteln.

Als Konsequenz der Seuche forderte der Arzt „volle und unumschränkte Demokratie" sowie „vor allem Bildung mit ihren Töchtern Freiheit und Wohlstand". Seine Konzepte einer ärztlich begründeten Sozialhygiene von 1848 sind identisch mit den heutigen Forderungen der Public Health Wissenschaften zu Armut und Gesundheit oder der Ottawa Charta zur Gesundheitsförderung der Weltgesundheitsorganisation (WHO) aus dem Jahr 1986.

Rudolf Virchow engagierte sich über 40 Jahre als Berliner Stadtverordneter. Er modernisierte die Trinkwasserversorgung und setzte die Kanalisation der Abwässer durch. Die Hygiene der Markthallen und der Schlachthöfe war sein Thema, die gesetzliche Fleischbeschau sein Werk. Er begründete kommunale Krankenhäuser und Museen und kümmerte sich auch um Schulsport und Kinderspielplätze. Als Gründungsmitglied und Vorsitzender der „Deutschen Fortschrittspartei" saß er ebenfalls 40 Jahre im Preußischen Abgeordnetenhaus, stellte Anträge auf Beschränkung der Militärausgaben und für eine allgemeine Abrüstung, forderte internationale Schiedsgerichte und die Schaffung der Vereinigten Staaten von Europa.

Eindrucksvoll plädierte der politische Arzt für eine liberale, weltoffene Gesellschaft und eine soziale Medizin: „Die Medizin ist eine soziale Wissenschaft, und die Politik ist nichts weiter als Medizin im Großen" (Virchow, 1983: 125) Als gewähltes Mitglied des Deutschen Reichstags kämpfte Virchow für den Aufbau einer staatlich organisierten medizinischen Grundversorgung. Er setzte sich für die kommunale Selbstverwaltung und für Minderheitenrechte ein, bekämpfte entschieden die aufkommenden antisemitischen Tendenzen. Die Kolonialpolitik hielt er für falsch. Der Kieler Medizinhistoriker und weltweit führende Virchow-Forscher Christian Andree beschreibt das „Leben und Ethos eines großen Arztes" auf einzigartige und anrührende Weise. Den heutigen Medizinern stellt er Rudolf Virchow als ein „Vorbild" dar (Andree, 2002).

„Wir betrachten die Krankheit nicht als etwas Persönliches und Besonderes, sondern nur als die Äußerung des Lebens unter veränderten Bedingungen. [...] Jede Volkskrankheit, mag sie geistig oder körperlich sein, zeigt uns daher das Volksleben unter abnormen Bedingungen, und es handelt sich für uns nur darum, diese Abnormität zu erkennen und den Staatsmännern zur Beseitigung anzuzeigen" (Virchow, 1983: 126). Die allgemeinen, die natürlichen und die gesellschaftlichen Verhältnisse seien zu beachten, welche der Gesundheit hemmend entgegentreten und Ärzte müssten, das lässt aufhorchen, diejenigen Verhältnisse verändern, die das einzelne Individuum daran hindern, für seine Gesundheit selbst einzutreten. Für Virchow waren Verhältnisprävention und Gesundheitskompetenzbildung die zentralen medizinischen Aufgaben und die Lehre aus den Epidemien des 19. Jahrhunderts.

Robert Koch, Kollege von Rudolf Virchow an der Charité und Namensgeber des Robert-Koch-Instituts (RKI), sagte bei seinem Nobelpreis-Vortrag zum Beziehungsverhältnis von Krankheitserreger und Menschen: „Das Bakterium ist nichts, der Wirt ist alles." Der Arzt und Infektiologe Louis Pasteur war der gleichen Meinung: „Das Bakterium ist nichts, das Milieu ist alles."

Der Sozial- und Umweltmediziner Max von Pettenkofer trank im Jahr 1892 öffentlich eine Flüssigkeit voller Cholerabazillen und blieb gesund. Er wollte zeigen, dass die Lebenswelt der Menschen für die Cholerakrankheit entscheidend sei. Und tatsächlich: Die Infektionskrankheiten wurden nicht durch die Segnungen der Medizin, sondern durch die gesellschaftliche Entwicklung gesunder Lebensverhältnisse besiegt. Pasteur, Virchow, Pettenkofer und Koch, die Helden der naturwissenschaftlichen Medizin, sorgten mit politischer und medizinischer Courage für „saubere Städte" und gesündere Lebensräume und damit für ein neues Gleichgewicht zwischen Bakterien, Menschen und ihrem Gemeinwesen.

„Das Virus ist nichts, der Mensch und seine Lebenswelt sind alles", gilt es jetzt zu beherzigen. Das RKI, das jetzt in der Corona-Pandemie die Meinungsbildung prägt, steht in dieser Tradition. Wir können Glück haben und aus der Corona-Krise mit einem neuen Bewusstsein und einer neuen Beziehungskultur herauskommen. Das Virus spiegelt die Gefahren einer „kontaktreichen Beziehungslosigkeit" und einer rivalisierenden wie konkurrierenden Konsumwelt von selbstbezogenen und rücksichtslosen Individuen, die das Geld zu ihrem einzigen Maßstab und Wert erhoben haben. Corona ist ein Menetekel, eine unheilverkündende Warnung vor einem falschen Weg in Politik, Wirtschaft und Gesellschaft. Psychosozialer Stress, Ängste, Einsamkeit oder Ausgrenzung schwächen das individuelle und erst recht auch das soziale Immunsystem. Eine der Gemeinwohlökonomie zugeordnete Gesundheitswirtschaft befreit sich von der Verzweckung des Geldes und wird zur Quelle für gesellschaftliches Wachstum und gemeinschaftliches Wohlbefinden. Ein entsprechend gestaltetes Gesundheitswesen würde als gesellschaftliches Yin oder altruistische Kraft wirksam. Das kann die Wunden heilen, die das Yang oder der Egoismus einer kapitalistischen Wirtschaft schlägt. Ein Ausgleich der Gegensätze ohne Schwarz-Weiß-Denken und dogmatische Glaubenskriege fördert die Gesundheit und zeigt neue Perspektiven auf.

5   Das Gesundheitswesen als Soziales Immunsystem

„In seiner berühmten Zellularpathologie zeichnet Virchow ein Bild des menschlichen Organismus als Idealstaat, in dem die einzelnen Bürger als freie und autonome Individuen existieren. Als Anhänger eines gemäßigten Liberalismus bemühte er sich, die Selbstbestimmung des Einzelnen mit dessen Abhängigkeit von anderen Teilen des Gesellschaftsgefüges in Einklang zu bringen. [...] In den zeitgleich geführten politischen Diskursen sprach man häufig vom sogenannten Staatsorganismus. Die Körper-Staat-Metapher, wie sie Virchow in umgekehrter Richtung verwendet, belebte die Analogiebildung zwischen Organismus und Gesellschaft im 19. und frühen 20. Jahrhundert zusätzlich und gab dem interdisziplinären Austausch zwischen Biologie und Gesellschaftswissenschaften Raum" (Sander, 2012: 11–12).

So wie die einzelne Zelle als ein autonomes Individuum für den gesamten Organismus tätig sei, müsse auch der einzelne Bürger in seinem Verhältnis zum Gemeinwesen gesehen werden. Virchow kämpfte für eine politische Medizin, die individuelle Krankheiten mit dem Bildungsangebot, den Wohnverhältnissen oder dem Grad der Selbstständigkeit in Zusammenhang brachte. Seine sozialmedizinischen Analysen begründeten seine Forderung nach mehr Demokratie und einer nachhaltigen Verbesserung der Lebensbedingungen.

Virchows explizite Analogie von Körperzellen und Staatsbürgern war nicht nur metaphorisch, sondern direkt politisch gemeint. Die Grundeinheiten des Lebendigen, die Zellen, organisieren sich zu sozialen Zellgefügen. Sie bilden als wohlorganisierter Zellenstaat einfache und höher strukturierte Gewebe wie Muskel, Nerven und Blutsysteme aus. Bei Gesundheit herrscht im Körper ein „demokratisches" Gleichgewicht, das durch krankhafte Veränderungen der Zellgebilde gestört werden kann. Medizin und Politik, individuelle und gesellschaftliche Gesundheit werden in Virchows Gesamtwerk miteinander verbunden und beides hat zum Ziel, pathologische Entwicklungen von der Zelle bis zum sozialen Gewebe zu erkennen und deren Fortschreiten zu verhindern, eine gesundheitsförderliche Kultur zu entfalten.

Die eindeutigen Erkenntnisse der heutigen Wissenschaften bestätigen Rudolf Virchow: Körper, Geist und Seele oder Individuum und Gemeinde bilden einen vernetzten Organismus. Psyche und Gehirn, Nerven-, Hormon- und Immunsystem wirken zusammen. Soziales Umfeld und die Lebenswelten des einzelnen Menschen, alles ist mit allem verbunden und beeinflusst wechselseitig individuelles wie soziales Befinden. Diese komplexen Zusammenhänge durchleuchtet die

Psychoneuroimmunologie (PNI). Die Stressforschung, Resilienz-Untersuchungen, psychosoziale Erfahrungen oder die psychosomatische Medizin belegen dies ebenso: Menschen sind keine Maschinen, sondern Lebewesen und soziale Systeme, sind keine Räderwerke, sondern lebendige Netzwerke.

Der Nestor der psychosomatischen Medizin, Thure von Uexküll, setzte die integrierte Medizin gegen eine „Heilkunst für Körper ohne Seelen und für Seelen ohne Körper": „Jedes lebende System besteht aus Subsystemen und ist in Systeme höherer Ordnung eingebunden. Um sich ein lebensförderliches Umfeld zu schaffen, ist das Zusammenkommen von Organismus und Umwelt notwendig. Dieses ‚In-Passung-Kommen' geschieht von der zellulären bis hin zur gesellschaftlichen Ebene. Misslingt dies, resultiert eine Störung beziehungsweise Erkrankung" (Hontschik et al., 2013 und Kalitzkus, 2013).

Künftige Medizin und Pflege betreuen den Menschen mit seinen körperlichen, seelischen und sozialen Bezügen. Sie nehmen Abschied vom Maschinenbild des Lebens und vom Reparaturdenken für defekte Zellen und Organe. Die Vorstellung von Körper-Maschinen und Gesundheitsfabriken entspricht nicht nur einer veralteten Organisationslogik, sondern auch einer Naturwissenschaft der Vergangenheit. Zukünftige Heilkunst und Pflege denken und handeln in vernetzten Systemen. Sie sehen genetische Vorgaben, die Biografie von Personen und die soziale Kultur miteinander verwoben. Gesundheit wird so zum Maßstab für eine gesellschaftliche Entwicklung, die den Zusammenhalt und die Mitmenschlichkeit fördert und Inklusion statt Ausgrenzung organisiert. Wenn Medizin und Pflege dabei auf die heilende Kraft des Vertrauens setzen, werden wir ein Gesundheitswesen verwirklichen, das dem einzelnen Menschen und der gesamten Gesellschaft wirklich dient.

6   Der Organismus des Sozialen

Die Neurobiologie erkennt das individuelle Gehirn als ein Sozialorgan: es ist „ein Produkt sozialer Erfahrungen und als solches für die Gestaltung von sozialen Beziehungen optimiert" erläutert der Neurobiologe Gerald Hüther (Hüther, 2011). Das menschliche Gehirn ist lebenslang ausbaubar, anpassungsfähig und flexibel. Die Masse der Gehirnzellen ist nicht endgültig festgelegt, sondern kann auch im Alter noch zunehmen. Der Psychiater Thomas Fuchs fasst die neue Sichtweise so zusammen: „Das Gehirn ist vor allem ein Vermittlungsorgan für die Beziehungen des Organismus zur Umwelt und für unsere Beziehungen zu anderen Menschen. Diese Interaktionen verändern das Gehirn fortlaufend und machen es zu einem biographisch, sozial und kulturell geprägten Organ" (Fuchs,

2017). Vertrauen in die eigene Kompetenz, Vertrauen in die Treue oder Redlichkeit der Anderen und Vertrauen darauf, dass es wieder gut wird, harmonisieren
das Gehirn. Begründetes wie krankhaftes Misstrauen produzieren Angst, Verunsicherung und führen zu chronischem psychosozialem Stress, der die Infekt-
anfälligkeit nachweisbar erhöht.

Rudolf Virchow hat mit seiner Analogie des Zellenstaates geahnt, was jetzt
die Gesundheitsforschung belegt. Im gesunden Organismus vertraut die Herz-
zelle der Leberzelle und der Gehirnzelle. Lebendige Organismen haben keine
Kaiser, Päpste, Chefs oder autoritäre Machtinstanzen: Leben ist dezentrale Selbstorganisation mit zentral dienender Koordination. „Unsere Körper sind nichts
anderes als hochkomplexe Gesellschaften von ziemlich autonomen Zellen […].
Die Schönheit liegt in dem koordinierten Verhalten von so vielen Zellen, einzig
um diese eine, hochfunktionale Kooperation herzustellen, die den menschlichen
Körper ausmacht", formuliert dazu die heutige Krebsforschung (Hanahan &
Weinberg, 2000). Selbstorganisation und Selbststeuerung sind konstituierend für
soziale Lebenssysteme.

Der Körper funktioniert nicht wie ein kompliziertes Uhrwerk mit genetisch
fixierten Rädchen und Pendeln. Gesundheit wird von Menschen in ihren Lebenswelten täglich geschöpft und verteidigt. Moderne Medizin und Gesundheitsförderung verstehen die komplexen Wechselwirkungsverhältnisse und befähigen
Menschen, ihre Selbstheilungskräfte zu entfalten und ihre Lebensweisen
wie Lebenswelten gesundheitsförderlich zu gestalten. „Mich interessiert der
Mensch als Ganzes. In all seinen Eigenheiten. Und ich weiß, dass genau hier der
Schlüssel zu einer besseren, individuelleren und erfolgreicheren Medizin liegt",
sagt der Psychoneuroimmunologe Christian Schubert: Er plädiert für ein neues
Denken in Medizin und Forschung, das den ganzen Menschen im Blick hat – und
einen radikalen Wandel unseres Gesundheitswesens erfordert (Schubert, 2016).

Die Gemeinwohlökonomie im Gesundheitswesen muss daher auf die Selbst-
organisation und die soziale Verantwortungsbereitschaft aller beteiligten
Akteure setzen und die Organisationsprinzipien lebendiger Organismen auf die
Organisationskulturen sozialer Systeme anwenden. Wenn wir soziale Systeme
als lebendige Organismen begreifen, werden Machthierarchien und Kontroll-
bürokratien überflüssig. Selbstorganisierte Kooperationen mit Transparenz der
Verhältnisse und einer kontinuierlichen Selbstkontrolle der einzelnen Organe und
Zellen im Organismus des Gesundheitswesens sind ökonomisch effizienter und
effektiver. Schlagworte wie Digitalisierung, demografischer Wandel oder Globalisierung beschreiben eine Welt im schnellen Wandel. Die Informationstechnologie
und die sozialen Kommunikationsmedien können für Ausbeutung, Unterdrückung

und das „Schreckliche" ebenso genutzt werden, wie für Aufbruch, Gemeinschaft, kooperative Handlungskulturen und das „Strahlende".

Kommunikationstechnologie baut mit dem Internet inzwischen soziale Gehirnstrukturen und Nervengeflechte, die wie ein individuelles Gehirn für gute und böse Taten einsetzbar sind. Die Handlungsfähigkeit von sozialen Gemeinschaften, lokal wie global, nimmt durch die neuen Technologien zu und auch das Messen und Bewerten in der Medizin wird demokratisiert. Jeder kann bald sein eigenes Elektrokardiogramm (EKG) schreiben, oder seine Laborbefunde messen und medizinische Erkenntnisse aus dem Netz erhalten. Die Ärztin bzw. der Arzt als Wissensträger wird immer weniger gebraucht. Gebraucht werden Ärztinnen und Ärzte, die den Menschen helfen, das Wissen weise zu bewerten und gewissenhaft anzuwenden. Es ist begeisternd, wie der schnelle Austausch wissenschaftlicher Erkenntnisse in der Corona-Pandemie gelingt und funktioniert. Die Gefahr lehrt und übt neue Möglichkeiten ein. Was in der Geschichte der Buchdruck für die Verallgemeinerung von Wissen und Erfahrungen leistete, leisten jetzt die Instrumente der Kommunikationstechnologie für die Handlungskompetenzen der Communities. Globaler Austausch im Denken kann mit lokal selbstorganisiertem Handeln verknüpft werden. Dieser kulturelle Entwicklungssprung macht hierarchische Machtkulturen überflüssig und besorgt transparente Verhältnisse, Durchblick und neue Handlungskompetenzen.

7   Der Mensch und das Soziale Bindegewebe

Gesundheit ist immer individuelle und soziale Leistung, Krankheiten ein individuelles und soziales Geschehen. An die Schnittstelle zwischen Individuum und Gesellschaft ist das Gesundheitssystem gesetzt. Als soziales Immunsystem erkennt es Krankheitsgefahren schnell, bekämpft sie kontinuierlich und stärkt nachhaltig die gesunden Kräfte beim Individuum, aber auch in Organisationen, Betrieben oder Gemeinden. Gesundheit ist kein Zustand, der durch Krankheit verloren geht, sondern ein autopoietischer Prozess von Selbstorganisation und Selbsterneuerung. Die Strukturen oder besser Organe und Organellen des sozialen Miteinanders sind lebendig und vielfältig vernetzt. „Wir müssen das Gehirn als Teil seines soziokulturellen Umfelds verstehen. Unser Gehirn ist nicht nur von genetischen Dispositionen geprägt, sondern auch von unserer Erziehung, den Werten und moralischen Kategorien, die uns vermittelt wurden, und der Wechselwirkung mit anderen Gehirnen. Das Gehirn ist ein soziales Organ – man kann es nicht isoliert von der Umwelt verstehen." So formuliert der Neurophysiologe und

Hirnforscher Wolf Joachim Singer die wissenschaftlich belegte Realität, dass alles mit allem und alle mit allen verbunden sind (Schnabel, 2008).

Die Psychoneuroimmunologie transformiert die gängigen Ansichten von Gesundheit und Krankheit zu einem neuen Verständnis des individuellen und sozialen Lebens: „Soziale Beziehungen, Psyche und die verschiedenen Subsysteme des menschlichen Organismus, allen voran Nerven-, Hormon- und Immunsystem sind unauflösbar miteinander verbunden und in komplexen Netzwerken organisiert – und das über die gesamte Lebensspanne hinweg" (Schubert, 2018). Die Funktionalität und das Zusammenspiel dieser Netzwerke entscheiden darüber, ob ein Mensch gesund bleibt oder krank wird, sich vital oder erschöpft fühlt, langsam oder schnell altert. Gesundheit ist Ausdruck einer Kooperationskultur von Individuum und sozialem Gefüge und somit auch ein verlässlicher Maßstab für gelingende Gesellschaft und für Wirtschaftsbeziehungen, die dem Gemeinwohl dienen. Die Aufforderung aus diesem Wissen richtet sich an alle: Mehr soziale Verantwortung wagen!

Es kann auch nicht mehr verwundern: Die Organisationsforschung beschreibt heute soziale Systeme als ganzheitliche Organismen. Der frühere McKinsey Berater Frederic Laloux erläutert mit seinem Buch „Reinventing Organizations", wie wirkungssichere, beseelte und sinnvolle Unternehmen oder Organisationen besser produzieren und erfolgreicher sind (Laloux, 2016). Es ist eine hoffnungsvolle Botschaft über neue Führungskulturen in Produktionsbetrieben, gemeinnützigen Organisationen, Schulen, Krankenhäusern oder Gemeindeverwaltungen.

Gesunde und lebendige Organisationen gestalten ihr Sein nach drei Prinzipien:

- Selbstorganisation und Selbstmanagement,
- Ganzheitlichkeit und Freiheit sowie
- Sinn und Vertrauen als Maßstab und Kompass.

Unter diesen drei Prinzipien lösen sich Machthierarchien auf. In lokalen wie globalen Verwirklichungshierarchien verbinden sich Menschen entsprechend ihren Fähigkeiten und Leidenschaften. Intrinsische Motivation herrscht vor und jeder empfindet sich als Teil eines größeren Ganzen. Entscheidungen erfolgen nicht mehr hierarchisch, sondern partizipativ und jeder übernimmt seinen jeweiligen Part. Authentizität wird gewollt und alle können so sein, wie sie sind. Freiheit geht mit sozialer Verantwortung einher, Konflikte werden offen bearbeitet und sind ständiger Motor für Veränderungen und Verbesserungen. Die Führungskulturen pflegen Offenheit, Ehrlichkeit, Transparenz, Toleranz, gegenseitige Achtsamkeit und wechselseitige Anerkennung. Und das entwickelt Vertrauen nach innen und nach außen.

Das Team oder Beziehungen sind das zentrale Wirksystem und im Teamprozess und Beziehungsgewebe erlebt die einzelne Person, was sie kann und was sie leistet. Nicht Gewinnmaximierung, sondern Sinnhaftigkeit und Menschlichkeit sind handlungsleitend, Rivalität und Konkurrenz werden durch Kooperation und Gemeinschaft abgelöst. Vertrauen ist das Medium zur Steuerung komplexer Unternehmen und die Kommunikationstechnologie kann dies heute in einem bisher noch nicht gesehenen Maße erleichtern und fördern: es geht gerade im Gesundheitswesen um leistungsfähige Organisationen mit Sinn für den Menschen und das Menschliche: Die Ottawa-Charta zur Gesundheitsförderung aus dem Jahr 1986 hat die gesundheitspolitische Neuorientierung angestoßen und programmatisch auf den Punkt gebracht: „Gesundheit wird von Menschen in ihrer alltäglichen Umwelt geschaffen und gelebt: dort, wo sie spielen, lernen, arbeiten und lieben. Gesundheit entsteht dadurch, dass man sich um sich selbst und für andere sorgt, dass man in die Lage versetzt ist, selber Entscheidungen zu fällen und eine Kontrolle über die eigenen Lebensumstände auszuüben sowie dadurch, dass die Gesellschaft, in der man lebt, Bedingungen herstellt, die all ihren Bürgern Gesundheit ermöglichen. Füreinander Sorge zu tragen, Ganzheitlichkeit und ökologisches Denken sind Kernelemente bei der Entwicklung von Strategien zur Gesundheitsförderung" (WHO, 1986).

Das Gesundheitssystem ist der Schlüssel für die Salutogenese und die Resilienz der Gesellschaft. Es entscheidet maßgeblich darüber, ob die Gesellschaft ihren inneren Frieden findet und zusammenhält oder ob sie in gruppenegoistische Subsysteme mit destruktiver Konkurrenz zerbricht. Die Corona-Krise bestätigt die Zusammenhänge eindrücklich. Sie fordert nun „Reinventing Politics", den politischen Mut, auf bürgerschaftliche Selbstorganisation, dezentrale Autonomie und die Verantwortlichkeit der Menschen in ihren sozialen Bezügen zu setzen. In Deutschland hat das föderale System eine neue Kooperationskultur zwischen Landkreisen, Ländern und dem Bund herausgebildet. Das Corona-Virus erzwang eine lebendige Strukturierung des Gemeinwesens, die dezentrale Selbstorganisation mit zentraler Koordination verknüpft.

8 Die allgemeine Ökonomie-Wende

In den ökonomischen Wissenschaften hat die radikale Neuorientierung jenseits von Macht und Kapitalinteressen längst begonnen. Leo A. Nefiodow beschreibt seit 25 Jahren mit dem sechsten Kondratieff die Dynamik des Wandels. Der Kapitalismus in seiner bisherigen Form mit Betrug, Korruption, Gewalt, Ausbeutung von Menschen und Natur, Machtmissbrauch, wachsender Ungleichheit und Naturzerstörung bedroht das Leben und Überleben der Menschen. Notwendig sei ein Streben nach einer ganzheitlich verstandenen Gesundheit, in deren Zentrum, als Basisinnovation, die Erschließung psychosozialer Potenziale steht, eine Medizin der Ganzheitlichkeit (Nefiodow, 2014).

Der Wirtschaftswissenschaftler Paul Collier diagnostiziert den kranken Zustand unserer Gesellschaften und plädiert für einen sozialen Kapitalismus mit „gesunden Gemeinschaften". Für ihn sind menschliche Beziehungen zum wechselseitigen Nutzen die Grundbausteine einer gesunden Gesellschaft (Collier, 2019). Seine Kollegin Kate Raworth lehrt in Oxford eine neue Ökonomie, die Bildung, politische Teilhabe und Gesundheit als Ziel verfolgt und eine Wirtschaft fördert, die das menschliche Maß und den Erhalt der natürlichen Ressourcen über den Profit stellt (Raworth, 2018). Nicht das Geld, der Nutzen für Mensch und Natur wird zum Maßstab für wirtschaftliches Handeln und die Gesundheit der Menschen misst, wie dies erfolgreich gelingt. Der Wert der Gesundheit steht über dem Wert des Geldes.

Die Politikwissenschaftlerin und Expertin für Gesundheitsförderung und globale Gesundheit, Ilona Kickbusch, benennt die künftigen gesellschaftlichen Kulturen als Gesundheitsgesellschaft: „Gesundheit wird allgegenwärtig, und das derzeitige Gesundheitswesen wird zum Nebenschauplatz, wenn es um die Gesunderhaltung geht. Es braucht daher eine neue Gesundheitspolitik, die diesen Namen verdient. Dabei geht es nicht nur um neue Strategien, sondern auch um eine Diskussion über die Werte und ethischen Grundlagen der Gesundheitsgesellschaft. Bürgerinnen und Bürger, Politik und Markt müssen auf neue Weise zusammenwirken, um nachhaltige Gesundheit zu ermöglichen" (Kickbusch, 2014).

Zunehmend wächst in Wirtschaftsunternehmen die Einsicht, dass reines Profitstreben allein keine Daseinsberechtigung begründet. Die Gesellschaft verlangt, dass Firmen einem gesellschaftlichen Zweck dienen, lautet die neue Parole der Wirtschaftsberater. Sie sprechen von Purpose: Menschen ebenso wie Unternehmen brauchen Purpose, sie müssen einen Sinn besitzen und einem höheren Zweck dienen, wenn sie in den Zukunftsmärkten erfolgreich sein wollen. Die bisher oberste Regel im Kapitalismus, dass Unternehmen dem Profit dienen müssen, wird jetzt umdefiniert und immer mehr Managerinnen bzw. Manager und Unternehmerinnen bzw. Unternehmer glauben an die purpose economy. Der Danone-Konzern verlautbart, dass er möglichst vielen Menschen gesunde Lebensmittel liefern will. Das klingt, als ginge es gar nicht mehr um Umsatz und Gewinn, sondern darum, die Welt zu verbessern.

Die Kraft von Purpose beschwört auch die Daimler AG: „Und genau dann wird es knifflig, denn pauschale Inspiration gibt es nicht. So individuell wie wir ticken, so speziell sind auch die Trigger, die wir benötigen, damit wir die Ärmel kochkrempeln, in die Hände spucken und sagen: So! Dann wollen wir mal! Deshalb ist es so wichtig, dass Purpose kein ‚Wasserfallmodell' ist, sondern als ‚Grassroot-Bewegung' der Belegschaft gesehen und angegangen wird. Ein Purpose muss aus der Mitte eines Unternehmens heraus entstehen und wirklich versuchen alle mitzunehmen. Alles andere sind hohle Marketingphrasen und die Gefahr ist groß, dass sie im Unternehmen auch als solche wahrgenommen werden" (Pallenberg, 2019). Das Statement lässt sich gut auf demokratische Körperschaften und kommunale Lebenswelten übertragen. Es geht um Gemeinschaft und um Netzwerke sich ergänzender Stärken, um bürgerschaftliche Selbstorganisation ohne Bevormundung und Angst, eben Reinventing Politics.

Der niederländische Historiker Rutger Bregmann hat 2019 beim Weltwirtschaftsforum in Davos gefordert, die Reichen dieser Welt gerecht – also stärker – zu besteuern und die Harmonie unter den Mächtigen gestört. Die Superreichen reden dort über soziale Gerechtigkeit und verdrängen, dass ihre fragwürdigen Geschäftsmodelle und ihr Steuervermeidungsmanagement die Probleme zuspitzen. Die politischen Führungseliten kommen gerne dorthin, wo sie von den Kapitalisten betört werden und deren Weltsicht übernehmen. „Wir brauchen ein neues Menschenbild", sagt Rutger Bregman, „ein realistisches und ein hoffnungsvolles." Und das gilt ja nicht nur für den Klimawandel, sondern auch gerade jetzt, in der Corona-Krise. Sein neuester Bestseller „Im Grunde gut, eine neue Geschichte der Menschheit" beschreibt, dass die Menschen grundsätzlich gut sind und füreinander einstehen wollen. Die Mehrheit der Menschen ist kooperativ und mitmenschlich: „Auf jeden Panikkäufer kommen Tausend Krankenschwestern, die sich den Arsch aufreißen" (Bregmann, 2020).

Bundespräsident Frank Walter Steinmeier kann sicher sein, dass die Bürgerinnen und Bürger in Deutschland die „Prüfung unserer Menschlichkeit" bestehen und das Beste unter den Menschen hervorholen. Es könnte tatsächlich gelingen, dass wir durch die Corona-Krise gelehrt und ermutigt, das Gesundheitswesen in eine Gemeinwohlökonomie transformieren und die Gesundheitswirtschaft zum ansteckenden Beispiel für andere Wirtschaftsbereiche machen.

9   Zur Ökonomie des Gesundheitswesens

Die Ökonomie (der haushälterische Umgang mit knappen Ressourcen) ist im Gesundheitssystem einfach zu managen und es stehen den beteiligten Akteuren gewaltige Ressourcen zur Verfügung. Für gesundheitliche Dienstleistungen und Produkte wurden 2019 in Deutschland 407,4 Mrd. € aufgewendet. Das waren

11,7 % des Bruttoinlandsproduktes (BIP). Die Menschen finanzieren gegenwärtig mit ihrem individuellen Krankenkassenbeitrag ein jährliches Finanzvolumen von durchschnittlich 3000 € pro Person und Jahr. Zusätzlich werden private und öffentliche Gelder eingesetzt. Es sind inzwischen über eine Milliarde Euro pro Tag, die für das Gesundheitswesen ausgegeben werden. Im Jahr 2019 haben die Gesetzlichen Krankenkassen 232,8 Mrd. € bereitgestellt, die Privaten Kassen 34,6 Mrd. € und die Soziale Pflegeversicherung 42,0 Mrd. €.

Die Vereinigten Staaten von Amerika pumpen knapp 17 % ihres Bruttoinlandproduktes in die Gesundheitsindustrie. Die kapitalistische Dienstleistungswirtschaft des freien Marktes kommt dort teuer, erreicht nur ein geringes Maß an sozialer Gesundheit und dekompensiert schnell, wenn ein Virus die Bevölkerung bedroht. Das Geschäft mit der Krankheit blüht trotzdem und die vorherrschenden Kapitalverwertungsinteressen führen zur Ausgrenzung der wirklich Versorgungsbedürftigen. Die Interessen von Macht und Geld verdrängen die Ethik der Menschenwürde. Wenn der Mitteleinsatz für die Gesundheitsversorgung amerikanische Dimensionen hätte, stünden dem Versorgungssystem in Deutschland 180 Mrd. € pro Jahr zusätzlich zur Verfügung.

180 Mrd. € sind das Finanzierung-Äquivalent von bis zu 4 Mio. Pflegekräften, Yogalehrern, Physiotherapeuten, Ärzten im Praktikum oder Krankenschwestern und Pflegern. Eine florierende Aktienbesitzermedizin wie in den USA würde aber weniger in solch personale Heilkraft, in helfende Hände und pflegende Menschen investieren. Das bringt keine Rendite. Die gibt es für Herzklappen, Beatmungsgeräte und andere Technologieprodukte, die überall auf der Welt und besonders in China hergestellt werden können, auch für Pharmaka oder digitale Vermarktungsweisen: 180 Mrd. versprechen in der kapitalistischen Gesundheitswirtschaft gut 18–36 Mrd. privatisierte Gewinnabschöpfung. Arbeitskräfte, die nur lokal und regional pflegen und therapieren sind weniger lukrativ. Die Gegensätze zwischen sozialem Gewinn und individualisiertem Profit werden deutlich, auch der Scheideweg zwischen sozialer Gesundheit und individuellen Kapitalinteressen.

Die Finanzmittel der Gesetzlichen und der Privaten Krankenversicherung liegen bei durchschnittlich 3000 € „Kopfpauschale" pro Person und Jahr. Aus dem Gesundheitsfond der Gesetzlichen Krankenkassen und aus den Zahlungen der Privaten Krankenversicherung hat ein Dorf mit 1000 Einwohnern 3 Mio. €, eine Stadt mit 100.000 Einwohnern 300 Mio. € und ein Land mit 10 Mio. Einwohnern 30 Mrd. € für die Gesundheit der Menschen zur Verfügung. Ein soziales Gesundheitswesen verpflichtet die beteiligten Akteure dazu, preiswerte Gesundheit für alle Bürgerinnen und Bürger sicherzustellen. Es geht insgesamt um einen optimalen Patientennutzen und nicht um die Gewinnmaximierung der einzelnen

Bereiche oder Anbieter. Die Realität aber zeigt eine zunehmende Desintegration der Professionen, Sektoren und Heilmethoden. Diese Desintegration auf der Ebene der Systemsteuerung gleicht einer Krebszellenökonomie: Die Verhaltensweisen einzelner Institutionen oder Organisationen im Gesundheitssystem stehen im Widerspruch zur Gesamtaufgabe. Jeder versucht unter Inanspruchnahme der Systemressourcen möglichst unkontrolliert zu wachsen. Gesamtnutzen im Gesundheitswesen und lukratives Verhalten für ein Krankenhaus, eine Arztpraxis oder eine Krankenkasse stimmen nicht überein. Der maximierte Gewinn von Herzkatheter-Laboren oder Wirbelsäulen-Zentren zerstört die Ökonomie des gesamten Systems. Das nenne ich eine „Krebszellenökonomie".

Individuelle und soziale Gesundheit stellen Werte dar, die nicht an der Börse gehandelt werden können. Gesundheit als Ziel bildet ein Bindegewebe, das die Menschen jenseits von ökonomischen und privaten Beziehungen miteinander verbindet. Eine vertrauenswürdige Medizin und Pflege leben von einem systemischen Verständnis des Gesundheitswesens: es ist ein sozialer Organismus mit kooperierenden Versorgungszellen, Kassenorganen und Körperschaften. Eine Gemeinwohlökonomie im Gesundheitswesen wird zum Hoffnungsträger für die Gesellschaft zwischen globalen Kapitalmärkten und individualisierter Auslieferung an Not und Krankheit. Die politische Kernaufgabe umfasst dabei die Gestaltung einer integrierten Medizin und einer integrierten Gesundheitsversorgung. Reinventing Politics und couragierte Gesundheitspolitik können zum heilenden Balsam für das zerbrechende soziale Bindegewebe werden und die gesellschaftlichen Verhältnisse so umgestalten, dass sie individuelle und soziale Gesundheit gleichermaßen fördern.

10   Gesundheitspolitik und Gemeinwohlökonomie

Moderne Gesundheitspolitik gestaltet das Gesundheitssystem als gesellschaftlichen Organismus, der subsidiäre Solidargemeinschaften einem öffentlichen Markt von Leistungsbeweisen und Erfolgsberichten aussetzt. Dies hat einen Wettbewerb um gute Heilkunst und wirksame Krankenhilfe zur Folge. Eine Gemeinwohlökonomie im Gesundheitssystem führt zu einem gesunden Ausgleich zwischen den egoistischen Impulsen einer kapitalistischen Produktionswirtschaft und den mitmenschlichen Bedürfnissen oder Gemeinschaftsidealen der Bürgerinnen und Bürger in der Informationsgesellschaft. Ein so gestaltetes Gesundheitssystem minimiert gesellschaftliche Destruktivität und optimiert gesellschaftliche Produktivität. So gesehen dürfte eine preiswert erreichte psychosoziale Gesundheit in Deutschland auch neue Produktivkräfte für die künftige Volkswirtschaft entfalten. Das Instrumentarium des freien Marktes bleibt, aber die Maßstäbe ändern sich. Kontinuierlich und transparent gemessen wird dann nicht der Profit in Euro oder Dollar, sondern der Nutzen für die Gesellschaft mit einem gemeinwohldienlichen Maß. Die Messwerkzeuge sind im Grundsatz von der Gemeinwohlökonomie bereits entwickelt.

Ich plädiere dafür, das Gesundheitssystem als soziales Projekt zu definieren und eine bewusst gestaltete „Non-Profit-Gesundheitswirtschaft" anzustreben. Wettbewerb um Leistungen der Heilkunst soll sein, nicht aber Wettbewerb um möglichst lukrative Profitraten. Die Zukunft einer integrierten Gesundheitsversorgung wird ein neues Miteinander unterschiedlicher sozialer und gesundheitlicher Berufe herausbilden und das Verhältnis zwischen Krankenkassen und Diensten verändern. Die gegenseitige Bereitschaft, Leistungen im Wertschöpfungsprozess der Heilkunst gewissenhaft zu definieren und sinnvoll zu belohnen, dürfte die Produktivität des Versorgungssystems spürbar steigern und gleichzeitig neue Qualitäten erreichen lassen.

Das Unternehmen Gesundheit für Deutschland hat seine Zukunft jenseits der Krebszellökonomie als kooperatives Netzwerk. Wer in diesem System arbeitet, tut dies im Bewusstsein, Teil eines größeren Ganzen zu sein. Das Ganze ist mehr als die Summe aller Teile. Jeder zeigt sich bereit, seinen Beitrag für den Erfolg des Versorgungsnetzes zu liefern und die Funktionstüchtigkeit des gesamten Systems zu stärken. Kooperativer Wettbewerb um Leistungen und Ergebnisse in der Gesundheitsversorgung lösen die heutige Konkurrenz um Finanzierungspfründe und profitable Versorgungsnischen ab. Das Leitbild des sozialen Immunsystems beschreibt die realistische Utopie, die Gemeinwohlökonomie liefert dafür Konzepte und Instrumente und möglich wird eine „Gesunde Marktwirtschaft".

Die Gesundheitsversorgung von morgen ist dabei keine von oben gestaltete und beherrschte Versorgungsmaschinerie mehr, sondern ein von unten gebildetes, ständig wandelbares, sich selbst organisierendes komplexes System, ein lebendiger Organismus. In der Zukunft werden voneinander abhängige und aufeinander bezogene Problembewältigungsgruppen zum Versorgungsträger, die gesundheitliche und soziale Arbeit im Wissen um die gemeinsame Aufgabe ins Werk setzen. Die Fähigkeit zur Kommunikation und Kooperation, das Wissen und Können der einzelnen Mitarbeiterinnen und Mitarbeiter erhalten mehr Anerkennung im Versorgungssystem als strukturelle Machtausübung, Befehlshierarchien oder berufsständische Herrschaftsansprüche.

11 Die heilsame Kraft von Vertrauen und Zuversicht

Die Arbeit mit Not leidenden Patienten und die Sorge für Kranke vermitteln einen besonderen Kontakt zum Kern des Menschlichen. Krankheit, Hinfälligkeit und Tod stellen die elementare Gefährdung des einzelnen Menschen dar, die ihm seine Bezogenheit auf die Mitmenschen sinnlich vermitteln. Daher besitzt das soziale und solidarische Gesundheitswesen in der Bevölkerung so viel Zuspruch. Es sichert die Human-Ressourcen und stärkt die inklusiven und produktiven Kräfte der modernen Gesellschaft. Gesundheit als Ziel bildet ein Bindegewebe, das die Menschen jenseits von ökonomischen und privaten Beziehungen miteinander verbindet. Ein systemisches Verständnis der Organisationen des Gesundheitswesens und eine Führungskultur, die ihre Qualitätsmaßstäbe an humanistischen Werten ausrichtet, sind entscheidend. Akteure wie Krankenkassen, Ärzteschaft, Pflegedienste, Krankenhäuser oder Sozialstationen müssen den Wandel von der geldgesteuerten Optimierung ihrer Partikularinteressen hin zu einer wertgesteuerten Optimierung der individuellen und der sozialen Gesundheit angehen. Das ist eine Herausforderung für das System, das gegenwärtig noch hinter dem Geld herrennt und in der Krebszellenökonomie gefangen ist.

Die Idee der Gemeinwohlökonomie entwickelt sich demgegenüber gerade zu einer kraftvollen Bewegung. Sie mit der sozialen Gesundheitsbewegung zu integrieren könnte eine gemeinwohlbasierte Gesundheitswirtschaft stärken und die Kultur einer Gesunden Marktwirtschaft konkret und praktisch entwickeln. „Die Gemeinwohl-Ökonomie beruht auf denselben Grundwerten, die unsere Beziehungen gelingen lassen: Vertrauensbildung, Wertschätzung, Kooperation, Solidarität und Teilen. Nach aktuellen wissenschaftlichen Erkenntnissen sind gelingende Beziehungen das, was Menschen am glücklichsten macht und am stärksten motiviert" (Felber, 2018). Das alles stärkt nach den wissenschaftlichen Erkenntnissen der Salutogenese auch die Gesundheit und die Resilienz von Communities und Gesellschaften.

Die bestehende Kultur des Misstrauens lähmt gegenwärtig die Innovationspotentiale im Gesundheitswesen. Ein vertrauensförderliches Qualitätsmanagement als Bestandteil der Gemeinwohlökonomie zielt darauf ab, diese Landschaft von Angst, Missgunst, Konkurrenz und Verteilungskämpfen in eine Kultur von Vertrauen, Kooperation, Offenheit und sozialer Verantwortlichkeit zu wandeln. Die Entwicklung einer neuen Vertrauenskultur in einem hochkomplexen System benötigt Zeit und kommunikative Instrumente ganz neuer Art. Es geht um eine bewusste Werteorientierung und eine offene Kommunikation unter den beteiligten Akteurinnen bzw. Akteuren, um Beziehungsqualitäten und lernende Organisationen mit nachhaltiger Glaubwürdigkeit: um Leitbilder und Berufsordnungen für die helfenden Berufe, die berufsständische Identitäten überwinden lassen. Ein systemisches Qualitätsmanagement muss kontinuierlich Vertrauen schöpfen und eine lernende Beziehungskultur fördern. Ich schlage dafür Leistungsversprechen mit einem offenen, ehrlichen und konsequenten Zufriedenheitsmanagement vor: Vertrauen ist besser und Selbstkontrolle immer auch effizienter, effektiver und billiger als jede Fremdkontrolle oder bürokratische Überwachung. Controlling als Herrschaftsinstrument wird durch ein offenes Selbstcontrolling abgelöst.

Die salutogen basierten fünf Leistungsversprechen für Ärzte, Sozialstationen, Krankenhäuser und Therapeuten sollten etwa so formuliert sein:

Wir behandeln Sie immer so, wie wir in gleicher Lage selbst behandelt werden wollen. Wir sagen Ihnen jederzeit die Wahrheit und nehmen Sie so an, wie Sie sind, unvoreingenommen, zugewandt und mit Wohlwollen. Wir respektieren Sie als individuelle Persönlichkeit mit Leib, Seele und sozialen Beziehungen und achten Ihre Biografie und Ihr spirituelles Leben. Wir sehen bei unserem fachlichen Denken und Handeln auch Ihre Stärken und Ihre Selbstheilungskräfte. Ziel unserer Arbeit ist es, dass Sie Ihr Leben trotz Handicap selbstbewusst und selbstständig meistern und sich selbst treu bleiben können. Unser Behandlungskonzept ist dabei grundlegend auf Ihre Mitarbeit, Ihr Vertrauen und Ihr eigenes Wollen angewiesen. Daher erwarten wir, dass Sie sich selbst einbringen und sich auch angenommen fühlen.

Diese Haltung als Verpflichtung für alle Dienstleistungsprozesse wird überall dargestellt und jeder Kundin bzw. jedem Kunden, jeder Klientin bzw. jedem Klienten oder jeder Patientin bzw. jedem Patienten nahegebracht. Die Information endet mit der Aufforderung: Wenn Sie nun den Eindruck oder das Empfinden haben, dass wir diesen Versprechen bei unserem Verhalten und Tun nicht gerecht werden, rufen Sie bitte das Patiententelefon unserer „Aufsichtsbehörde" an, die unsere Qualität beobachtet und unsere Dienstleistung überprüft. Die unabhängigen, der Qualität unseres Versorgungssystems verpflichteten, Fachleute werden sich individuell um Ihr Problem kümmern und mit Ihnen zusammen nach besseren Lösungen suchen. Ihre offene und ehrliche Rückmeldung ist Voraussetzung dafür, dass wir unsere Arbeit kontinuierlich verbessern und Ihnen gerecht werden können.

Eine solche Selbstverpflichtung von gesundheitlichen Diensten und Versorgungseinrichtungen mit einer konsequent umgesetzten Systementwicklungspraxis pflegt kontinuierlich das Vertrauen der beteiligten Menschen untereinander – und dieses Verfahren der Qualitätsentfaltung durch offene Kommunikation und gegenseitigen Dialog ist nachhaltig und ökonomisch, wirksam und preiswert. Wir können es umsetzen und damit eine Gesundheitswirtschaft begründen, die alltäglich beweist, was Gemeinwohlökonomie und Gesunde Marktwirtschaft zu leisten vermögen: sie sichern das individuelle und soziale Wohl für Alle und es wächst die Fähigkeit der Menschen, in ihren Lebenswelten mit Viren, Bakterien und anderen Krankheitserregern ohne Angst fertig zu werden.

Literatur

Andree, C. (2002). *Rudolf Virchow. Leben und Ethos eines großen Arztes.* Verlag Langen Müller.

Bregman, R. (2020). „Auf jeden Panikkäufer kommen Tausende, die sich den Arsch aufreißen" – Zeit online. https://www.zeit.de/wissen/2020-03/rutger-bregman-im-grunde-gut-coronavirus/komplettansicht. Zugegriffen: 10. Juni 2020.

Bundestag, D. (2020). Antrag der Koalitionsfraktionen CDU/CSU und SPD – „Engagement für die Globale Gesundheit ausbauen – Deutschlands Verantwortung in allen Politikfeldern wahrnehmen". Drucksache 19/1949, 119. Zugegriffen: 26.Mai 2020.

Collier, P. (2019). *Sozialer Kapitalismus.* Siedler.

Felber, C. (2018). Die Gemeinwohl-Ökonomie. Piper .

Fuchs, T. (2017). *Das Gehirn – ein Beziehungsorgan* (5. Aufl.,).Verlag Kohlhammer.

Hanahan, D., & Weinberg, R. (2000). The hallmarks of cancer *Cell, 100,* 57–70. https://doi.org/10.1016/S0092-8674(00)81683-9.

Hontschik, B., Bertram, W., & Geigges, W. (Hrsg.) (2013). Auf der Suche nach der verlorenen Kunst des Heilens. Bausteine der integrierten Medizin. Schattauer 2013. In: Kalitzkus, Vera (2013): Integrierte-Medizin-Suche-nach-der-verlorenen-Kunst-des-Heilen, shttp://www.aerzteblatt.de/archiv/151186/(2013). Zugegriffen: 01. Juni 2020.

Hüther, G. (2011). *Was wir sind und was wir sein könnten – Ein neurobiologischer Mutmacher* (12. Aufl.,). Verlag S. Fischer.

Kickbusch, I., & Hartung, S. (2014). *Die Gesundheitsgesellschaft* (2. Aufl.,). Verlag Hans Huber.

Laloux, F. (2016). *Reinventing Organizations visuell: Ein illustrierter Leitfaden sinnstiftender Formen der Zusammenarbeit.* Verlag Franz Vahlen.

Leopoldina, Nationale Akademie der Wissenschaften. (2020). Dritte Ad-hoc-Stellungnahme: Coronavirus-Pandemie – Die Krise nachhaltig überwinden vom 13. April 2020. https://www.leopoldina.org/uploads/tx_leopublication/2020_04_13_Coronavirus-Pandemie-Die_Krise_nachhaltig_%C3%BCberwinden_final.pdf. Zugegriffen: 01. Juni 2020.

Nefiodow, L. A. (2014). *Der sechste Kondratieff. Wege zur Produktivität und Vollbeschäftigung im Zeitalter der Information* (7. Aufl.,). Rhein-Sieg Verlag.

Pallenberg, S. (2019): Purpose darf kein Marketing sein – Pallegram. #3. https://www.daimler.com/magazin/pallegram/3-purpose.html. Zugegriffen: 01. Juni 2020.

Raworth, K. (2018). *Die Donut-Ökonomie.* Carl Hanser Verlag.

Richter, H.-E. (1997). *Als Einstein nicht mehr weiterwusste – Ein himmlischer Krisengipfel.* Econ Verlag.

Sander, K. (2012). *Organismus als Zellenstaat.* Centaurus Verlag & Media UG.

Schirach, F., & Kluge, A. (2020). Trotzdem. Luchterhand Literaturverlag.

Schubert, C. (2016). *Was uns krank macht – Was uns heilt: Aufbruch in eine neue Medizin.* Verlag Fischer & Gann.

Schubert, C. (2018). 2. PNI-Kongress „Psychoneuroimmunologie im Lauf des Lebens – Das Unsichtbare hinter dem Sichtbaren – Wege zu einer neuen Medizin".https://web.psychosozial-verlag.de/cms/terminleser/events/id-14-bis-16-september-2018-innsbruck.html. Zugegriffen: 01. Juni 2020.

Steinmeier, F-W. (2020). Fernsehansprache zur Corona-Pandemie: „Wir stehen jetzt an einer Wegscheide" vom 11. April 2020. https://www.bundespraesident.de/SharedDocs/Reden/DE/Frank-Walter-Steinmeier/Reden/2020/04/200411-TV-Ansprache-Corona-Ostern.html. Zugegriffen: 01. Juni 2020.

Ulrich, S. (2008). Gehirn: Ein soziales Organ – Der Hirnforscher Wolf Singer über die größten Irrtümer und die Zukunftsvisionen seiner Forschergemeinde. https://www.zeit.de/2008/15/OdE24-Gehirn-Interview. Zugegriffen: 01. Juni 2020.

Virchow, R. (1983). Der Armenarzt. In: Die medicinische Reform. Eine Wochenschrift, erschienen vom 10. Juli 1848 bis zum 29. Juni 1849, Reprint, Akademie-Verlag: 125 – 127.

WHO. (1986). Ottawa Charta zur Gesundheitsförderung. https://www.euro.who.int/de/who-we-are/policy-documents/ottawa-charter-for-health-promotion,-1986.

Einzelbeiträge

Werteorientierung für Gesundheitsberufe

Bernd Fittkau

> *Du musst den Schleier von*
> *Zeit und Raum durchschneiden,*
> *um in das Hier und Jetzt zu kommen.*
> *Thich Nhat Hanh (2020, 93)*

1 Die großen Herausforderungen des 21. Jahrhunderts

Der israelische Historiker und Weltbestsellerautor Yuval Noah Harari (2019: 14) hat auf drei große aktuelle Herausforderungen der Menschheit hingewiesen: „Wir wissen nicht, wie die Zukunft sein wird, aber wir kennen die drei großen Probleme: Nuklearkrieg, Klimawandel, digitale Disruption. Das müsste also ganz oben auf der politischen Agenda eines jeden Landes stehen".

Abwendung des Klima-Kollapses

Hier leistet die Bewegung „Fridays for Future" Hervorragendes: Nicht nur die junge Generation beginnt für ihre Zukunft zu kämpfen, sondern sie hat auch die Elterngeneration und die Wissenschaftlerinnen bzw. Wissenschaftler ermutigt, gegen die herrschenden Systemkräfte aufzustehen. Was sind dies für

B. Fittkau (✉)
Hamburg, Deutschland
E-Mail: bernd.fittkau@t-online.de

© Springer Fachmedien Wiesbaden GmbH, ein Teil von Springer Nature 2022   51
T. Rosenthal und B. Fittkau (Hrsg.), *Gemeinwohlökonomie im Gesundheitswesen,* Forum Gesundheitsmanagement,
https://doi.org/10.1007/978-3-658-37555-3_3

lebensgefährdende Systemkräfte? Eine Vertreterin der Bewegung „Scientists for Future", die Politökonomin Maja Göpel (2020: 53 f.) gibt eine prägnante Antwort: „In unserem Verhältnis zur Natur zeigt sich die ganze Anmaßung menschlichen Wirtschaftens. Indem der Mensch die natürlichen Systeme seinem Bedarf unterwirft, reduziert er ihre Vielfalt, macht sie verletzlicher und braucht einen immer größeren Aufwand, um sie stabilisieren. Menschliche Systeme sind nicht nachhaltig und müssen notgedrungen zusammenbrechen, wenn wir nicht lernen, sie umzubauen". Der bekannte Schweizer Ökonom Mathias Binswanger (2019: 46) ergänzt: „Wir leben nicht mehr in einer Bedürfnisdeckungs-, sondern in einer Bedürfnisweckungswirtschaft. […] Das System funktioniert nur, wenn wir weiterwachsen – ob wir wollen oder nicht". Greta Thunberg bestätigt diese fatalistische Systemabhängigkeit in ihrer „Wutrede" beim Klimagipfel in New York am 24. September 2019: „Wir stehen am Anfang eines Massensterbens. Und alles worüber ihr reden könnt, ist Geld und Märchen vom ewigen Wachstum".

Auch unser Gesundheitssystem folgt dieser Systemlogik und ist direkt betroffen vom Klimawandel: „Die Logik der Ökonomie verdrängt das Ethos der Heilkunde. Sie macht unsere Kliniken kaputt und gefährdet Patienten" (Albrecht, 2019: 24) und „Vor allem dem Herz-Kreislauf-System machen hohe Temperaturen und große Temperatursprünge binnen kurzer Zeit zu schaffen" (Deutsche Gesellschaft für Kardiologie, 2019). – Es scheint so, als ob wir Sklaven unseres Wirtschaftssystems sind. Sind wir natürlich nicht. Aber Politik, Wirtschaft und Bürgerinnen bzw. Bürger müssen den politischen Willen aufbringen, unser Wirtschaftssystem zu ändern. Die gute Nachricht ist: Diese „Economies for Future" gibt es. Und die Gemeinwohlökonomie (GWÖ) als praktisch erprobte, ethische Alternative kann hier eine integrierende Vorreiterfunktion übernehmen.

Verhinderung eines atomaren Krieges

Angesichts von 70 Jahren Frieden erscheint vielen Krieg als eine unrealistische und unnötige Horrorphantasie. Aber (Wirtschafts-)Kriege um Ressourcen finden ständig statt und werden durch Klimaflucht und -Klimakriege zusätzlich angefacht. Unser finanzgetriebenes Wirtschaftssystem selbst regt zu internen „Klassenkriegen" an: „Es herrscht Klassenkrieg, richtig, aber es ist meine Klasse, die Klasse der Reichen, die Krieg führt, und wir gewinnen" (Waren Buffett, 2006). Die Kluft und die sozialen Spannungen zwischen Arm und Reich nehmen weltweit exponentiell zu und heizen diese Dynamik an. Angesichts der neuen, weltweiten Aufrüstungsspirale wird die Sorge um unseren Frieden immer berechtigter. Nur auf dem Hintergrund von Frieden behalten die herausfordernden Ziele unseres Grundgesetzes ihren Wert.

Verhinderung der zerstörerischen Nebenwirkungen der digitalen und bio- bzw. gentechnologischen Entwicklungen

Diese laufenden wissenschaftlich-technologischen Entwicklungen sind, wie alle anderen Fortschrittssprünge und Paradigmenwechsel der Menschheitsgeschichte, in ihren Auswirkungen ambivalent. Mit dem jetzt anstehende Quantensprung ins digitale Zeitalter – im wortwörtlichen Sinnen spielt hier die Quantenphysik eine entscheidende Rolle – werden wir auf Schritt und Tritt konfrontiert: Mit den sozialen Netzwerkmedien, den Geschichten und Versprechungen zur Künstlichen Intelligenz, den bildgebenden Verfahren der Computerdiagnosen und Therapieverfahren, den Hoffnungen eines heilsamen Gen-Scheren-Einsatzes oder die Nutzung großer Datenmengen hin zu einer individualisierten Medizin.

Wir hoffen das Beste, müssen aber angesichts der obigen Herausforderungen mit höchst problematischen (Neben-)Wirkungen rechnen. Gerade im Bereich des Gesundheitswesens, wo es um die systematische Förderung der Heilungskräfte und den Erhalt des menschlichen Lebens geht, spielt die Werteorientierung eine zentrale Rolle – in der Gesellschaft als Ganzes und der Ethik für das Gesundheitswesen im Besonderen.

2 Menschen brauchen Orientierung

Eines der heilsamen menschlichen Grundbedürfnisse (neben Zugehörigkeit, Selbstwert und Lustgewinn) scheint Orientierung und Kontrolle zu sein (vgl. Grawe, 2004). Werte sind für den Menschen eine wichtige und kulturell verbindende Möglichkeit der sozialen Orientierung. Das gilt insbesondere in einer Welt, die zunehmend globaler, komplexer, informationsüberflutet wird. Zum Thema Werte und Ethik empfiehlt es sich, eine Grundhaltung einzunehmen, wie sie etwa Harald Welzer zum Thema Künstliche Intelligenz vorschlägt: „Was wir wirklich brauchen, ist eine gesellschaftlichen Klärung: Moment mal, was wollen wir und wozu? […] Denn der Zivilisationsprozess ist nicht binär; er besteht in der langsamen, konflikthaften, widersprüchlichen Verminderung der grundsätzlichen Probleme des sozialen Lebens, als da sind: Not, Krieg, Gewalt, Ungerechtigkeit, Ungleichheit, Zerstörung der nicht-menschlichen Welt […] Dafür braucht es moralische Phantasie, nicht moralische Präferenzapps. Und vor allem: moralische Intelligenz, nicht künstliche" (Welzer, 2019: 8 f.).

Wer sich grundlegender mit dieser Thematik beschäftigen will, dem kann ich das Buch „Der Ego-Tunnel" des Bewusstseinsforschers Thomas Metzinger (2015) empfehlen. Er schreibt in seinem Nachwort: „Intellektuelle Redlichkeit bedeutet, dass man einfach nicht bereit ist, sich selbst etwas in die Tasche zu lügen. Sie hat auch etwas mit sehr altmodischen Werten wie Anständigkeit, Aufrichtigkeit und Ehrlichkeit zu tun, mit einer Form von ‚innerem Anstand' […] und geistigen Tugenden" (Metzinger, 2015: 385 ff.). Für eine prägnante und allgemeinverständliche Einführung in die Grundlagen der Ethik kann ich die Beiträge des Philosophen eines neuen Realismus, Markus Gabriel (2019, 2020), empfehlen.

3   Gesundheitskleeblatt und Gesundheitsberufe

Wenn man fragt: „Was hält gesund?" bekommt man Antworten, die meist den vier Bereichen (Bewegung, Lebensfreude, Ernährung, Rekreation) zugeordnet werden können – und die man bildhaft als Gesundheitskleeblatt darstellen kann.

Ein solcher präventionsorientierter Gesundheitsbegriff scheint uns zukunftsfähig und kann auch den Mitgliederinnen bzw. Mitgliedern der Gesundheitsberufe bzw. Heilberufe als Leitidee dienen. Aufgrund der Trends in modernen Gesellschaften, ihr Wissen weiter zu vertiefen und zu spezialisieren, können wir davon ausgehen, dass die Liste der vorhandenen Gesundheitsberufe weiter wachsen wird. Damit die Spezialisten in diesen Berufsfeldern zum Nutzen für die betroffenen Menschen und ihre Gesundheit kooperieren können, werden verbindende Werteorientierungen immer wichtiger.

4   Gesellschaftliches, neoliberales Systemangebot: Orientierung am Geld

Der Wunsch des Menschen nach Ordnung und Übersicht verführt natürlich auch dazu, einfache Orientierungsangebote aus Wirtschaft und Politik anzunehmen. Das Geld ist ein solches, das ja auch gleichzeitig ein Mittel existentieller Absicherung und Macht darstellt: „Geld regiert die Welt", „Money makes the world go round", „Geld ist geprägte Freiheit" oder „Ohne Moos nichts los". Der weltweite Siegeszug des neoliberalen Systems, des Kapitalismus, hat darin einen Ursprung. Die Steuerung des Menschen über Geld funktioniert und scheint (so könnte man ergänzen) humaner als die archaische Steuerung über Gewalt (als „Recht des Stärkeren").

Schauen wir uns diesen vermeintlichen Wert Geld etwas genauer an, dann stellen wir fest, dass es sich beim Geld gar nicht um einen Wert handelt, sondern lediglich um ein Mittel zum (hoffentlich guten) Zweck – z. B. um wünschenswerte Ziele zu fördern (wie ökologische Nachhaltigkeit oder Gesundheit). Geld ist ein Anreizmittel zur Förderung sozial wünschenswerter oder ethisch anzustrebender Ziele – wie z. B. das Gemeinwohl. Natürlich muss eine solch umfassende Zielvorstellung genauer definiert und empirisch konkretisiert werden. Sonst besteht die Gefahr, dass daraus ein emotional gut klingender und konsensfähiger, aber letztlich nichtssagender Allgemeinplatz wird, der für Marketingzwecke missbraucht wird oder daraus eine ideologische Keule geschmiedet wird. Beides verhindert eine handlungsleitende Werteorientierung. Werte müssen, sollen sie der praktischen Lebensorientierung dienen, einen konkreten Praxisbezug im Handeln (z. B. durch Vorbilder) ermöglichen.

Das soll insbesondere am Beispiel der Gemeinwohlökonomie (GWÖ) als eine praktikable Alternative zum neoliberalen Geldanreiz- und Gewinnsystem mit seinen höchst problematischen Nebenwirkungen verdeutlicht werden. Darüber hinaus wird auf die zerstörerischen und krank machenden Nebenwirkungen der zunehmenden und durchschlagenden Geldorientierung im Gesundheitssystem hingewiesen.

5 Kulturelle Alternative: Orientierung an Werten (Ethik)

Gesellschaften haben seit alters her das Problem gehabt, die in ihrem Fühlen und Wahrnehmen, ihren Interessen, ihrem Denken und Charakter sowie ihren Berufen recht unterschiedlichen Menschen eine gemeinschaftliche Ausrichtung zu geben. Die wichtigste gemeinschaftsbildende Grundlage ist die Sprache, mit der Möglichkeit zu kommunizieren und sich kognitiv-emotional zu verstehen – ohne energieaufwendig handeln zu müssen. Dabei scheinen solche Begriffe besonders wichtig, die positive, lebenswerte Resonanzerfahrungen ermöglichen. Solche Begriffe können zu gemeinschaftsstiftenden und zugehörigkeitsförderlichen Werten werden und die Basis für eine bindungsstärkende Kulturentwicklung werden (vgl. Bauer, 2019; Rosa, 2019).

Werte sind kulturelle Orientierungskonzepte, die in einem geopolitischen Raum historisch gewachsen sind und die Menschen mit ihren unterschiedlichen Charakteren und Interessen zusammen führen und ihnen eine gemeinsame Denk-,

Fühl- und Verhaltensausrichtung geben sollen – in Form von Idealen, Zielen, Vorbildern oder Narrativen. Für einen gesellschaftlichen Ordnungsrahmen werden hieraus verbindliche Mussnormen (= Gesetze) abgeleitet.

Wichtig erscheint mir, dass Werte eine prominente soziale Möglichkeit bieten, kulturelle Gemeinsamkeiten, Sinnstiftungen und Zukunftsausrichtungen zwischen unterschiedlichen Menschen zu ermöglichen. Natürlich wird Kultur nicht nur über eine werthaltige Begriffssprache, sondern emotional tiefergehend über bild- und körpersprachliche Formen, Rituale, Tänze, Gesänge oder Musik geprägt. Eine prominente Kombinationsform von wertehaltiger Wort- und Musiksprache ist die Nationalhymne. „Einigkeit und Recht und Freiheit …" weisen auf einen historisch geprägten Wertekanon unseres Kulturkreises hin, durch den sich Menschen verbunden fühlen.

In unserem Grundgesetz (GG) wird dieser Wertekanon justiziabel ausformuliert. Das sind die Leitplanken und Leitideen unseres Gesellschafts- und Kultursystems. Geld kann als existenzsicherndes Mittel und extrinsischer Motivator eingesetzt und genutzt werden, um diese Werte zu fördern. Wird Gelderwerb und Geldvermehrung zur Leitidee einer Gesellschaft, besteht die Gefahr, dass *das Mittel die Zwecke* (Kultur schaffende Werte als verbindende Kraft zwischen Menschen) ersetzt, korrumpiert und verdrängt. In der Folge fällt die soziale Gemeinschaft auseinander (und macht Platz für z. B. nationalistisch-rechte Wertemuster). Mit der Metapher vom *Tanz um das Goldene Kalb* wird in unserem Kulturkreis vor dieser Entwicklung gewarnt. Die Katastrophen des letzten Weltkrieges waren eine recht aktuelle Warnung; aktuell warnt „Mutter Erde" sehr drastisch mit dem Klimawandel. Noch wird weiter getanzt. Aber: Wir als aufgeklärte Menschen können nicht mehr darauf verzichten, aus unserer Geschichte zu lernen. Die aktuellen Bewegungen (wie z. B. Fridays for Future) bemühen sich, hierfür eine Bewusstseinsöffnung zu schaffen – mit einem globalen politischen Willen zum Handeln.

6 Traditionelle Werte im Gesundheitsbereich

Hippokratischer Eid und ärztliches Gelöbnis

Fast jeder kennt das verbindende medizinische Symbol der Hippokrates-Schlange und das alte Gelöbnis der Mediziner, den „Hippokratischen Eid". Hieran soll sich jeder im Heilberuf Tätige als Minimalkonsens beteiligen und halten.

Dieser Eid in Form der „Deklaration von Genf" (Rohac, 2018) ist jüngst erneut aktualisiert worden und dient als Grundlage einer verbindlichen Berufsethik, ritualisiert in einem ärztlichen Gelöbnis. Darin heißt es unter anderem:

> „Als Mitglied der ärztlichen Profession gelobe ich feierlich, mein Leben in den Dienst der Menschlichkeit zu stellen. […] nach bestem Wissen und Gewissen, die Gesundheit und das Wohlergehen meiner Patentinnen bzw. Patienten zu fördern […] die Autonomie und Würde der Patienten und seine Menschenrechte zu respektieren […] für Gleichbehandlung der Patienten (unabhängig von Alter, Geschlecht, Herkunft, Glaube, Status, sexuelle Orientierung) zu sorgen […] Wahrung der anvertrauten Geheimnisse […] Dankbarkeit und Achtung gegenüber Kollegen, Lehrern, Lernenden verwirklichen […] die eigene Gesundheit selbstverantwortlich erhalten und schützen […] das eigene Wissen, selbst unter Bedrohung, nicht zur Verletzung von Menschenrechten und bürgerlichen Freiheiten anwenden"

Ein solches Gelöbnis kann auf der Handlungsebene stärker die Praxis beeinflussen, als das Kondensat der vier Prinzipien ethischen Handelns in der Medizin (vgl. Rahbar, 2010):

- Selbstbestimmungsrecht des Patienten *(respect for autonomy)*
- Prinzip der Schadensvermeidung *(nonmaleficence)*
- Patientenwohl *(beneficence)*
- Soziale Gerechtigkeit *(justice)*

Ottawa-Charta zur Gesundheitsförderung

Auf der ersten internationalen Konferenz zur Gesundheitsförderung 1986 in Ottawa wurde eine Charta verabschiedet, die Gesundheit umfassend und zukunftsweisend definiert. Und betont besonders die Bedeutung der politischen Rahmenbedingungen, der Prävention und Selbstbestimmung für die Gesundheit aller. Das deutsche Präventionsgesetz von 2015 hat hier seinen wesentlichen Ursprung. Gesundheit wird hier zu einem positiven Wert entwickelt und ergänzt die alte individualistische Vorstellung von *Gesundheit als Abwesenheit von Krankheit* in wesentlicher Hinsicht gesellschaftspolitisch. Einen umfassenden Überblick vermittelt das E-Book der Bundeszentrale für gesundheitliche Aufklärung zu „Leitbegriffe der Gesundheitsförderung und Prävention" (2018).

7   Kritik der aktuellen Situation des Gesundheitssystems: Geld vor Mensch

An verschiedenen Stellen wurde schon auf die problematischen Folgen unseres geld-dominierten Gesellschaftssystems für unsere kulturelle Entwicklung hingewiesen: Die vielleicht problematischste Folge ist die weltweite Reduktion und Programmierung des Menschen auf seine geldfixierte Konsumentenfunktion als *Homo oeconomicus*. Da der Mensch ein sehr anpassungsfähiges Lebewesen auf unserem Planeten ist, kann er auch diese Rolle ziemlich überzeugend spielen, wenn die Anreiz- und Sanktionssysteme entsprechend gestaltet werden. Die ökologischen und sozialen Folgen erleben wir hautnah und dramatisch.

Christian Felber hat in seinem neuen Buch „This is not Economy" (2019: 9) die Mainstream-Ökonomie fundamental kritisiert: „Die Bevölkerung erwartet von den Wissenschaftler*innen Antworten auf die brennenden Probleme der Gegenwart: Arbeitslosigkeit, Ungleichheit, Machtkonzentration, Klimawandel, Artensterben, Demokratieerosion, Sinnverlust ... Ich zähle die neoklassische Mainstream-Wirtschaftswissenschaft nicht nur zu ihren Hauptverursachern, ich gehe mit Steve Keen konform, dass die neoklassische Wirtschaftswissenschaft (...) gegenwärtig das größte Hindernis beim Verständnis dafür ist, wie die Wirtschaft tatsächlich funktioniert".

Wie stark unser Gesundheitssystem von der herrschenden Ökonomie bestimmt wird, ist im *Stern* kürzlich unter dem Titel „Krank" sehr treffend skizziert worden (Albrecht, 2019: 24 ff.): „Die Logik der Ökonomie verdrängt das Ethos der Heilkunst. Sie macht unsere Kliniken kaputt und gefährdet Patienten. Ärzte wehren sich und fordern eine Wende. [...] Es ist mittlerweile das ganze System, das krank ist. So leistet sich Deutschland zwar eines der teuersten Gesundheitssysteme der Welt [...] und doch sterben wir im Durchschnitt früher als Menschen in vielen vergleichbaren Ländern [...] Zwei Ursachen: extremer ökonomischer Druck und Radikalität des Abrechnungssystems nach Fallpauschalen [...] Das Prinzip: Mehr Fälle, weniger Zeit, mehr Erlös [...] Im Mikrokosmos vieler Krankenhäuser zeigt sich die Entwicklung heute daran, dass kaufmännische Direktoren den ärztlichen vorgesetzt sind [...] mit dem Ziel, [...] dass ihr Unternehmen viel verdient. [...] Mit Zuckerbrot und Peitsche machen sich in dieser Kampfzone Geschäftsführer ihre Mediziner gefügig [...] mit Bonusverträgen korrumpieren sie Ärzte [...] sie sparen Personal, für dessen Gehälter die Pauschalen gedacht sind [...] und finanzieren damit auch die Renditeerwartungen der Anteilseigner (privater Träger). [...] Für den Berliner Ärztekammerpräsidenten Günther Jonitz ist klar: ‚Man muss das Gesundheitswesen ganz neu denken und dem hohen ökonomischen Druck ein Ende bereiten'. [...] Ein Vorbild, das Jonitz vorschwebt, ist das System der Berufsgenossenschaften, wie die gesetzliche Unfallversicherung. [...] Das Fazit ist ein Ärzte-Appell ‚Rettet die Medizin', der von vielen Organisationen unterstützt wird und mit folgendem Satz endet: ‚Das Diktat der Ökonomie hat zu einer Enthumanisierung der Medizin an unseren Krankenhäusern wesentlich beigetragen'" (Albrecht, 2019: 35).

Wir empfehlen (zusätzlich) eine breitere ethische Ausrichtung: Die Gesundheitseinrichtungen sollen ihre Organisationen bilanzieren und kontinuierlich weiter entwickeln nach den Werten und erprobten Verfahren der Gemeinwohlökonomie.

8 Orientierung an zukunftsfähigen Werten: ein mehrdimensionales Modell

Der Mensch kann von Natur aus mehr: Kultur

Der Mensch hat sich in seiner Evolutionsgeschichte enorm entwickelt. Dabei sind zunehmend seine kulturellen Potenziale in den Vordergrund getreten. Gerade die moderne Hirnforschung, Verhaltensökonomik und Forschungen zur Epigenetik legen nahe, dass er nicht Sklave seiner tierischen Trieb- bzw. Bedürfnisnatur ist. Allerdings setzen sich diese Erkenntnisse erst langsam durch gegen die permanenten Erfahrungen der gesellschaftlichen Wettbewerbs- und Ego-Treiber.

Ich möchte nur auf drei Bücher der letzten Dekade hinweisen:

- Gerald Hüther (2011), *Was wir sind und was wir sein könnten – Ein neurobiologischer Mutmacher:* „Unser Gehirn ist [...] in viel stärkerem Maß als bisher angenommen ein soziales, kulturell geformtes Konstrukt. [...] Mit den bisherigen linearen und monokausalen Denkmustern und den klassischen naturwissenschaftlichen Beschreibungsformen und -formeln lassen sich derartige, nur ganzheitlich zu begreifende Zusammenhänge nicht mehr erfassen und auch nicht an andere vermitteln" (Hüther, 2011: 187).
- Joachim Bauer (2015), *Selbststeuerung – Die Wiederentdeckung des freien Willens:* „Präfrontale neuronale Netzwerke, deren Aktivierung mit einem bewussten, selbstgesteuerten Leben verbunden ist, haben einen erwiesenen direkten Einfluss auf zahlreiche, ihnen nachgeschaltete biologische Körpersysteme, insbesondere auf das Immunsystem. Dies bedeutet, dass eine bewusste, achtsame und selbstfürsorgliche Haltung per se die immunologische Abwehr und körperlichen Heilkräfte stärkt" (Bauer, 2015: 169).

- Andreas von Westphalen (2019), *Die Wiederentdeckung des Menschen – Warum Egoismus, Gier und Konkurrenz nicht unserer Natur entsprechen:* „Der Mensch ist von Natur aus mit vielen mitmenschlichen Eigenschaften beschenkt worden. Er ist auch mit der Fähigkeit zur positiven Ansteckung seiner Mitmenschen gesegnet: Altruistisches Verhalten erzeugt Altruismus. Kooperatives Verhalten erzeugt Kooperation. Vertrauen erzeugt Vertrauen. […] Wir stehen heute vor der Wahl: […] Oder wir beginnen endlich, die Wirtschaft dergestalt umzubauen, dass sie der Natur des Menschen entspricht und sich der Mensch nicht mehr pervertieren muss, um sich der Natur der Wirtschaft anzupassen" (Westphalen, 2019: 205).

Werte unseres Grundgesetzes als Leitkonzepte kultureller Zukunftsentwicklungen

Als Konsequenz aus den katastrophalen Folgen der letzten Weltkriege hat sich die Bundesrepublik Deutschland 1949 eine freiheitlich-sozial-demokratische Grundordnung in Form des Grundgesetzes gegeben, das aktuell nach 70 Jahren gewürdigt wurde (GG, 2019). Historischer Hintergrund bildet die Werte-Trias der europäischen Aufklärung: Freiheit – Gleichheit – Brüderlichkeit, ergänzt um den Basiswert des Friedens. Will man diese Werte inhaltlich in Beziehung setzen und ordnen, bedarf es eines übergeordneten Modells. Hier hat sich das von uns entwickelte mehrdimensionale *Soziale Raum-Zeit-Kontinuum* als ausbalanciertes Konzept bewährt (Abb. 1).

Das „Soziale Raum-Zeit-Kontinuum" als Modell für Werte

Die in Abb. 1 vorgenommene Einordnung unserer demokratischen Verfassungswerte legt ein Verständnis des zugrundeliegenden zweidimensionalen Werteraumes mit den Achsen *„Nähe-Distanz" und „Dauer-Wechsel"* nahe. Menschen als dreidimensionale Wesen mit einer zusätzlich erlebten Zeit-Dimension können diese drei bis vier (über-)lebensbestimmenden Dimensionen mental erfassen. Die senkrechte *Dauer-Wechsel-Dimension* in Abb. 1 bildet im Wesentlichen den (objektiven und subjektiv erlebten) Zeitstrahl ab: Von der historisch-fakten-basierten Vergangenheit über die stark vergangenheitsdominierten Gegenwart, die sich Moment für Moment einer noch offenen und damit unbestimmten Zukunft hin zu Möglichkeitsräumen (z. B. für humane Visionen und Utopien) öffnet. Die Waagerechte mit den Polaritäten *Nähe-Distanz* hat die mehrdeutige Aufgabe,

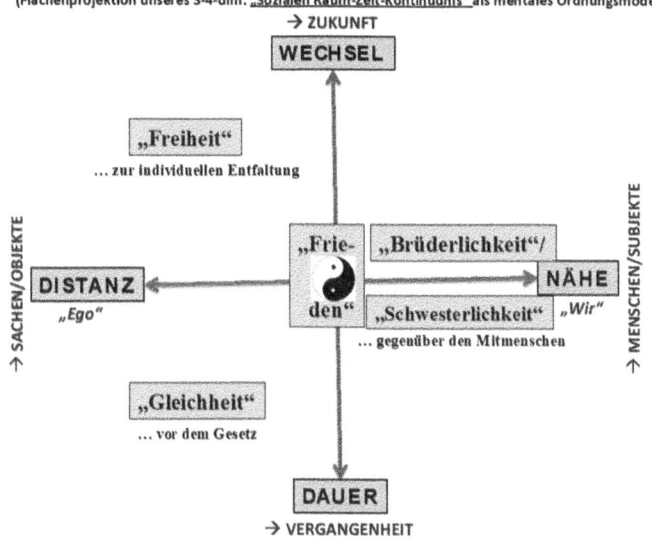

Abb. 1 Das Soziale-Raum-Zeit-Kontinuum. (Eigene Darstellung)

vorrangig die komplexe soziale Realität (in einer eindimensionalen Projektion) abzubilden. Diese Dimension beinhaltet einerseits die erlebte *Nähe* zu anderen Personen (vielleicht gekoppelt an ein entsprechendes *Wir-Gefühl*) und den entsprechenden Gegenpol einer erlebten persönlichen *(Ego-) Abgrenzung und Distanz* zu anderen (vielleicht sogar gepaart mit *Isolations- und Einsamkeitsgefühlen*). Zum anderen spiegelt sich in dieser Dimension auch die *kognitive Subjekt-Objekt-Trennung* unseres wissenschaftlichen Weltverständnisses wider, die dann problematisch wird, wenn diese Trennung auch auf unsere lebendige Umwelt übertragen wird.

Diese kurze Beschreibung macht deutlich, dass auch für dieses Modell gilt, dass die erlebte Realität komplexer ist als ihr (auf zwei Dimensionen reduziertes Raum-) Modell. Nach unseren Erfahrungen als psychologische Organisations-Berater bietet es für viele Menschen eine intuitiv verständliche Orientierungs- und Kommunikationshilfe für soziale Prozesse und persönliche Standortklärungen (siehe z. B. Fittkau et al., 2007, 2009; Schulz von Thun, 1989).

Das vorgeschlagene Modell legt einen geometrisch-mathematischen Hintergrund nahe, oft eine gute Voraussetzung für wissenschaftliche Mess- und Vergleichsprozesse. Das intuitive Verständnis wird allerdings eher durch den tiefen- und persönlichkeits-psychologischen Hintergrund dieses Modells gefördert.

9   Der tiefen- und entwicklungspsychologisch-evolutionäre Hintergrund[1]

Der Neopsychoanalytiker Fritz Riemann hat bereits 1961 die erste Auflage seines Bestsellers „Grundformen der Angst" vorgelegt, der 2019 bereits in der 45. Auflage erschien. Er hat dort auf der Basis seiner therapeutischen Erfahrungen vier Persönlichkeitstypen unterschieden, die die natürlichen menschlichen Ängste psychostrukturell unterschiedlich verarbeiten:

- *Depressive Persönlichkeit: wünscht sich Geborgenheit, Zuneigung, Zärtlichkeit, Liebe, Mitleid, Eingebundenheit, Abhängigkeit, Fürsorge, Hilfsbereitschaft, Friedfertigkeit, …*
  - *Angst vor Eigenständigkeit und Aggression,*
- *Zwanghafte Persönlichkeit: Sehnsucht nach Dauer, Sicherheit, Orientierung, Kontrolle, Ordnung, Pflichtgefühl, Vernunft, Willensstärke, Tradition, …*
  - *Angst vor Veränderungen, Leidenschaft, Vergänglichkeit und dem Tod*
- *Schizoide Persönlichkeit: möchte so unabhängig und autark wie möglich werden, auf niemanden angewiesen sein, niemanden zu brauchen und verpflichtet zu sein, …*
  - *Angst vor Hingabe, Bindung und Selbstverlust*
- *Hysterische Persönlichkeit:* suchen den ‚Zauber des Neuen', persönliche Freiheit und Umfeld-Veränderung, das Risiko, Wunder, Kreativität, …
  - *Angst vor Begrenztheiten, Notwendigkeiten.*

---

[1] Dieses Wertemodell lässt sich auch in nicht psychologischen Zusammenhängen finden zur Charakterisierung werteorientierter Realitätsausschnitte. Interessent*innen können eine solche Überblicksskizze mit Literaturhinweisen zu anderen Herkünften dieses Modells des Sozialen Raum-Zeit-Kontinuums beim Verfasser per Mail abrufen (bernd.fittkau@t-online.de).

Das Riemannsche Persönlichkeits-Modell als Grundlage für das Soziale Raum-Zeit-Kontinuum als Werteraum (Riemann 1975)

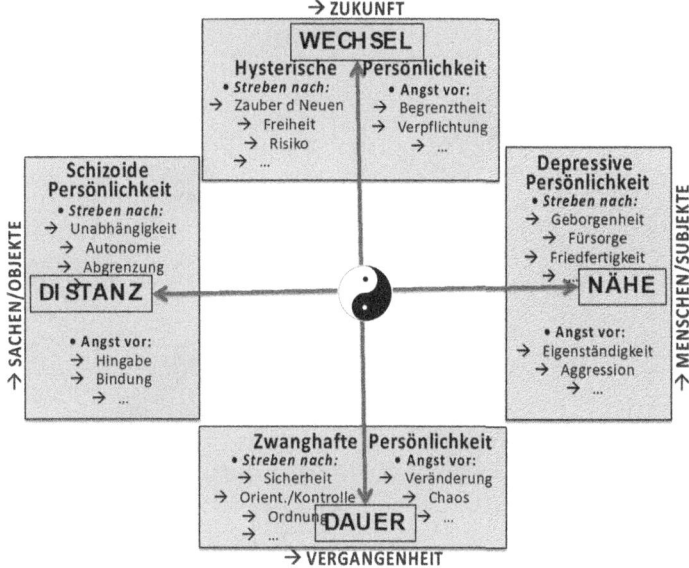

Abb. 2 Das mehrdimensionale Modell für Werte und Bedürfnisse. (Eigene Darstellung)

Alle Menschen durchlaufen verschiedene existenziell prägende Entwicklungs-phasen und kennen deshalb obige Persönlichkeitsmerkmale – mehr oder weniger: 1. die Embryonal-Phase der warmen Geborgenheit im Mutterleib bis zur Geburt (und hoffentlich auch in der Abhängigkeitsphase – als „physiologische Früh-geburt" – nach der Geburt), 2. den Geburtsprozess selbst mit der Erfahrung der Befreiung aus der zunehmenden Enge und das ins Leben geschleudert werden mit der Notwendigkeit der Selbstbeatmung, 3. die Kleinkind-Erfahrung des Wachsens von immer mehr Selbstkontrolle über die Körperfunktionen, 4. schließlich die Phase der zunehmenden existenziellen Autonomie und Individualisierung bis hin zur Pubertät und der möglichen sozialen Loslösung vom der Elternfamilie.

Dieses Persönlichkeitsmodell stellt eine wichtige Grundlage für unseren psycho-sozialen Werteraum dar (Abb. 2).

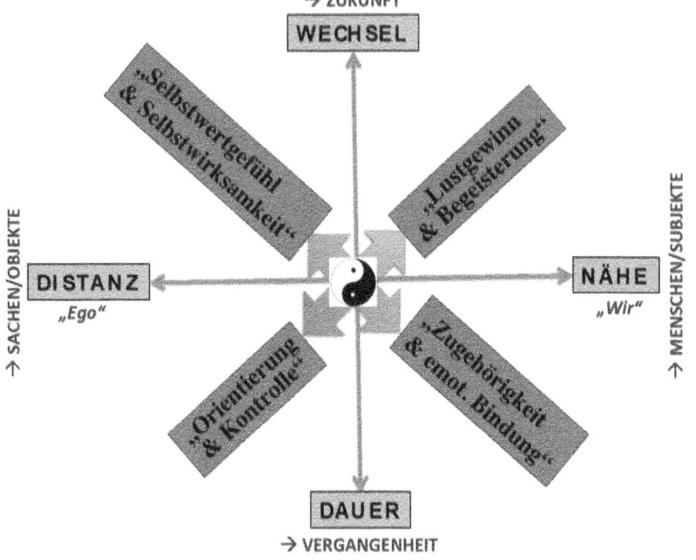

Werte-Balance heilsamer Grundbedürfnisse als Ziel-System von Psychotherapie (nach Grawe 2000)

(Flächenprojektion unseres 3-4-dim. „Sozialen Raum-Zeit-Kontinuums" als mentales Ordnungsmodell)

Abb. 3 Heilsame Grundbedürfnisse von Psychotherapie. (Eigene Darstellung)

Hieraus lassen sich zwanglos die vier vom Psychotherapieforscher Klaus Grawe (2004) definierten heilsamen Grundbedürfnisse des Menschen herleiten, die als balanciertes Ganzes im therapeutischen Prozess (und ggf. auch in der „sprechenden Medizin") berücksichtigt und befriedigt werden sollten (Abb. 3).

10 Unterschiedliche Haltungen und Ausrichtungen in der Medizin

Die Abb. 4 stellt den Versuch dar, die verschiedenen medizinischen Ausrichtungen, die sich in ihrer historischen Entwicklung herausgebildet haben, in ihrem kulturellen Rahmen zu präsentieren. Die vier bebilderten Kulturschwerpunkte und die sechs zugeordneten „Medizinen" können hier nur kurz erläutert werden: Die vier bildhaft und begrifflich symbolisierten Kulturschwerpunkte

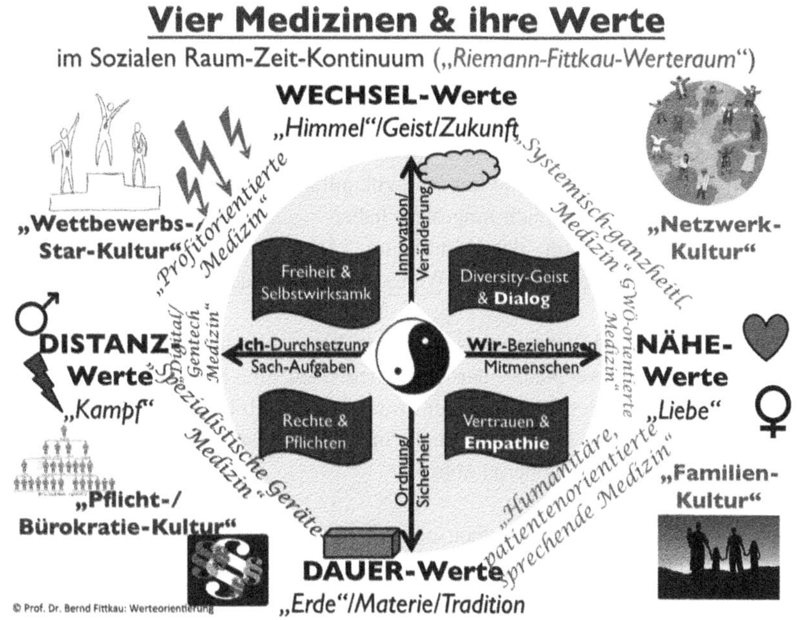

Abb. 4 Medizin und ihre Werte. (Eigene Darstellung)

sind ihrem Sinn gemäß ins Wertesystem eingeordnet: „Familien"-Kultur als Wechselspiel von „Nähe&Dauer", die „Bürokratie"-Kultur als „Dauer&Distanz"-Phänomen, die „Wettbewerbs"-Kultur als „Wechsel&Distanz"-Wirken und die „Netzwerk"-Kultur als „Nähe&Wechsel"-Zusammenspiel. Die Werte selbst wurden durch kulturell gebräuchliche bipolare Begiffs-Metaphern ergänzt: der „Dauer"-Pol durch „Erde"-„Materie"-„Tradition", der „Wechsel"-Pol durch „Himmel"-„Geist"-„Zukunft". Der „Nähe"-Pol durch „Liebe" und das „Weib-lichkeits"-Symbol, der „Distanz"-Pol durch „Kampf" und das „Männlichkeits"-Symbol. Die konfliktsymbolisierenden „Blitze" im Bereich der „Wettbewerbs-/Star-Kultur" weisen hin auf die oben skizzierten problematischen Folgen der zunehmenden Finanzdominanz im Medizinbereich und die entsprechenden Defizite im Gegenpolbereich der „sprechenden Medizin". Auf diesem Hinter-grund lassen sich vier (und mehr) heute beobachtbare „Schwerpunkt-Medizinen" zuordnen: „Profitorientierte"-, „Spezialistische Geräte"-, „Patientenorientierte"-und „Systemisch-ganzheitliche" Medizin mit entsprechend unterschiedlichen Werteorientierungen und Konfliktpotentialen.

Alternativen zu einem finanzdominierten Gesundheitssystem

1 | Reinventing Organizations
Der belgische Organisationsberater Frederic Laloux (2017) hat nach Unternehmen Ausschau gehalten, die humane, zukunftsfähige Formen der Zusammenarbeit schon heute erfolgreich umgesetzt haben – gegen den verbreiteten Trend drastischer Demotivation der Mitarbeiter (Dienst nach Vorschrift, innere Kündigung). Er konnte drei zentrale Wertedimensionen identifizieren:

- Selbstführung und Selbstorganisation (statt Top-down-Hierarchien)
- Ganzheitliche Akzeptanz der Mitarbeitenden mit ihren Stärken und Schwächen (statt des Spielens einer Professionellen Rolle)
- Evolutionäre Sinnorientierung und Sinnsuche (statt Umsetzung zentraler Strategievorgaben von oben) (Abb. 5)

Laloux wurde auch im Gesundheitsbereich fündig. Berühmt geworden ist das niederländische Pflegemodell der Nachbarschaftsbetreuung *Buurtzorg,* das Jos de Blok vor zehn Jahren in die Welt gebracht hat und schon über 60 % der ambulanten Pflegedienstleistungen in Holland übernommen hat – mit besten Ergebnissen: Hohe Zufriedenheit bei den Mitarbeitenden, hohe Zufriedenheit der Betreuten, deutlich geringere Kosten und Bürokratie. Im Bereich der Kliniken hat er die *Heiligenfeld-Kliniken* als Vorbild-Projekt vorgestellt (siehe Beitrag in diesem Band).

2 | Gemeinwohlökonomie
„Die gesamte wirtschaftliche Tätigkeit dient dem Gemeinwohl" heißt es im Art. 151 der Bayrischen Verfassung (siehe dort vierter Haupteil). Die noch junge Bewegung der Gemeinwohlökonomie bemüht sich, neben obigen Verfassungswerten diesen wirtschaftsbezogenen Verfassungswert „Gemeinwohl" (als „gutes Leben für alle") im Bereich von Wirtschaft und Gesellschaft praktisch zu realisieren (vgl. Felber, 2012). Dazu wurde von Pionier-Unternehmerinnen bzw. Pionier-Unternehmern ein ethisches Bilanzierungsverfahren zur Messung des Gemeinwohls entworfen, weiter entwickelt und erprobt – aktuell in Form der Matrix 5.0 mit ihren 20 Feldern (siehe die folgende Wertezuordnung und ausführlich im Beitrag von Janssen-Orth in diesem Band). Ein großer Verdienst der Gemeinwohlökonomie besteht darin, diesen verfassungs-

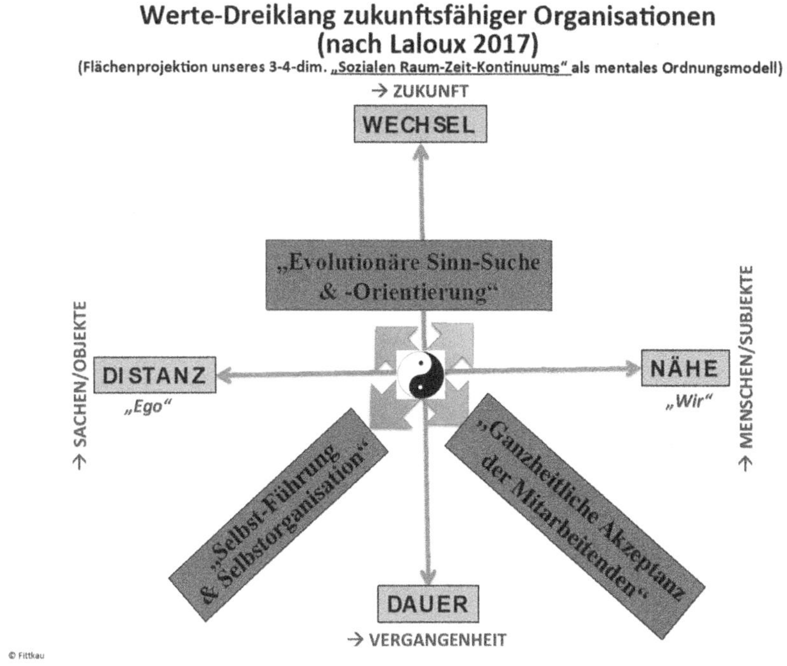

Werte-Dreiklang zukunftsfähiger Organisationen (nach Laloux 2017)

(Flächenprojektion unseres 3-4-dim. „Sozialen Raum-Zeit-Kontinuums" als mentales Ordnungsmodell)

Abb. 5 Werte zukunftsfähiger Organisationen. (Eigene Darstellung)

begründenden Werte-Vierklang messbar und damit vergleichbar gemacht zu haben mit globaler Ausrichtung und Fokus auf den Abbau der lebens- und gesundheitsbedrohenden Krisen: Klimawandel („Ökologische Nachhaltigkeit"), Arm-Reich-Kluft („Soziale Gerechtigkeit"), diktatorische Systeme („Demokratische Mitbeteiligung"), Menschenrechtsverletzungen („Menschenwürde"). Hier ist noch viel empirische Forschungsarbeit nötig, um den Beitrag einschätzen zu können, den die einzelnen Werte und ihr Zusammenspiel für das wichtige Gemeinwohl-Kriterium der „Gesundheit" leisten (Abb. 6).

Gerade für den Bereich des Gesundheitswesens, in dem es um das Wohlergehen des Einzelnen und der Gemeinschaft geht, scheint eine solche ethisch orientierte Wirtschaftsweise adäquat und zielführend. Damit kann die angeführte massive Kritik an der herrschenden finanzgetriebenen (Gesundheits-)Wirtschaft angemessen und konstruktiv begegnet werden.

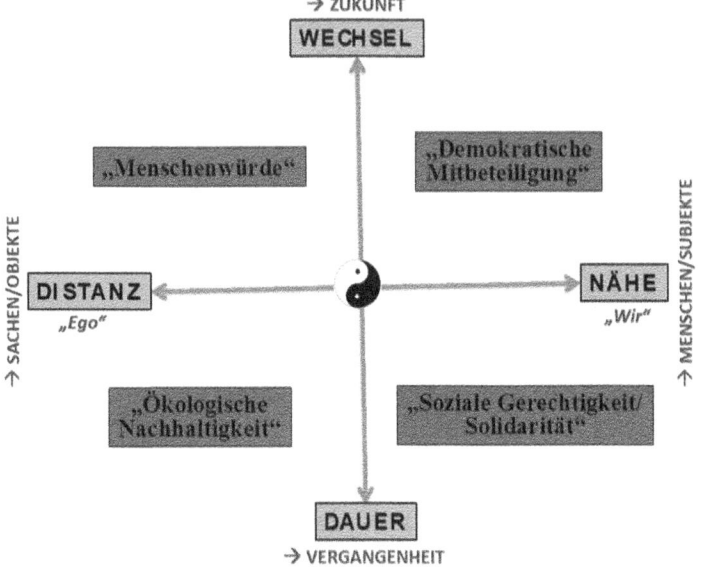

Werte-Balance-System der Gemeinwohl-Ökonomie

(Flächenprojektion unseres 3-4-dim. „Sozialen Raum-Zeit-Kontinuums" als mentales Ordnungsmodell)

Abb. 6 Das Werte-Balance-System der Gemeinwohlökonomie. (Eigene Darstellung)

11 Vierdimensionales Nachhaltigkeitsmodell zur Priorisierung von Wertemustern

Zusätzlich zur Ordnung von Werten mithilfe des vorgeschlagenen *Sozialen Raum-Zeit-Kontinuums* ist es oft nützlich, diese Werte nach ihrer aktuellen Bedeutsamkeit zu priorisieren. Dazu eignet sich das folgende vierdimensionale Nachhaltigkeitsmodell recht gut, das die wichtigen gesellschaftlichen Räume als Kreismengen zueinander in Beziehung setzt (Abb. 7). Konkretisierend wird hier das Modell auf die vier Werte der Gemeinwohlökonomie bezogen. Es ist eines der von uns vorgeschlagenen Modelle zur „Mentalen Nachhaltigkeit" (Fittkau & Koch, 2020).

Ein weiteres Priorisierungsmodell stellen die globalen 17 Nachhaltigkeitsziele (Sustainable Development Goals [SDG]) der Vereinten Nationen (UNO) dar, die weltweit als *Agenda 2030* politisch verabschiedet wurden. Diese können

Werte-Priorisierungs-Modell

Die 4 Dimensionen der Nachhaltigkeit

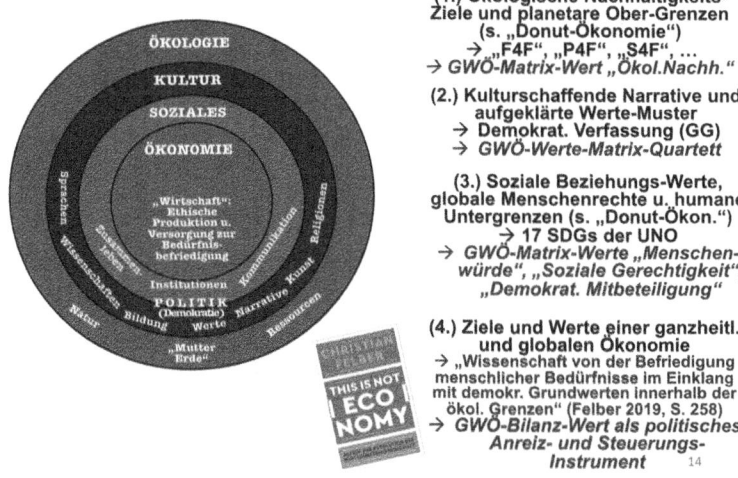

(1.) Ökologische Nachhaltigkeits-Ziele und planetare Ober-Grenzen (s. „Donut-Ökonomie")
→ „F4F", „P4F", „S4F", …
→ GWÖ-Matrix-Wert „Ökol.Nachh."

(2.) Kulturschaffende Narrative und aufgeklärte Werte-Muster
→ Demokrat. Verfassung (GG)
→ GWÖ-Werte-Matrix-Quartett

(3.) Soziale Beziehungs-Werte, globale Menschenrechte u. humane Untergrenzen (s. „Donut-Ökon.")
→ 17 SDGs der UNO
→ GWÖ-Matrix-Werte „Menschen-würde", „Soziale Gerechtigkeit", „Demokrat. Mitbeteiligung"

(4.) Ziele und Werte einer ganzheitl. und globalen Ökonomie
→ „Wissenschaft von der Befriedigung menschlicher Bedürfnisse im Einklang mit demokr. Grundwerten innerhalb der ökol. Grenzen" (Felber 2019, S. 258)
→ GWÖ-Bilanz-Wert als politisches Anreiz- und Steuerungs-Instrument 14

Abb. 7 Das Werte-Priorisierungs-Modell zur Nachhaltigkeit. (Eigene Darstellung)

hier aus Umfangsgründen nicht weiter ausgeführt werden, obwohl das Ziel 3 (mit 13 Unterzielen) „Gesundheit und Wohlergehen für alle" unser Thema direkt fokussiert (s. https://www.alumniportal-deutschland.org/global-goals/sdg-03-gesundheit/). Die 17 Nachhaltigkeitsziele sind in hohem Maße kompatibel mit den vier komplexen und zukunftsorientierten Wertemustern der Gemeinwohlökonomie (vgl. Kasper & Hofielen, 2019; https://bayern.ecogood.org/neu-erschienen-leitfaden-punkten-fuer-das-gemeinwohl-und-die-sdgs/).

Literatur

Albrecht, B. (2019). Krank. In: Stern 05.09.2019, 24–35.
Bauer, J. (2015). *Selbststeuerung – Die Wiederentdeckung des freien Willens*. Blessing.
Bauer, J. (2019). *Wie wir werden, wer wir sind: Die Entstehung des menschlichen Selbst durch Resonanz*. Blessing.

Binswanger, M. (2019). Das System funktioniert nur, wenn wir weiter wachsen. Interview in brand eins 9, 46–52.

Buffett, W. (2006). Interview. https://beruhmte-zitate.de/zitate/126606-warren-buffett-es-herrscht-klassenkrieg-richtig-aber-es-ist-mei/.

Bundeszentrale für gesundheitliche Aufklärung. (2018). E-Book „Leitbegriffe der Gesundheitsförderung und Prävention". https://www.leitbegriffe.bzga.de/fileadmin/user_upload/leitbegriffe/e-Books/E-Book_Leitbegriffe_2018_03_LV-k.pdf.

Deutsche Gesellschaft für Kardiologie. (2019). Gesundheitsrisiken durch Klimawandel. https://www.derstandard.de/story/2000108966719/klimawandel-ist-groesseres-gesundheitsrisiko-als-rauchen.

Felber, C. (2012). Gemeinwohl-Ökonomie – Eine demokratische Alternative wächst. Deuticke. www.ecogood.org.

Felber, C. (2019). *This is not Economy – Aufruf zur Revolution der Wirtschaftswissenschaft.* Deuticke.

Fittkau, B., & Koch, G. (2020). „Mental Sustainability": Four process models. Introducing new patterns of Language and Thought for a sustainable world. Im Manuskript für den 1. Kongress-Band der Wissenschaft und Forschung für die Gemeinwohlökonomie 2019.

Fittkau, B., Geus, T., & Weber, M. (2007). Die weichen Faktoren der Führung I: Vertrauen und Kommunikation. mtt-Werkstattberichte 3.

Fittkau, B., Geus, T., & Weber, M. (2009). Die weichen Faktoren der Führung II: Team-Entwicklung und Eigenentwicklung. mtt-Werkstattberichte 4.

Gabriel, M. (2019). Grundlagen der Ethik aus philosophischer Sicht. https://www.youtube.com/watch?v=TLA3T3eylyc. Zugegriffen: 16. Nov. 2020.

Gabriel, M. (2020). Warum es zum Glück keine europäischen Werte gibt. https://www.youtube.com/watch?v=IMQq12ZWe7Q. Zugegriffen: 16. Nov. 2020.

Göpel, M. (2020). *Unsere Welt neu denken.* Ullstein.

Grawe, K. (2004). *Neuropsychotherapie.* Hogrefe.

Grundgesetzt [GG]. (2019). Das Grundgesetz als Magazin. dasgrundgesetz.de. Zugegriffen: 16. Nov. 2020.

Harari, Y. N. (2019). Ist künstliche Intelligenz autoritär, Herr Harari? Interview in Futurzwei 7/2019.

Hüther, G. (2011). *Was wir sind und was wir sein könnten – Ein neurobiologischer Mutmacher.* Fischer.

Kasper, M., & Hofielen, G. (2019). *Punkten für das Gemeinwohl und die SDGs.* Humanistic Management Practices.

Laloux, F. (2017). *Reinventing Organizations – Ein illustrierter Leitfaden sinnstiftender Formen der Zusammenarbeit.* Vahlen.

Metzinger, T. (2015). *Der EGO-Tunnel – Eine neue Philosophie des Selbst: Von der Hirnforschung zur Bewusstseinsethik.* Piper.

Ottawa-Charta zur Gesundheitsförderung. (1986). https://www.euro.who.int/__data/assets/pdf_file/0006/129534/Ottawa_Charter_G.pdf.

Rahbar, G. (2010). Die vier Prinzipien ethischen Handelns in der Medizin. https://ethica-rationalis.org/die-vier-prinzipien-ethischen-handelns-in-der-medizin/.

Rohac, M. (2018). Deklaration von Genf – Hippokrates und das ärztliche Gelöbnis. In: Österreichische Ärztezeitung 5. https://www.aerztezeitung.at/archiv/oeaez-2018/oeaez-5-10032018/deklaration-von-genf-hippokrates-und-das-aerztliche-geloebnis.html.

Rosa, H. (2019). *Resonanz – Eine Soziologie der Weltbeziehung.* Suhrkamp.

Schulz von Thun, F. (1989). *Miteinander reden 2 – Stile, Werte und Persönlichkeitsentwicklung.* Rowohlt.

Thich Nhat Hanh. (2020). *Zum Leben erwachen.* Pattloch.

Thunberg, G. (2019). Wie könnt ihr es wagen!-„Wutrede". https://kontrast.at/greta-thunberg-klimagipfel-rede-ganz/.

Welzer, H. (2019). Künstliche Dummheit. *Futurzwei, 7,* 3–10.

Westphalen, A. v. (2019). *Die Wiederentdeckung des Menschen – Warum Egoismus, Gier und Konkurrenz nicht unserer Natur entsprechen.* Westend.

Die Heiligenfeld Kliniken – ein lebendiges und werteorientiertes Unternehmen

Joachim Galuska

Die Heiligenfeld Kliniken entwickelten sich seit 1990 von einer kleinen psychosomatischen Rehabilitationsklinik zu einer Unternehmensgruppe mit vorwiegend psychosomatischen Kliniken, einer Akademie mit Seminaren, Fortbildungen und jährlichen großen Kongressen, diversen Netzwerken, Stiftungen und weiterer kleineren regionalen Unternehmungen. Den Kern bilden die psychosomatischen Kliniken mit ihren ganzheitlichen Behandlungskonzepten. Die Ursprungsvision einer menschlichen, ganzheitlichen und spirituell verankerten psychosomatischen Medizin wurde im Laufe der Jahrzehnte kontinuierlich zu einem in seiner Vielfalt lebendigen Unternehmen weiterentwickelt. Im Zentrum steht die Bejahung des Lebens und der Lebensorientierung, die sich sowohl in den Kernwerten, als auch in den unterschiedlichen Dimensionen und Perspektiven eines Unternehmens ausdrückt. Heiligenfeld selbst als Ganzes wird verstanden als ein Ausdruck des Lebens. Zu seinen wesentlichen Werten gehören Lebendigkeit, Liebe zum Leben, Ehrfurcht vor dem Leben, Lebensfreude, Entfaltung des Lebens und schöpferische Kreativität. Heiligenfeld selbst versteht sich als lebendiges Unternehmen, das versucht, sich in vielfältiger Weise – wie das Leben selbst – zu organisieren. Es organisiert die Verhaltensweisen der Einzelnen, ihre Kommunikation, die Strukturen der Führung und seine selbstregulativen Prozesse. Es schafft eine lebendige Unternehmenskultur der gegenseitigen Unterstützung, Inspiration und Kooperation, die eine bewusste Teilhabe am größeren Ganzen ermöglicht und auf diese Weise jedem Einzelnen einen Sinn und eine Orientierung gibt. Es betrachtet sich als Teil seiner Mitwelt, sowohl

J. Galuska (✉)
Heiligenfeld Kliniken, Bad Kissingen, Deutschland
E-Mail: galuska@heiligenfeld.de; info@joachim-galuska.de

© Springer Fachmedien Wiesbaden GmbH, ein Teil von Springer Nature 2022
T. Rosenthal und B. Fittkau (Hrsg.), *Gemeinwohlökonomie im Gesundheitswesen,* Forum Gesundheitsmanagement,
https://doi.org/10.1007/978-3-658-37555-3_4

seiner sozialen und gesellschaftlichen Teilhabe, als auch der Zugehörigkeit zur umfassenden Natur.

Ein lebendiges Unternehmen folgt keinem definierten und fixierten Konzept, etwa einer betriebswirtschaftlichen Konstruktion oder einer Management-theorie, sondern es entfaltet sich aus sich selbst heraus. Es ist somit auf eine gewisse Weise ein eigenes lebendiges Wesen, ein sozialer Organismus aus all den Akteuren, die in ihm oder mit ihm wirken und arbeiten. Insofern entzieht es sich wie jedes lebendige Wesen einer vollständigen Erfassung oder einer abschließenden Konstruktion. In ihm lebt die Vielfalt von Ideen, Visionen und Konzepten, die das Leben hervorbringt und die an fundamentalen Werten und Prinzipien orientiert sind. Im Folgenden werden einige dieser wertebasierten Perspektiven beschrieben. Die Beschreibungen sollen beispielhaft verstanden werden und besitzen keinen Anspruch auf Vollständigkeit, denn das Leben und damit auch ein lebendiges Unternehmen können wir vielleicht als Ganzes erspüren, aber nur perspektivisch oder facettenartig beschreiben (vgl. Heiligen-feld GmbH, 2015).

1 Eine lebendige stationäre psychosomatische Medizin und Psychotherapie

Wesentlich für eine stationäre psychosomatische Behandlung ist ihre Komplexi-tät. Die Wirkung beruht nicht primär auf einer einzelnen Therapie, sondern auf dem Zusammenspiel aller Behandlungen – dem Behandlungsfeld. Das Wort „Heiligenfeld" im Sinne eines Feldes des Heilens bietet bereits einige Assoziationen. Das therapeutische Konzept betont die Lebensorientierung und Lebensbejahung. Es fördert die Fähigkeit, das Leben anzunehmen, zu spüren wie es gerade ist, inmitten des eigenen Lebens aufzuwachen und zu lernen, das Leben bewusst und aktiv zu gestalten. Die eigene Lebendigkeit zu finden und das eigene Leben leben zu lernen, sind wesentliche Ziele der Therapie. Sie drücken sich aus in den folgenden fünf Prinzipien und Ausrichtungen, die in der therapeutischen Arbeit verwirklicht werden:

- **Lebensführung.** Es geht darum zu lernen, in Selbstbestimmung über das eigene Leben sich selbst zu führen, zu steuern, zu verwirklichen, zu erfüllen und zu gestalten. Dieses Prinzip basiert auf der evolutionären Dynamik der Individualisierung. Das Leben der verschiedenen Arten und des Menschen individualisiert sich als Einzelwesen, dem das Leben geschenkt ist und das in seiner innersten Tiefe eine vollkommene Freiheit für die Entfaltung des eigenen Lebens besitzt. Im therapeutischen Konzept ist dies repräsentiert durch Selbststeuerung und Selbstführung, kreative Lebensgestaltung, Coaching, Transferunterstützung und Integration ins Leben. Die Ausrichtung ist die der Patientenorientierung, die sich in Entscheidungs- und Wahlrechten sowie Kundenorientierung ausdrückt.

- **Beziehungsgestaltung.** Dies bedeutet, fähig zu sein zu Bezogenheit, zur Offenheit für die Mitmenschen, zur Kommunikation und Regulation von Beziehungen und zur Teilhabe an Beziehungen und Gemeinschaften, denen man vertraut und von denen man sich führen lässt. Dieses Prinzip basiert auf der grundsätzlichen Verbundenheit als Merkmal der Evolution, das im Bereich des Lebens eine grundsätzliche Verbundenheit mit allem Leben und insbesondere der Gemeinschaft der eigenen Art in sich trägt. Die Teilhabe am Feld von Beziehungen wie Partnerschaft, Familie, Arbeitswelt, Freundschaft und Gesellschaft ist eine zur Individualisierung gleichwertige und gleichzeitig zu entfaltende Perspektive. Im therapeutischen Konzept äußert sich dies in der Gruppentherapie und der Gruppenorientierung der Therapien, in Veranstaltungen des Lernens und Erfahrens von Gemeinschaft wie Patientenversammlung, Forum, Plenum oder Selbsthilfegruppen. Es geht auch um das Bewusstwerden der Beziehungsdimension und das Erlernen von Kommunikation, sozialer Kompetenz und sozialem Engagement. Die Ausrichtung geschieht auf die Entwicklung und Entfaltung der therapeutischen Kultur.
- **Bewusstseinsentwicklung.** Bewusstseinsentwicklung basiert auf dem Erwachen, dem Bewusstwerden für die Art und Weise des eigenen Erlebens und Verhaltens. Im Zentrum steht die Entwicklung der Bewusstheit, der Achtsamkeit, die Fähigkeit, sich, Beziehungen und andere zu beobachten, das eigene Bewusstsein weiterzuentwickeln und zu gestalten. Dieses Prinzip basiert auf dem Bewusstsein als evolutionäre Eigenschaft des Menschseins. Das zunehmende Erwachen der Menschheit im Sinne der Selbstreflexion, der Bewusstheit und der spirituellen Weiterentwicklung des Bewusstseins eröffnet die Möglichkeit, diesen Prozess aktiv zu gestalten und weiterzuentwickeln (Galuska, 2014) Im therapeutischen Konzept äußert sich dies in der Achtsamkeitsübung, in Meditationen, im Umgang mit Spiritualität, in der tiefenpsychologischen Psychotherapie und in einer Fülle von Elementen des Innehaltens und Gewahrwerdens für die jeweilige Situation. Die Ausrichtung erfolgt auf eine Kultur der Bewusstheit und Achtsamkeit und der Aktivierung von Spiritualität und Bewusstsein in einer beseelten Therapie und Medizin.
- **Gesundheit.** Gesundheit ist ein körperliches, seelisches, geistiges und soziales Wohlbefinden und Funktionieren. Es ermöglicht ein Leben in Glück und

Frieden, Wellness und Fitness, Sinnempfinden und geistiger Klarheit. Gesundheit ist ein Grundmerkmal des funktionierenden und gelingenden Lebens, das seine Ressourcen nutzen und sich selbst balancieren kann. Im therapeutischen Konzept wird dies verwirklicht durch Gesundheitsbildung, Gesundheitsvorträge, Gesundheitsmanagement, kreative und nährende Therapien. Es ist die grundsätzliche Ausrichtung auf das nährende, kräftigende und heilende Therapiefeld.

- **Heilung.** Komplementär zur dissoziierenden, desintegrierenden, störungsbezogenen Dynamik des Lebens besitzt dieses inhärent integrierende und heilende Strukturen und Dynamiken. Krankheitsbewältigung kann geschehen durch eine fundamentale Förderung von Heilungsprozessen und durch die unmittelbare, auf die Störung und die Krankheit gerichtete spezifische Behandlung. Heilung verändert nicht nur kranke und gestörte Funktionen, sondern kann auch erlebt werden als berührender, wiederverbindender oder gesundender Prozess. In der therapeutischen Arbeit drückt sich dies aus durch störungsspezifische Behandlungsmaßnahmen zu den unterschiedlichen Krankheitsbildern wie Beratung, Training, Übung, Medikation sowie spezifische Umstrukturierung durch psychotherapeutische Einzel- und Gruppenarbeit. Dies wird unterstützt durch evidenzbasierte Leitlinien und Behandlungspfade. Die Ausrichtung ist die einer Bewältigung und Behandlung von Störungen und Krankheiten.

2   Lebendige Unternehmenskultur

Die Heiligenfeld Kliniken besitzen selbstverständlich eine Fülle von Managementstrukturen und -prozessen, die den Alltag organisieren. Alle Bereiche werden durch ein eigen entwickeltes integriertes Managementsystem beschrieben, das aus führenden und regulierenden Prozessen, internen Leistungsprozessen und externen Leistungsprozessen besteht. Die Kliniken sind umfassend zertifiziert im Qualitätsmanagement, Ernährungsgüte, Kundenmanagement und erhielten vielfache Auszeichnungen als Arbeitgeber und als Unternehmen. Auch die komplexen Behandlungsprozesse werden organisiert und unterstützt durch klinikinterne Leitlinien und computergestützte Behandlungspfade (vgl. Heiligenfeld GmbH, 2015).

Doch eine immer umfassendere Entwicklung der Strukturen und Prozesse macht ein Unternehmen zunehmend bürokratisch. Vieles wird dann nicht mehr hinterfragt und man stützt sich nur noch auf Kennzahlen und Regeln, was die weitere Unternehmensentwicklung begrenzt. In der Untersuchung erfolgreicher

Reifegradentwicklung

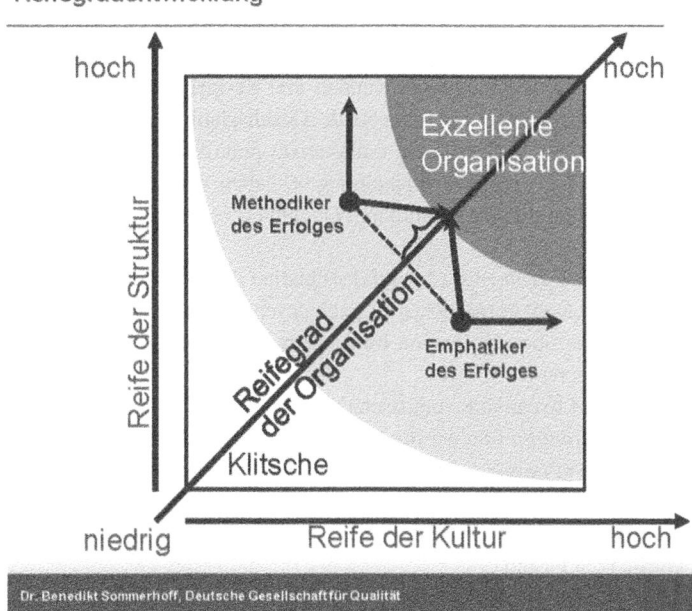

Abb. 1 Reifegradendwicklung (Sommerhoff, 2013: 21)

Unternehmen, die eine gewisse Vorreiterfunktion besitzen, spricht man inzwischen vom Reifegrad einer Organisation. Und dieser Reifegrad eines Unternehmens hängt nicht nur von der Reife seiner Strukturen und Prozesse ab, sondern vor allem auch von der Reife der Unternehmenskultur.

Benedikt Sommerhoff (2013), Mitarbeiter der Deutschen Gesellschaft für Qualität, hat daher ein Modell entwickelt, in dem er sichtbar macht, dass sich auf dem Weg von der *Klitsche* zur *exzellenten Organisation* sich sowohl eine hohe Reife der Struktur als auch eine hohe Reife der Kultur entwickeln muss (Abb. 1):

Die Unternehmenskultur ist im eigentlichen Sinne die *Identität* eines Unternehmens, sein Selbstverständnis, das Konzept, das wir von uns selbst haben. Es beinhaltet die Vorstellungen, *wer wir* sind, *was wir* gemeinsam tun und *wie wir* es miteinander und gegenüber den Kunden tun.

Die Unternehmenskultur dient den grundlegenden Prinzipien und Werten eines Unternehmens und seiner Unternehmensphilosophie. Sie ist so etwas wie der gemeinsame Geist oder auch die Seele eines Unternehmens. Sie zeigt sich vor

allem im Kontakt, im Umgang miteinander und der Ausstrahlung der Führungskräfte und Mitarbeiterinnen bzw. Mitarbeiter einer Organisation. Sie macht letztendlich ein Unternehmen einzigartig. Und wenn sie authentisch gelebt wird, ist
sie auch für seine Kundinnen bzw. Kunden und Kooperationspartnerinnen bzw.
Kooperationspartner sowie die umgebende Gesellschaft authentisch und damit
auch attraktiv. Da es bisher wenig umfassende praktisch anwendbare Modelle
zur Entwicklung der Unternehmenskultur gibt, haben wir für uns einmal sieben
Prinzipien formuliert und mit erfahrbaren Qualitäten verbunden:

- *Kooperation und Teamgeist* (die auf der Qualität der Verbundenheit basieren)
- *Gesundheit* (sowohl körperlicher als auch psychosozialer Art)
- *Inspiration* (die über Motivation hinausgeht und auf einer beseelten Haltung
  zur Arbeit basiert)
- *Innovation* (die Kreativität voraussetzt)
- *Sinn und Spiritualität* (die wir durch die Betonung von Achtsamkeit angehen)
- *Entwicklung und Lernen* (die auf individuelles Wachstum und organisationales
  Lernen ausgerichtet sind)
- *Führungskunst* (die über Management weit hinausgeht und auf einer Ver-
  antwortlichkeit basiert)

Für jedes dieser Prinzipien haben wir umfassende Programme, die den
klassischen Managementinstrumenten entsprechen – und darüber hinaus
einzelne Aktivitäten implementiert, die kaum etwas kosten, die Unternehmenskultur jedoch erst richtig lebendig sein lassen. Letztendlich besteht die Unternehmenskultur darin, dass für die innerste Vision eines Unternehmens, für seinen
besonderen Wert eine beständige Aufmerksamkeit besteht. Und dies erfordert
einen lebendigen Austausch untereinander und kontinuierliche Gespräche miteinander.

3   Werteorientierung

Ein lebendiges Unternehmen basiert im Kern auf den fundamentalen Lebens-
werten. Grundsätzlich besitzen Werte zwei Dimensionen:

- eine *subjektive Eigenschaft,* die geschätzt, wertgeschätzt, erstrebt wird – der
  subjektive Wert;

- eine *objektive Eigenschaft*, die die Begründung für eine gerechtfertigte Schätzung ergibt – der objektive Wert, der sich schließlich in einen Zahlenwert, einem Messwert oder einem Marktwert ausdrückt.

Werte werden empfunden und gespürt. Sie leiten unser Handeln bewusst oder unbewusst. Sie geben uns Orientierung. Im wirtschaftlichen Sektor prägen sie die Unternehmensphilosophie, das auf den vorherrschenden Werten und grundlegenden Prinzipien für das wirtschaftliche Handeln des Unternehmens beruht.

Das betriebswirtschaftliche Paradigma (beispielsweise einer börsennotierten Aktiengesellschaft) folgt primär dem Shareholder-Value, d. h. das gesamte wirtschaftliche Handeln ist der finanziellen Wertsteigerung der Investoren verpflichtet. Das Ziel ist die Maximierung der Kapitalrendite, egal in welcher Branche und mit welchem Inhalt es tätig ist. Mitarbeiterinnen und Mitarbeiter sind primär Kosten- und Produktionsmittel, die gesellschaftliche Kultur ist ein Absatzmarkt und die anderen Unternehmen sind Wettbewerber. In den letzten Jahren hat vor allem Peter Spiegel mit Muhammad Yunus, dem Friedensnobelpreisträger und Begründer der Grameen Bank, die Mikrokredite ausgibt, die Idee eines Social Business bekannt gemacht (vgl. Spiegel, 2012; Yunus, 2011).

Darunter versteht man den Einsatz des wirtschaftlichen Instrumentariums eines Unternehmens zur Lösung sozialer Probleme. Entsprechende Unternehmen sind primär an sozialen Werten orientiert, nicht auf maximale finanzielle Profitabilität ausgerichtet, sondern setzen jegliche Profite wieder für soziale Projekte oder Aktivitäten ein. Der Anreiz zur Kosteneffizienz liegt darin, weitere Möglichkeiten für ein Social Business zu erarbeiten. Ein Social Business ist eigentlich eine soziale Aktivität mit Hilfe unternehmerischen Handelns. Für die Akteure liegt der Wert in ihrer Sinnerfüllung, ansonsten in der Verbesserung der Lebensbedingungen von benachteiligten sozialen Gruppen. Zwischen Shareholder-Value betriebenen Unternehmen und dem Social Business befindet sich das soziale Unternehmertum oftmals in der Form von Familienunternehmen. Die von diesen verfolgten Werte sind heterogener, die Schwerpunkte sind unterschiedlich gelagert. Manche betonen den wirtschaftlichen Erfolg mehr langfristiger oder auch kurzfristiger Art, andere prägt eine Fürsorge für ihre Mitarbeiterinnen bzw. Mitarbeiter und dauerhafte stabile Arbeitsplätze, wiederum andere engagieren sich in ihrer Region oder in Sozialprojekten. Die genaue Mischung hängt vor allem von den Wertesystemen und den Persönlichkeiten die jeweiligen Unternehmerinnen bzw. der jeweiligen Unternehmer ab (Abb. 2). Neben sozialen Werten können soziale Unternehmen natürlich auch ökologische Werte verfolgen.

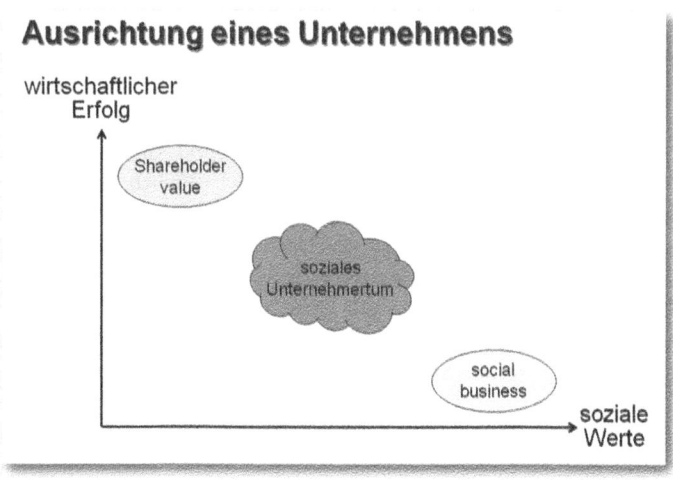

Abb. 2 Ausrichtung eines Unternehmens. (Eigene Darstellung)

Unternehmen besitzen heutzutage unterschiedliche Unternehmensphilo-sophien, denen sie folgen. Ihre Leistungen werden durch sie geprägt und letzt-endlich auch ihre Marke durch die Unternehmensphilosophie bestimmt. Wenn eine Marke lediglich durch oberflächliche Marketingbotschaften aufgeladen wird, wirkt sie letztendlich hohl oder verlogen. Kunden beachten dies zunehmend, denn ihnen wird die Authentizität einer Marke immer wichtiger: Erfüllt die Marke das, was sie vorgibt zu sein? Kundinnen bzw. Kunden wählen zunehmend ein Produkt oder eine Dienstleistung nicht mehr nur noch nach Preis und Qualität aus, sondern auch danach, wie viel ökologische Verantwortung es übernimmt, wie es mit seinen Mitarbeiterinnen bzw. Mitarbeiter umgeht und wie viel soziales Engagement es zeigt. Neben einem Preis- und Qualitätswettbewerb werden wir zunehmend in einen Wettbewerb der Unternehmensphilosophien eintreten, bei dem die Authentizität der vertretenen Werte eine besondere Rolle spielen wird. Die Unternehmen werden aufzeigen, auf welche Werte sie besonders viel Wert legen und welche Werte in ihrem Produkt oder in ihrer Dienstleistung besonders stark zum Ausdruck kommen. Sei es der Preis, sei es die funktionale Qualität, die soziale oder ökologisch verantwortliche Produktionsweise, die kundenorientierte oder mitmenschliche Leistung und vielleicht auch das gesellschaftliche oder spirituelle Engagement eines Unternehmens.

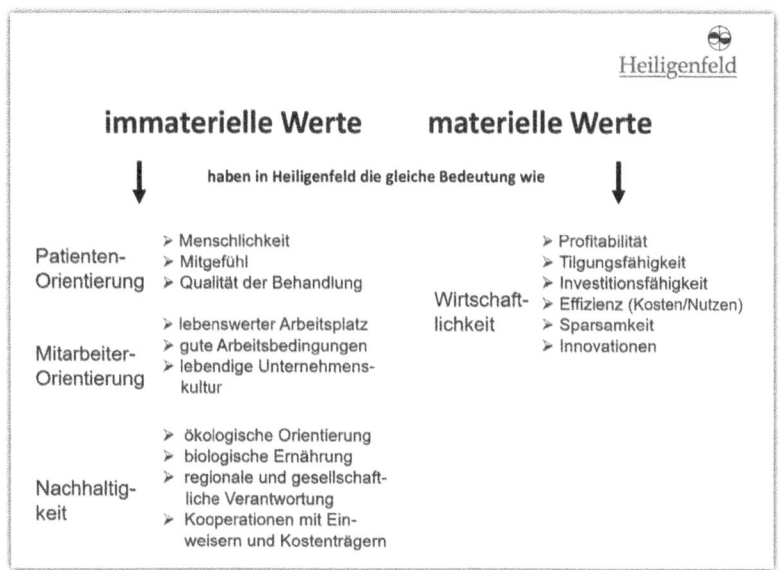

Abb. 3 Immaterielle und materielle Werte. (Eigene Darstellung)

In der Heiligenfelder Unternehmensphilosophie haben wir daher formuliert, dass immaterielle Werte die gleiche Bedeutung haben wie materielle Werte. Auf der immateriellen Seite beziehen sich patientenbezogene Werte auf Menschlichkeit, Mitgefühl, Zufriedenheit der Patientinnen und Patienten sowie eine hohe Behandlungsqualität. Mitarbeiterinnenbezogene bzw. mitarbeiterbezogene Werte beziehen sich auf lebenswerte Arbeitsplätze, gute Arbeitsbedingungen, Gesundheit der Mitarbeiterinnen und Mitarbeiter, soziale Kompetenz und eine lebendige Unternehmenskultur. Auf Nachhaltigkeit bezogene Werte beziehen sich auf eine ökologische Orientierung, eine biologische Ernährung, auf eine regionale und gesellschaftliche Verantwortung und gute Zusammenarbeit mit den Kooperationspartnerinnen bzw. Kooperationspartner. Die wirtschaftlichen Werte sind klassischerweise Profitabilität, Tilgungsfähigkeit, Investitionsfähigkeit, Effizienz, Sparsamkeit und Innovationsfähigkeit (Abb. 3).[1]

---

[1] Damit dieser Werteraum auch zukünftig aktualisiert und weiter entwickelt wird, haben wir beschlossen, eine Gemeinwohlbilanz nach der Matrix 5.0 der Gemeinwohlökonomie zu erstellen (vgl. Felber, 2012).

4   Essenzen

Werte müssen verstanden und gelebt werden. Dies ist nur möglich durch kontinuierlichen Austausch, durch ein reales Gespräch. Ab dem Jahr 2010 wurden in Klein- und Großgruppen Kernprinzipien erarbeitet, die den Fragen folgten: Was ist eigentlich das Wesentliche in Heiligenfeld, das Besondere, das Einzigartige? Was macht uns aus, was sind unsere wesentlichen Werte? Und wie sieht es aus in Bezug auf das Unternehmen, die Mitarbeiterinnen bzw. Mitarbeiter, die Patientinnen bzw. die Patienten, die Öffentlichkeit? Daraus entstanden wesentliche Werte und Prinzipien, die *Essenzen* genannt wurden und die seitdem das Leitbild des Unternehmens ersetzen. In diesem Entwicklungsprozess wurde klar, dass im Zentrum der inneren Orientierung das Leben selbst steht. Die Ehrfurcht vor dem Leben (Schweitzer, 2013) und die Entfaltung der Lebendigkeit geben erst allen anderen Werten und auch dem unternehmerischen Handeln ihren jeweiligen Sinn und ihre Bedeutung. Insgesamt beschreiben die Heiligenfelder *Essenzen* das Selbstverständnis des Unternehmens, das was Heiligenfeld in seinem Wesen ausmacht. Sie sind eine Beschreibung dessen, wie die Mitarbeiterinnen bzw. Mitarbeiter das Unternehmen erleben, wofür sie stehen und arbeiten. Im Folgenden wird der gegenwärtige Stand der Heiligenfelder *Essenzen* (wie er auch öffentlich sichtbar ist) dargestellt:

- **Leben.** Heiligenfeld als Ganzes ist ein Ausdruck des Lebens. Darum stehen in seinem Zentrum Lebendigkeit, Liebe zum Leben, Lebensfreude, Entfaltung des Lebens, Kreativität ebenso wie die Annahme von Schmerz, Leid und Tod. In der Verwirklichung von lebensförderlichen Visionen, Werten und Prinzipien ist Heiligenfeld ein Ort des Lebens und Arbeitens und Heilens.
- **Gemeinschaft.** Die Unternehmenskultur ist ein Feld gemeinsamen Arbeitens und Lebens und ein Feld, sich darin zu entwickeln und zu wachsen. Die therapeutische Kultur ist eine Gemeinschaft des Leben Lernens, des sich Beziehens und der Teilhabe an der mitmenschlichen Gemeinschaft und damit verbunden des sozialen Lernens und der gegenseitigen Unterstützung.
- **Menschlichkeit.** Unser Umgang miteinander und mit den Patientinnen bzw. Patienten ist geprägt durch Herzlichkeit, Respekt, Ehrlichkeit, Achtung, Wertschätzung füreinander, Mitgefühl und Mitmenschlichkeit – durch humanistische Werte.
- **Achtsamkeit und Präsenz.** Heiligenfeld ist ein Feld des Gewahrseins, eine erwachende und bewusstwerdende Organisation. Achtsamkeit, Präsenz und Bewusstwerdung sind auch Kernprinzipien im Heilungsprozess. Eine Verankerung

in der eigenen Seele der Mitarbeiterinnen bzw. Mitarbeiter im Sinne einer beseelten Medizin und einer beseelten Psychotherapie fördert eine Öffnung der Seele der Patientinnen bzw. Patienten für Selbstreflexion und Heilung.

- **Entwicklung.** Es besteht eine Freude und ein tiefes Anliegen an der Weiterentwicklung des Unternehmens, der Mitarbeiterinnen bzw. Mitarbeiter und der Patientinnen bzw. Patienten. Wir leben Visionen, Kreativität und beständige Innovationen. Wir sind eine lernende Organisation im Sinne eines aufrichtigen Bemühens, auf dem Weg zu sein und andere Menschen zu unterstützen, Leben zu lernen und auf ihrem Weg zu sein.
- **Einzigartigkeit.** Jeder Mensch – ob Patientin bzw. Patient oder Mitarbeiterin bzw. Mitarbeiter – ist einzigartig. Heiligenfeld gibt Raum für die Bewusstwerdung und Entfaltung der Einzigartigkeit des Menschen, der zugleich Teil einer mitmenschlichen Gemeinschaft ist.
- **Sinn und Dankbarkeit.** Heiligenfeld gibt dem eigenen Handeln und dem eigenen Leben als Mitarbeiterin bzw. Mitarbeiter oder Patientin bzw. Patient Sinn. Es fördert Sinnfindung, Sinnverwirklichung und Sinnerfüllung. Zugleich sind wir dankbar für diese sinnhaften Lebensmöglichkeiten und letztlich für das Geschenk des Lebens selbst.
- **Schönheit und Ästhetik.** Heiligenfeld trägt bei zur Lebensverschönerung, zur Weltverschönerung – sowohl in den Arbeitsbedingungen als auch in den therapeutischen Prozessen. Wir genießen und leben Schönheit.
- **Ganzheitlichkeit.** Ganzheitlichkeit, Mehrperspektivität, Komplexität, integrierte und integrale Konzepte für das Unternehmen und für Heilungsprozesse entstehen aus dem Respekt vor der Vielschichtigkeit der Wirklichkeit und der letztlichen Unergründlichkeit des Lebens.
- **Heilung.** Heiligenfeld ist ein Ort der Heilung, schafft Rahmenbedingungen dafür, dass Heilung geschehen kann. Patientinnen und Patienten werden mit ihren Fähigkeiten, Störungen und Krankheiten angenommen, gehalten und getragen, sodass sie sich finden, ihre Ressourcen spüren, Kompetenzen entwickeln und sich neu orientieren.
- **Lebensförderliche Strukturen.** Heiligenfeld besitzt klare, transparente Strukturen, die ständig gemeinsam weiterentwickelt werden. Sie dienen der Heilung, der Bewusstwerdung, dem gemeinschaftlichen Leben und Arbeiten und werden durch eine klare Führung und Verantwortlichkeit auf allen Ebenen gelebt.
- **Flexible Abläufe.** Die inneren Werte und Prinzipien stellen die Grundlage für unsere Abläufe dar. Die Prozessorganisation entspricht einem lebendigen, flexiblen Grad an Organisation.

- **Vernetzung.** Heiligenfeld kommuniziert seine Lebensorientierung und seine Werte nach innen und außen. Es besitzt Verantwortlichkeit für die Umwelt und Mitwelt in gesellschaftlicher und ökologischer Ausrichtung und sozialem Engagement. Es fördert Dialog und kollektive Bewusstseinsprozesse im Unternehmen und in der Gesellschaft.
- **Authentizität.** Das Unternehmen, die Mitarbeiterinnen bzw. Mitarbeiter und die Führungskräfte bemühen sich authentisch um die Verwirklichung der grundlegenden Werte und Prinzipien. Ehrlichkeit und Offenheit im Kontakt miteinander, mit den Patientinnen bzw. Patienten, Einweiserinnen bzw. Einweiser und Kooperationspartnerinnen bzw. Kooperationspartner gehören ebenso dazu, wie eine integre und glaubwürdige Unternehmensführung.
- **Wirtschaftlichkeit.** Wirtschaftlicher Erfolg und finanzieller Gewinn sind Voraussetzungen für die Unternehmenssicherheit und Investitionskraft in die Zukunft. Dies bedeutet, dass Kostenbewusstsein, Profitabilität, Effizienz und ökonomische Verantwortung beachtet werden. Gleichzeitig stehen wirtschaftliche Werte mit immateriellen Werten im Gleichgewicht.
- **Ökologische Verantwortung.** Heiligenfeld versteht sich als Teil einer ökologischen Umwelt, für die es Mitverantwortung besitzt. Dies bedeutet in der Unternehmensführung und im alltäglichen Handeln aller Mitarbeiterinnen bzw. Mitarbeiter Prinzipien der Nachhaltigkeit im Umgang mit Ressourcen zu berücksichtigen.

5 Ganzheitliche Führung

Wir verstehen ein Unternehmen als einen lebendigen sozialen Organismus. Es besteht aus dem Zusammenwirken von menschlichen Lebewesen, die ein Produkt erzeugen, eine Ware herstellen oder eine Dienstleistung erbringen. Wie Menschen, Lebewesen oder die Natur überhaupt können wir einen solchen sozialen Organismus nie vollständig verstehen. Er ist eben keine einfache Maschine oder ein kompliziert konstruierter Apparat, sondern etwas Lebendiges, das evolutionär entstanden ist. Um mit seiner Komplexität umgehen zu können, brauchen wir entsprechende Unternehmensmodelle, die vor allem im Rahmen des strategischen Managements entwickelt worden sind. Ein gutes Beispiel hierfür ist die Balanced Scorecard (BSC). Sie ist ein Führungsinstrument, das von der Vision ausgehend für vier verschiedene Perspektiven eines Unternehmens Ziele, Maßnahmen und Kennzahlen zur Zielerreichung formuliert. Im Zentrum der Balanced Scorecard stehen die Visionen des Unternehmens, die letztendlich aus unserem Herzen, aus unserer Seele stammen (vgl. Kaplan & Norton, 1996).

Die Visionen sind jedoch bereits Bilder und Antworten auf unsere innersten Anliegen, die wir mit unserer beruflichen Tätigkeit verbinden. Im Kern der Balanced Scorecard stehen eigentlich unsere tiefsten inneren menschlichen Anliegen als Unternehmerin bzw. Unternehmer, Leitende oder Mitarbeiterin bzw. Mitarbeiter. Und diese inneren Anliegen beruhen im Grunde auf der Wahrnehmung des Lebensfelds, in dem man eben lebt. Sie beruhen letztlich auf der Offenheit und Rezeptivität für die ganze Welt, für die Evolution, die in sich selbst Keime zur Weiterentwicklung, Entfaltung und Wandlung trägt.

Im konkreten Unternehmensalltag bedeutet dies – unter Berücksichtigung der Unternehmenswerte – die unterschiedlichen Perspektiven (wie die der Patientinnen bzw. Patienten, der Mitarbeiterinnen bzw. Mitarbeiter, der Unternehmenskultur, der Strukturen und Prozesse) einnehmen zu können, sie auf eine gewisse Weise balancieren zu können, um schließlich konkret zu entscheiden (Galuska, 2010). Die Kompetenz, die dafür erforderlich ist, ist unsere Intuition.

Intuition ist nach meiner Vorstellung kein Bauchgefühl, sondern die steuernde Funktion unseres Bewusstseins. Intuitiv richten wir unsere Aufmerksamkeit aus, verarbeiten unsere Wahrnehmungen, entscheiden, handeln und spüren wieder die Folgen unseres Tuns. Ausgereifte Intuition ist eine offene, unbestimmte, gewissermaßen bereite Haltung, die nicht in einer Perspektive gefangen ist, die aber gleichzeitig auf alle bewussten und unbewussten Kompetenzen zurückgreifen kann.

Intuition bedeutet zunächst einmal, eine große Offenheit und innere Freiheit zu besitzen, nicht gefangen zu sein in einem Wertesystem, in einer Perspektive oder einem Paradigma. Intuition bedeutet zunächst einmal zu beobachten: das Unternehmen, den Markt, die Menschen, die Zahlen, die Prozesse und Rahmenbedingungen.

Intuition bedeutet all das in sich aufzunehmen, in sich zu spüren, in sich wirken zu lassen. Und so ein inneres Verständnis für das eigene Unternehmen, für die eigene Person, für die gegenwärtige Situation entstehen zu lassen. Manchmal ist dieses Verständnis nicht einfach, nicht exakt beschreibbar, sondern eher ein Bild, eine Vision oder lediglich ein Impuls. Intuition ist ein kreativer Akt, vielleicht bringt sie ein neues Konzept hervor, eine neue Idee oder sie bestätigt nur etwas Vorhandenes, folgt einem Trend, gibt etwas auf, lässt etwas los. In jedem Fall wirkt sie unmittelbar. Ihre Impulse und Äußerungen besitzen eine Stimmigkeit und Angemessenheit. Der Sinn erscheint dem Handelnden evident. In seiner Intuition bewusst verankert zu sein bedeutet, sich ganz zur Verfügung zu haben, letztlich inmitten seines Lebens zu stehen, inmitten seines Erlebens und Handelns zu sein.

Intuition in diesem Sinne ist das Herzstück ganzheitlicher Führung. Die intuitive Fähigkeit zur Mehrperspektivität schützt einerseits vor den Begrenzungen branchenspezifischer Denkgewohnheiten und ermöglicht andererseits das gegenseitige Verständnis unterschiedlicher Professionen und Abteilungen innerhalb eines Unternehmens.

6   Selbstorganisation

Ein lebendiges Unternehmen strukturiert und organisiert sich in vielfältiger Weise – wie das Leben selbst. Es organisiert die Verhaltensweisen der Einzelnen, ihre Kommunikation, die Strukturen und seine selbstregulativen Prozesse. In den Heiligenfeld Kliniken werden über die Jahre hinweg rollierend Selbstbewertungen mit den entsprechenden Weiterentwicklungsmaßnahmen durchgeführt: Zertifizierung des umfassenden Qualitätsmanagements, Wissensbilanz, Preisbewerbungen insbesondere zur Mitarbeiterinnen- bzw. Mitarbeiterorientierung und zur Kundinnen- bzw. Kundenorientierung, Strategietage unter Nutzung von SWOT-Analysen (Stärken, Schwächen; Chancen, Risiken) Balanced Score Card und anderen strategischen Techniken.

Als zentrales und unmittelbares Instrument der Entwicklung einer lebendigen Organisation führen wir eine etwa vierzehntägige Veranstaltung zur Organisationsentwicklung durch. Hier kommen für 75 min alle therapeutischen Mitarbeiterinnen bzw. Mitarbeiter, alle Mitarbeiterinnen bzw. Mitarbeiter der Verwaltung, aus dem Marketing, der EDV, alle leitenden Mitarbeiterinnen bzw. Mitarbeiter und ausgewählte Mitarbeiterinnen bzw. Mitarbeiter aus den Bereichen Küche, Hauswirtschaft und Facility Management klinikübergreifend (per Video zugeschaltet) zusammen. In dieser Großveranstaltung beschäftigen wir uns einerseits mit klassischen Themen wie zum Beispiel die Vorbereitung auf eine Zertifizierung, Überblick und Ideensammlung für das Marketing, Fehlermanagement oder Kundenorientierung. Andererseits haben wir uns auch intensiv mit dem beschäftigt, was das Wesentliche, die *Essenz* von Heiligenfeld ausmacht. Wir haben in dieser Veranstaltungsreihe statt eines Leitbilds unsere essenziellen Werte formuliert. In dieser Großveranstaltung kommen wir mit etwa 400 Mitarbeiterinnen bzw. Mitarbeiter zusammen und nach einer Erläuterung des Rahmenthemas teilen wir uns in der Regel nach Abteilungen oder abteilungsübergreifenden gemischten Gruppen auf, in denen wir die vorgegebenen Themen diskutieren und Ideen dazu entwickeln. Das Ganze wird protokolliert und systematisch ausgewertet. Einige Vorschläge oder Positionen werden auch beispielhaft in der Großgruppe kommuniziert. Im Jahr 2018 fanden beispielsweise folgende Veranstaltungen statt (Tab. 1).

Eine Weiterentwicklung dieser Veranstaltung ist die sogenannte „offene Organisationsentwicklung" (offene OE) als Prozess. Hier werden von der Moderation keine Themen vorgegeben, sondern die Mitarbeiterinnen bzw. Mitarbeiter definieren selbst ihre Themen, finden sich zusammen, besprechen ihre Themen und führen unmittelbar Veränderungen durch, indem sie Entscheidungsträger in ihre Gruppe einladen oder zwischen den Veranstaltungen ihre Ideen weiterverfolgen. Oftmals geht es um Informationen, die sie nicht besaßen, um Bewusstseinsbildung und Reflexion oder auch um konkrete Veränderungen. Themen waren beispielsweise Arbeitszeit-Flexibilisierung, Weiterbildung, Arbeitszeitkonto oder Parkplätze für Mitarbeiterinnen bzw. Mitarbeiter, Einstellung zur Arbeit. Immer gibt es eine offene Gruppe, die weitere Themen entwickelt, sodass wieder neue Gruppen entstehen. Die offene OE ist ein offener Prozess ohne unmittelbare Zielvorgaben. Sie ist ein zentrales Element der Kulturentwicklung. Sie schafft ein gemeinsames Bewusstsein für das, was uns am Herzen liegt. Sie lässt einen wesentlichen Teil der Mitarbeiterinnen bzw. Mitarbeiter zu Wort und ins Gespräch kommen und nutzt das Potenzial sowohl der leitenden als auch der nicht leitenden Mitarbeiterinnen bzw. Mitarbeiter zum Erkennen von Veränderungen, Chancen, Gefahren und Schwachstellen des Unternehmens. Und sie bringt eine Fülle von Ideen und konkreten Vorschlägen hervor, sodass die weitere Entwicklung des Unternehmens lebendig bleibt. Dadurch kann eine lebendige Unternehmenskultur der gegenseitigen Unterstützung, Inspiration und Kooperation entstehen, die die bewusste Teilhabe am größeren Ganzen ermöglicht, das jedem Einzelnen einen Sinn und eine Orientierung gibt.

7 Achtsamkeit

Das Potenzial der Achtsamkeit in einem Unternehmen besteht nicht nur darin, individuelle Achtsamkeit zu fördern, sondern die gesamte Organisation mit Präsenz zu durchdringen. Achtsamkeit verstehe ich als eine gerichtete, gelenkte, fokussierte Aufmerksamkeit oder als ein offenes weites Gewahrsein. Achtsamkeit vergegenwärtigt, bringt etwas ins Bewusstsein auf eine neutrale und nicht wertende akzeptierende Weise. Ein achtsamer Umgang mit Menschen und Dingen bedeutet auch eine Haltung von Fürsorge, Empathie und Mitgefühl. Achtsamkeit kann und muss individuell geübt werden und vertieft sich zu einer Fähigkeit des offenen Gewahrseins. In einer Organisation kann die Achtsamkeit auch gerichtet werden auf das, was alle verbindet, auf die Teilhabe am

Tab. 1 Veranstaltungsübersicht 2018 – Organisationsentwicklung. (Eigene Darstellung)

Datum	Thema
09.01.2018	Mitarbeiterversammlung
23.01.2018	Tag der Stille/Achtsamkeit (Selbstmitgefühl)
30.01.2018	Start / Projektgruppen
06.02.2018	Vorstellung der einzelnen Projekte / Beginn Projektarbeit
20.02.2018	Projektarbeit
27.02.2018	Projektarbeit
06.03.2018	Ergebnis/Zwischenpräsentation der Projektarbeiten
20.03.2018	KTQ-Vorbereitung (Zertifizierung)
10.04.2018	Mitarbeiterversammlung
17.04.2018	2. Teil - Präsentation der Projekte (mit KTQ-Visitoren)
24.04.2018	Tag der Stille/Achtsamkeit
15.05.2018	Projektarbeit
12.06.2018	Projektarbeit
26.06.2018	Datenschutz - neue DSGVO
03.07.2018	Konfliktmanagement
10.07.2018	Kreatives Angebot
17.07.2018	Hygiene
24.07.2018	Mitarbeiterversammlung
31.07.2018	Tag der Stille/Achtsamkeit 1. Teil Einführung „Achtsamkeit für Mitarbeiter"
Sommerpause	
18.09.2018	offene OE - Arbeitsgruppen Start / 2. Zyklus Themenwahl
25.09.2018	offene OE - Arbeitsgruppen
09.10.2018	offene OE - Arbeitsgruppen
16.10.2018	Tag der Stille/Achtsamkeit 2. "Selbstmitgefühl und Mitgefühl für Andere"
23.10.2018	Mitarbeiterversammlung
13.11.2018	Unterweisung Arbeitssicherheit
20.11.2018	3. Selbstmanagement „Achtsamkeit für Mitarbeiter"
04.12.2018	Spendenprojekt-Vorstellung
11.12.2018	offene OE - Arbeitsgruppen
18.12.2018	Spendenverleihung für soziale Projekte

größeren Ganzen, hier konkret des Unternehmens. Es bedeutet achtsam dafür zu sein, wie wir miteinander sprechen, miteinander umgehen, uns organisieren, letztlich zusammenleben. Und es bedeutet zu überprüfen, ob wir so miteinander zusammenarbeiten wollen oder etwas verändern wollen. In dieser Perspektive besitzt Achtsamkeit ein transformatives Potenzial für Beziehungen und soziale Systeme, die sich auf diese Weise ihrer eigenen Kultur, ihrer Werte, Prinzipien und Umgangsformen bewusstwerden können.

Die Kultur eines Unternehmens oder einer Organisation ist meist unbewusst oder nur halbbewusst, so wie wir Menschen es meist auch sind. Achtsamkeit kann nun bewirken, dass sich eine Organisation ihrer selbst bewusstwerden kann. Und das ist das eigentliche Potenzial aller Achtsamkeits-Programme in Unternehmen.

In Heiligenfeld nutzen wir dazu drei Ebenen: einzelne Aktivitäten, größere Programme und unmittelbare Instrumente der Organisationsentwicklung. Alle Maßnahmen durchdringen dabei zunehmend die Organisation und klären sie auf:

- **Einzelne Aktivitäten** – kurze Momente der Stille oder besinnliche Texte zu Beginn nahezu aller Teamveranstaltungen oder Gremien, eine Zimbel der Achtsamkeit zum kurzen Innehalten während einer Besprechung oder Veranstaltung, monatliche kleine Überraschungen wie eine Blume, eine Karte mit einem Gedicht oder einer Geschichte, eine kleine Schokolade, Aufsteller auf Essenstischen oder an Kaffee- und Obst-Ständen mit Anregungen für bewusste und gesunde Ernährung.
- **Größere Programme** – viermal jährlich Tage der Achtsamkeit für Mitarbeiterinnen bzw. Mitarbeiter (an Tagen der Stille für Patientinnen bzw. Patienten) mit einer Großveranstaltung aller Mitarbeiterinnen bzw. Mitarbeiter (75 min) mit Übungen zur Achtsamkeit, zur Empathie, zu erfüllter Arbeit, Dankbarkeit oder Resilienz (vgl. Wellensiek & Galuska, 2014). Darüber hinaus sollen die Mitarbeiterinnen und Mitarbeiter an diesem Tag statt eines Namensschildes ein Schild mit der Aufschrift *Achtsamkeit* tragen, möglichst schweigend essen und eine Aktivität im Team in Achtsamkeit durchführen (z. B. achtsamer Spaziergang durch den Kurpark). In den Kliniken schweigen die Patientinnen bzw. Patienten an diesen Tagen und führen ihre Therapien unter Anleitung in Stille durch. Weiterhin wurde ein klinikweites Achtsamkeitsprogramm mit allen Abteilungen jeweils abteilungsspezifisch entwickelt, in dem jede Mitarbeiterin bzw. jeder Mitarbeiter die Grundlagen der Achtsamkeit erlernt und regelmäßig im Rahmen einer Teamveranstaltung eine kleine Übung mitmacht. Und auch die Teilnahme vieler Mitarbeiterinnen bzw. Mitarbeiter an Kongressen und Veranstaltungen wie dieser wirkt auf die Entwicklung einer achtsamen Unternehmenskultur.

- **Unmittelbares Instrument** – als unmittelbares Instrument der Entwicklung einer achtsamen Organisation führen wir eine etwa vierzehntägige Veranstaltung zur Organisationsentwicklung durch.

Achtsamkeit in diesem Sinne ist wesentlich mehr als ein Programm, das zu größerer Stresstoleranz oder höherer Effizienz im Unternehmen führt. Sie ist das Prinzip eines kontinuierlich sich selbst aufklärenden sozialen Organismus. Achtsamkeit kann sichtbar machen, was vorher unsichtbar war. Achtsamkeit kann in die Tiefe schauen, die unter der Oberfläche verborgen ist. Achtsamkeit kann immer wieder fragen, worüber noch nicht nachgedacht wurde und was noch nicht richtig verstanden wurde. Achtsamkeit ist letztendlich eine Fähigkeit des Lebens, die die Evolution hervorgebracht hat und die ermöglicht, sich weiterzuentwickeln.

8   Der evolutionäre Sinn

Ein lebendiges Unternehmen ist wie ein Lebewesen und damit verankert im Leben. Das Leben selbst, wie es sich entfaltet, in jedem Einzelnen von uns, in der Evolution, auf diesem Planeten, aber eben auch in einem Unternehmen, können wir lernen zu fühlen und zu spüren. Wenn wir es achtsam durchdringen, dann eröffnet sich uns die Möglichkeit, unseren Beitrag zur Weiterentwicklung der Evolution zu leisten. Dies ist letztlich ganz konkret gemeint! Denn wenn ein Unternehmen das Leben schätzt und achtet, das Leben bejaht und es letztendlich liebt, dann stellt es in seinen Mittelpunkt nicht die Funktionen und Rollen der Menschen, sondern ihre Lebendigkeit. Es weiß, dass es nur aus lebendigen Menschen besteht, deren Inspiration, Engagement, deren Leidenschaft, Liebe und Kompetenz letztlich seine Ergebnisse produzieren. Es ermöglicht den Menschen, seien es Mitarbeiterinnen bzw. Mitarbeiter, Patientinnen bzw. Patienten oder Kooperationspartnerinnen bzw. Kooperationspartner, ihre eigene Lebendigkeit zu spüren und ihr Leben zu erfüllen. Ein lebendiges Unternehmen kreiert eine lebendige Unternehmenskultur der gegenseitigen Unterstützung, der Werteorientierung und Selbstaufklärung. Ein lebendiges Unternehmen strukturiert und organisiert sich selbst und führt sich aus der Tiefe seiner Visionen und Werte. Es ist selbstreflexiv, klärt sich zunehmend selbst auf und erfährt sich als Teil der Welt. Es nimmt auf, was es zum eigenen Leben braucht und wirkt zugleich gestaltend in die Welt hinein. Aus seiner Verbundenheit mit dem Ganzen geschieht dies in hoher Verantwortlichkeit – und dient letztendlich dem gesamten Leben und sieht seinen Sinn und seine Bestimmung darin, das Leben zu beschützen, anzureichern und weiterzuentwickeln.[2]

Die Entwicklung eines lebendigen Unternehmens ist letztendlich offen. Denn es entfaltet sich auf seine eigene Weise. Es nutzt zwar Modelle und Perspektiven, ist aber immer wieder bereit, diese zu relativieren und offen zu sein für sein eigenes Geheimnis. Denn die Evolution ist offen und wir, die wir dies vergegenwärtigen tragen eine gemeinsame Verantwortung für ihre weitere Entfaltung.

Literatur

Felber, C. (2012). Gemeinwohl-Ökonomie – Eine demokratische Alternative wächst. Deuticke. www.ecogood.org.

Galuska, J. (Hrsg.). (2010). *Die Kunst des Wirtschaftens*. Kamphausen.

Galuska, J. (Hrsg.). (2014). *Bewusstsein – Grundlagen, Anwendungen und Entwicklung*. Medizinisch Wissenschaftliche Verlagsgesellschaft.

Heiligenfeld GmbH (Hrsg.). (2015). Heiligenfeld – ein lebendiges Unternehmen. Jubiläumsband zum 25jähren Firmenbestehen: Therapiekonzept: 107–108.

Kaplan, R. S., & Norton, D. P. (1996). *Using the balanced scorecard as a strategic management tool*. Harvard Business Review.

Laloux, F. (2017). *Reinventing Organizations – Ein illustrierter Leitfaden sinnstiftender Formen der Zusammenarbeit*. Vahlen.

Schweitzer, A. (2013). *Die Ehrfurcht vor dem Leben. Grundtexte aus fünf Jahrzehnten* (10. Aufl.). Beck.

Sommerhoff, B. (2013). *EFQM zur Organisationsentwicklung*. Hanser.

Spiegel, P. (2012). *Muhammad Yunus – Banker der Armen, Gestalter der Zukunft* (5. Aufl.). Herder.

Wellensiek, S. K., & Galuska, J. (Hrsg.). (2014). *Resilienz – Kompetenz der Zukunft*. Beltz.

Yunus, M. (2011). *Building social business: The new kind of capitalism that serves humanity's most pressing needs*. Hachette Book Group.

---

[2] Der Organisationsberater und Zukunftsforscher Frederic Laloux hat unsere Heiligenfeld-Organisation als eines der zukunftsfähigen und zukunftsbestimmenden Leuchtturm-Unternehmen analysiert. *Evolutionärer Sinn* ist neben *Selbstorganisation* und *Ganzheitlichkeit* ein wesentliches Zukunftskriterium (vgl. Laloux, 2017).

Reinventing Organizations und Buurtzorg – Integration der neuen Ansätze in das deutsche Pflegesystem

Peggy Heer und Thomas Rosenthal

1   Einleitung

Der Wandel in der Arbeitswelt stellt die Gesellschaft der Bundesrepublik Deutschland aktuell vor große Herausforderungen, auf die noch keine umfassenden Antworten gefunden wurden (vgl. Rodeck, 2015: 7 f.): *Kann künftig in einer älter werdenden Gesellschaft mit dem bereits vorhandenen Fachkräfte-mangel die medizinisch-pflegerische Versorgung im Alter sichergestellt werden?* Laut einer Studie von PricewaterhouseCoopers wird die Zahl der unbesetzten Stellen speziell in den Bereichen der stationären und ambulanten Pflege im Jahr 2030 bundesweit insgesamt bei 404.000 Vollzeitkräften liegen (vgl. Burkhart et al., 2012: 16). *Kann dem Anspruch der jüngeren Generation nach Balance zwischen Privat- und Berufsleben begegnet werden? Wie kann die Abwanderung vieler Fachkräfte aus den sozialen Berufen aufgrund von Erschöpfung, Des-illusionierung und Entmutigung verhindert werden?* Allein die Frühverrentungs-quote liegt für das Krankenpflegepersonal deutschlandweit bei etwa 40 %, bei den Altenpflegekräften sind es knapp 35 % (vgl. Jahn & Pilger, 2013: 38). Nach 15 Jahren sind nur noch 67 % der Gesundheits- und Krankenpflegerinnen bzw. Gesundheits- und Krankenpfleger und ca. 53 % der Altenpflegerinnen und Alten-

P. Heer (✉)
Kronshagen, Deutschland
E-Mail: peggy.heer@gmx.de

T. Rosenthal
Elmshorn, Deutschland
E-Mail: t_rosenthal@t-online.de

© Springer Fachmedien Wiesbaden GmbH, ein Teil von Springer Nature 2022   93
T. Rosenthal und B. Fittkau (Hrsg.), *Gemeinwohlökonomie
im Gesundheitswesen,* Forum Gesundheitsmanagement,
https://doi.org/10.1007/978-3-658-37555-3_5

pflegehelferinnen bzw. Altenpflegern und Altenpflegehelfern in ihrem ursprünglichen Beruf tätig (vgl. Jahn & Pilger, 2013: 44).

Auch wenn in den vergangenen Jahren neue Leadership-Modelle beschrieben worden sind, die sich von dem traditionellen Managementansatz der betriebswirtschaftlich-analytischen Fähigkeiten, der Planung von Organisation, Struktur, Prozessen und Kapazitäten unterscheiden und das Individuum in den Fokus stellen, erscheinen noch viele der heute gelebten Managementansätze vor dem Hintergrund der aktuellen Fragen als veraltet und wenig innovativ (vgl. von Au, 2017): „Irgendwie spürt fast jeder, dass die Art und Weise, wie wir heute in Organisationen arbeiten, nicht mehr funktioniert, dass das bisherige System seinen Zenit überschritten hat" (Laloux, 2016: 14).

Hinzu kommt, dass durch den demografischen Wandel die Versorgung einer immer älter werdenden Bevölkerung notwendig ist und die Veränderungen der Bedingungen am Arbeitsmarkt in den vergangenen Jahren zu spezifischen Veränderungen im Bereich der Pflege geführt haben. Der bereits eingetretene Fachkräftemangel und die damit einhergehenden Versorgungsengpässe ziehen künftig einen Qualitätsverlust und ein unattraktives Berufsbild der Pflegeberufe nach sich (vgl. Bundesagentur für Arbeit, 2018b, c).

Allerdings gewannen in den letzten Jahren vielfältige neue Formen der Zusammenarbeit an Bedeutung, die Antworten auf die gestellten Fragen auch bezüglich der pflegerischen und medizinischen Versorgung geben könnten. Mit großer Geschwindigkeit wachsen und verdrängen diese neuen Organisationen viele traditionelle Unternehmen (vgl. Fischer, 2016: 1).

Der vorliegende Beitrag beschäftigt nach der Analyse der gesellschaftlichen Relevanz des Themas sowie dem Wertewandel in der Gesellschaft, zunächst mit neuen Unternehmensformen und dem evolutionären Managementansatz. Im Anschluss erfolgt die Beschreibung des möglichen Wandels von traditionellen zu hierarchiefreien Unternehmen mit Bezug auf die Forschungsergebnisse von Laloux (2016). Anknüpfend an die vorgestellte Konzeptumsetzung speziell im ambulanten Pflegesektor in den Niederlanden (Buurtzorg), soll die Möglichkeit eines Transfers der gewonnen Erkenntnisse auf die Erfordernisse eines ambulanten Pflegedienstes im deutschen Gesundheitswesen überprüft werden. Hierbei werden fördernde sowie hemmende Strukturmerkmale des hiesigen Gesundheitssystems herausgearbeitet und kritisch diskutiert.

2 Herausforderungen im Gesundheitsmanagement

Der demografische Wandel und der Fachkräftemangel in der Bundesrepublik Deutschland zwingen alle Akteure dazu, sich über tief greifende und nachhaltige Lösungsansätze Gedanken zu machen, um Überlastungssituationen und mangelnder Qualität der Versorgung (insbesondere im Sozialbereich und im Gesundheitswesen) zu begegnen.

Studienergebnisse verdeutlichen, dass die große Mehrheit der betroffenen Mitarbeiterinnen bzw. Mitarbeiter keine Freude mehr an und bei der Arbeit hat. Die Studie *Engagement-Index 2014* des Beratungsunternehmens Gallup (die seit 2001 jährlich erstellt wird) ergab, dass zwar weniger deutsche Arbeitnehmerinnen bzw. Arbeitnehmer an eine Kündigung denken, dennoch steigt dadurch nicht automatisch das persönliche Engagement am Arbeitsplatz (welches bei gerade mal 15 % von 100 Beschäftigten in einem durchschnittlichen Unternehmen liegt). Was übrig bleibt ist eine große Gruppe von Arbeitnehmerinnen bzw. Arbeitnehmern mit geringer emotionaler Bindung an das Unternehmen – die lediglich „Dienst nach Vorschrift" machen (vgl. Kestel, 2015).

„Doch nicht nur die Mitarbeiter, sondern auch jeder zweite Manager sorgt sich im Laufe seiner Karriere ein Burnout zu erleiden" (Faller, 2015). Die Ergebnisse der Studie *Deutschland, Deine Manager* aus dem Jahr 2014 (der Baumann Unternehmensberatung) zeigen deutlich das Warnsignal einer dauerhaften Belastung der Arbeitnehmerinnen bzw. Arbeitnehmer in diesen Positionen. Komplexe Herausforderungen kombiniert mit hoher Geschwindigkeit, starkem Erfolgsdruck und vor allem fehlende Strategien der Stressbewältigung werden hierfür ursächlich aufgeführt (vgl. Faller, 2015).

„Vor diesem Hintergrund ist der Gedanke nicht so ungewöhnlich, dass wir gerade kurz davorstehen, ein völlig neues Managementparadigma zu erfinden" (Laloux, 2016: 19). *Wie könnte eine neue Form der Zusammenarbeit gestaltet werden? Müssen sich unsere heutigen, meist in Pyramiden hierarchisch strukturierten Unternehmensorganisationen ändern? Was ist mit der traditionellen Rolle der Geschäftsführung, wenn es keine pyramidale Hierarchie mehr gibt?*

Fachkräftemangel im Pflegebereich

Die mit großer Wahrscheinlichkeit sinkende Zahl der Erwerbspersonen als Folge der demografischen Entwicklung kann, neben einer Konjunkturschwäche, besorgniserregende Folgen für die Finanzierbarkeit von Renten, Pensionen und des Gesundheitswesens der Bundesrepublik Deutschland als Sozialstaat nach sich ziehen.

In einer Zeitreihengrafik stellt die Bundesagentur für Arbeit (2018a) die Zahlen über die Entwicklung von Berufsausbildungsstellen und Bewerbern auf diese Ausbildungsstellen zur Verfügung. Deutlich wird hier der Rückgang der Lehrstellensuchenden für alle Branchen: 2004/2005 lag die Bewerberzahl für Berufsausbildungsstätten bei knapp unter 800.000 bei knapp unter 500.000 gemeldeten Berufsausbildungsstellen – seit 2014/2015 schließt sich die Schere und in 2017/2018 gibt es seitdem erstmalig mehr gemeldeten Berufsausbildungsstellen als Bewerber. In der Annahme, dass bei Fortschreibung der Kurve über das Jahr 2018 hinaus immer weniger Bewerber für alle angebotenen Berufsausbildungsstellen zur Verfügung stehen, werden sich möglicherweise immer weniger Schulabgänger für einen Pflegeberuf entscheiden.

Wie in der Studie von PricewaterhouseCoopers prognostiziert, fehlen im Jahr 2030 somit 404.000 Vollzeitkräfte in der stationären und ambulanten Pflege, um den gesetzlich verankerten Sicherstellungsauftrag nach § 75 SGB XI der pflegerischen Versorgung der Menschen in der Bundesrepublik Deutschland zu erfüllen (vgl. Burkhart et al., 2012: 16).

Bereits heute ist der Fachkräftemangel im Bereich von Krankenhäusern nachweislich groß und im Bereich der Altenpflege sogar noch größer. Im *Blickpunkt Arbeitsmarkt – Fachkräfteengpassanalyse* der Bundesagentur für Arbeit (2018b) wird dieser Unterschied grafisch dargestellt – im Bereich der Gesundheits- und Krankenpflege gibt es in fast allen Bundesländern Fachkräftemangel (in Hamburg, Bremen, Sachsen-Anhalt, Sachsen und Thüringen gibt es „Anzeichen für Fachkräfteengpässe"), in der Altenpflege ausnahmslos in allen Bundesländern.

Neben einer Vielzahl von Strukturveränderungen, die den Fachkräftemangel in diesem Bereich versuchen abzumildern (Gesetzgebung, Kammerbildung, Tarifstruktur), ist jetzt darüber hinaus das Management auf der strategischen und operativen Ebene gefordert, Arbeitsbedingungen zu schaffen, welche die Attraktivität der Pflegeberufe für junge Menschen und Wiedereinsteiger deutlich erhöhen.

Abzuwarten bleibt auch, ob die Ausbildungsoffensive der Bundesregierung in dem verabschiedeten Pflegeberufereformgesetz vom 17. Juli 2017 eine Verbesserung der momentanen Situation zur Folge hat. Zumal der generalistische Ansatz durch eine gemeinsame Ausbildung in der Gesundheits- und Krankenpflege, der Gesundheits- und Kinderkrankenpflege und der Altenpflege, eine sektorenüber-greifende pflegerische Versorgung zu schaffen, durch die in der Anlage 4 (Kompetenzen für die staatliche Prüfung zur Altenpflegerin oder zum

Altenpfleger) der Pflegeberufe-Ausbildungs- und -Prüfungsverordnung (PflAPrV) konterkariert wurde: Hier fand im Nachhinein eine Absenkung der Kompetenzen statt, sodass den examinierten Altenpflegerinnen bzw. Altenpflegern die Durchlässigkeit in alle Berufsfelder erschwert und somit die Generalistik gleichzeitig wieder infrage gestellt wird (vgl. Bundesgesetzblatt, 2018: 1606).

„Wer als Leistungsanbieter auch in Zukunft Pflege mit einem Höchstmaß an Qualität anbieten möchte, sollte neue motivierende Wege in der Gestaltung der Arbeit mit den Beschäftigten der Pflege finden und gehen" (Misch, 2015: 36). Eine Voraussetzung für das Gehen neuer Wege ist die Berücksichtigung des gesellschaftlichen Wertewandels (der jungen Generation), der zwangsläufig eine veränderte Einstellung bezüglich der Arbeitswelt nach sich zieht.

Wertewandel in der Gesellschaft

Der Begriff Werte wird wie folgt definiert: „Strukturen normativer Erwartungen, die sich im Zuge reflektierter Erfahrung (Tradition, Sozialisation, Entwicklung einer Weltanschauung) herausbilden. Werte strukturieren das Erkennen, Erleben und Wollen, indem sie Orientierungsmaßstäbe für die Bevorzugung von Gegenständen oder Handlungen bilden" (Suchanek et al., 2018). Ein Wertewandel kann interpretiert werden als eine Änderung oder sogar einen Umbruch der Strukturen der bisherigen Traditionen und Weltanschauungen einer Gesellschaft sowie eine Verlagerung der Prioritäten der Werteorientierung.

„In entwickelten liberalen Gesellschaften hat sich ein einschneidender Wertewandel vollzogen. Statt Vermögen und Besitztum stehen Selbstverwirklichung und Kommunikation im Vordergrund. Mit dem Wertewandel lässt sich auch die zu beobachtende Individualisierung sowie die Pluralisierung von sozialen Milieus und Lebensstilen erklären" (Müller, 2012). Liberale Gesellschaften weisen dabei drei gemeinsame Entwicklungstrends auf: einen Wandel der gesellschaftlich dominanten Werte, das Verblassen von Klasse und Schicht zugunsten von Milieus und den Übergang von kollektiv geprägten Lebensweisen hin zu individuell geprägten Lebensstilen (vgl. Müller, 2012).

Die veränderte Einstellung und Haltung gegenüber Arbeit und Beruf gehören zu den Bereichen, die nachhaltig vom Wertewandel beeinflusst werden und auf die sich die Unternehmen schon heute einstellen müssen (vgl. Rodeck, 2015: 29 ff.). Das Bundesministerium für Familie, Senioren, Frauen und Jugend definiert in seiner Studie *Analyse der volkswirtschaftlichen Effekte* die Work-Life-Balance als „eine neue intelligente Verzahnung von Arbeits- und Privatleben vor dem Hintergrund einer veränderten Arbeits- und Lebenswelt" (BMFSFJ,

2005: 4). Ein zentraler Aspekt dieser Perspektive ist die Balance zwischen Familie und Beruf. Betriebliche Maßnahmen sollen erfolgreiche Berufsbiografien unter Berücksichtigung der privaten, sozialen, kulturellen und gesundheitlichen Erfordernisse ermöglichen. Integrierte Konzepte einer Work-Life-Balance beinhalten beispielsweise flexible Arbeitszeitmodelle und -orte (Telearbeit), eine angepasste Arbeitsorganisation, Führungsrichtlinien oder betriebliche Maßnahmen zur Gesundheitsförderung.

Schon 1959 entwickelte Herzberg die Zwei-Faktoren-Theorie, in der er beschreibt, welche äußeren Einflüsse die Motivation von Mitarbeiterinnen bzw. Mitarbeitern fördern oder zerstören. Die Ergebnisse der vor über 60 Jahren in England durchgeführten Studie lassen sich ebenso auf die heutige globale Arbeitssituation übertragen. In seiner Theorie geht Herzberg davon aus, dass es zwei voneinander unabhängige Dimensionen der Arbeitszufriedenheit gibt: Unzufriedenheit/Nicht-Unzufriedenheit sowie Zufriedenheit/Nicht-Zufriedenheit. Beide Dimensionen werden von jeweils unterschiedlichen Faktoren der Arbeitssituation beeinflusst – einerseits Hygienefaktoren, welche im Kontext der Arbeit zu suchen sind und andererseits Motivatoren, die schwerpunktmäßig im Arbeitsinhalt selbst liegen (vgl. Herzberg et al., 2010: 79 ff.). Anhand umfangreicher Interviews am damals aufstrebenden Industriestandort Pittsburgh demonstrierte er, dass inhaltliche Kriterien wie Erfolg, Anerkennung und Verantwortung in einem deutlich höheren Maße zur Arbeitszufriedenheit beitragen als Hygienefaktoren wie Verwaltung oder Bezahlung, die sich auf den Arbeitskontext beziehen. Wobei beide Faktoren für das Zustandekommen von Arbeitszufriedenheit vorhanden sein müssen (vgl. Herzberg et al., 2010: 79 ff.).

Die Befunde Herzbergs verdeutlichen sehr anschaulich einen Zusammenhang zwischen Unzufriedenheit und Hygienefaktoren und ebenso zwischen Arbeitszufriedenheit und möglichen Motivatoren. „Diese Arbeit war ein Türöffner und hat einen großen Perspektivwechsel ausgelöst" (Becker, 2018). Was dieser Theorie allerdings fehlt, ist der dann zwingend notwendige nächste Schritt bezüglich einer inspirierenden Führung oder einer innovativen Gestaltung von Arbeitsaufgaben, damit diese motivieren – und somit die Zufriedenheit und Leistungsbereitschaft steigt (vgl. Becker, 2018).[1]

---

[1] In einer Umfrage durch das börsennotierte britische Markt- und Meinungsforschungsinstitut *YouGov online* aus dem Jahr 2016 wurde diese Annahme bestätigt: 76 % der befragten deutschen Angestellten ohne Führungsverantwortung geben an, dass die Atmosphäre am Arbeitsplatz wichtiger ist, als eine bessere Bezahlung, die nur von 24 % bevorzugt wird (vgl. Buckstegen, 2016). Nicht monetäre Ansätze wie ein integrierter

Es scheint, dass die Ansprüche und Bedürfnisse der jüngeren Generation prinzipiell gar nicht so abweichend von Herzbergs Theorie sind: Unabhängig vom Alter ist neben dem Gehalt das grundsätzliche Interesse an der Arbeit sowie deren Sinnhaftigkeit wichtig. Allerdings wünscht sich die neue Generation innovativere Ansätze zur Mitbestimmung, eine persönliche Weiterentwicklung sowie eine Kommunikation auf Augenhöhe und flachere Hierarchien – die Arbeit soll im besten Fall Berufung sein und Freude bereiten (vgl. Rodeck, 2015: 3).

Die Tatsache, dass die emotionale Bindung der Mitarbeiter an ihr Unternehmen mit der Qualität der Führung korreliert, untermauern an dieser Stelle die Ergebnisse von Gallup. 2014 befragte das Beratungsunternehmen branchenübergreifend 2034 Arbeitnehmerinnen und Arbeitnehmer ab 18 Jahren in drei Erhebungszeiträumen zwischen April und November. In computergestützten Telefoninterviews wurden zwölf Fragen zum Arbeitsplatz und zum Arbeitsumfeld gestellt – damit sollte der Grad der emotionalen Bindung und der Arbeitszufriedenheit von Mitarbeiterinnen und Mitarbeitern ermittelt werden. Bei der Ursachenerforschung bezüglich der mangelnden Mitarbeiterbindung, wurde hier die Qualität der Führung in den Fokus genommen. 42 % der „emotional nicht Gebundenen" erwogen, in den vergangenen zwölf Monaten ihr Unternehmen wegen des bzw. der Vorgesetzten zu verlassen. Ein Viertel aller befragten Mitarbeitenden hatten wegen der Führungskraft die eigene Stelle gekündigt und 39 % der „emotional nicht Gebundenen" würden das Unternehmen wegen des bzw. der Vorgesetzten sofort verlassen, wenn sie könnten (vgl. Kestel, 2015).

Zusammenfassend lässt sich sagen, dass die jüngere Generation die derzeitige Arbeitswelt durchaus fordern wird. Dabei wird zwangsläufig die Bedeutung von sozialen Medien maßgeblich zur Entstehung von neuen Arbeitsstrukturen und Führungskulturen beitragen (vgl. Purgal, 2015: 104). Es kann postuliert werden, dass als mögliches Resultat der digitalen Welt die Bindungsfähigkeit an das Unternehmen sinkt und ein häufigerer beruflicher Wechsel eher in Erwägung gezogen wird, als Konflikte auszutragen und für bessere Bedingungen am

---

Kindergarten, ein firmeneigenes Fitnessstudio oder Incentive-Reisen sind aufgrund dieser Ergebnisse in einigen Unternehmen als Motivation für die Mitarbeiter eingeführt worden (vgl. Rodeck, 2015: 61). Auch wird an dieser Stelle eine offene und nachhaltige Unternehmenskultur genannt, in die sich jeder sofort integriert und wohl fühlt. „Der Fokus sollte dabei auf flacheren Hierarchien und Gleichberechtigung liegen, da die Angehörigen der [jüngeren Generation] geschlechterübergreifend selbstbewusst sind und sich seltener unterordnen möchten" (Rodeck, 2015: 61).

aktuellen Arbeitsplatz zu kämpfen. Gerade in den weniger attraktiven Branchen (wie z. B. in Unternehmen des Sozialbereichs und der Gesundheitswirtschaft) bleibt dem Management kaum etwas anderes übrig, als mit innovativen Führungskonzepten und neuen Organisationsmodellen dem fortschreitenden Personalmangel und den daraus resultierenden Versorgungsengpässen entgegenzuwirken.

3   Innovative Unternehmen – Reinventing Organizations

Reinventing Organizations heißt frei aus dem Englischen übersetzt das „Neuerfinden oder Neudefinieren von Organisationen" – und bezieht sich hauptsächlich auf ein Umdenken von traditionellen hin zu agilen oder evolutionären Unternehmen (vgl. Lindner, 2016). *Doch was genau verbirgt sich hinter den Begriffen agil und evolutionär und was bedeuten diese Begriffe im Kontext von Unternehmen?* Agilität und Selbstorganisation weisen Verbindungen zu Netzwerkkonzepten und Evolutionstheorien auf. Gemeint sind selbstorganisierende Strukturen unter bestimmten (vorgegebenen) Rahmenbedingungen, aus denen sich interne Prozesse und Elemente durch die Interaktion aller eingebundenen Teile (auch) ungeplant und variabel entwickeln.

Ansätze innovativer Unternehmensformen

Agile Unternehmen
Agil wird im Duden als „beweglich, geschäftig" beschrieben – und geht auf den lateinischen Begriff *agilis* als „leicht zu führen" zurück (Dudenredaktion, 2007: 24). Im Kontext von Unternehmen bedeutet Agilität das dynamische und flexible Anpassen und eine kontinuierliche Weiterentwicklung, um der konstant wachsenden Komplexität und Schnelligkeit des Marktes gerecht zu werden (vgl. von Au, 2017: 106).
„Agilität ist die Fertigkeit, schnell, flexibel und situationsbezogen in chaotischen und dynamischen Situationen zu agieren, indem die Balance zwischen Strukturierung und Flexibilität geschaffen wird, um daraus einen Nutzen für den Kunden und sich selbst zu generieren" (Trepper, 2012: 65). Da sich mit diesen neuen Anforderungen sowohl die Aufgaben und Schwerpunkte als auch die Führungsinstrumente grundlegend ändern, können herkömmliche Organisationsstrukturen der Über- und Unterordnung bzw. traditionelle Weisungs- und Ent-

scheidungsbefugnisse nicht mehr sinnvoll angewendet – und müssen demnach zielführend angepasst werden (vgl. Maehrlein, 2020; Rump, 2019).

Anhand netzwerkartiger Strukturen stellen agile Organisationen den Kunden in den Mittelpunkt des Handelns, der Wunsch des Kunden wird als Ziel vorgegeben. Der Weg wird durch Selbstverantwortung und Selbstorganisation der Mitarbeitenden ermöglicht. Die operativen Aufgaben kann in einem gleichberechtigten Netzwerk effektiver umgesetzt werden – und durch diese Verlagerung von Verantwortung erhalten Professionalität, Qualität und Produktivität eine neue Gewichtung. Bei der Transformation von eher hierarchischen Organisationen hin zu agilen Organisationen sind sechs Dimensionen zu berücksichtigen: Entwickeln eines agilen Zielbilds (z. B. Maximierung des Kundennutzens als Leitbild etablieren), Aufbau einer kundenorientierten Organisationsstruktur (z. B. netzwerkartige Strukturen entwickeln), Einführen eines iterativen und prozesshaften Vorgehens (z. B. dem Kunden kurzfristige Ergebnisse liefern), Etablierung einer mitarbeiterzentrierten Führung (z. B. Führungskraft als Coach und Moderator), Implementierung agiler Führungsinstrumente (z. B. dialogische Personalentwicklung), Leben einer agilen Unternehmenskultur (z. B. die Werte Transparenz, Vertrauen und Feedback auch wirklich „leben").

Um agil zu werden, müssen klassische, hierarchiebasierte Unternehmen ein neues Wertegerüst und ein kunden- sowie mitarbeiterorientiertes Führungsverständnis implementieren (vgl. von Au, 2017: 106). Das Management nimmt dabei eine Schlüsselrolle bei der Einführung agiler Methoden ein: Ein innovatives Führungsverständnis, welches den Kunden und die Mitarbeiter in den Mittelpunkt stellt, fordert ein strategisches und dienendes Führen. Um dieser Herausforderung zu begegnen, arbeiten die „neuen" Führungskräfte mit adaptiven und auf Agilität zugeschnittenen Personalinstrumenten, welche die Vertrauenskultur stärken, die Selbstorganisation fördern und somit das gesamte Unternehmen zukunftsfähig werden lassen (vgl. von Au, 2017: 106).

Agile Methoden schaffen einen Paradigmenwechsel in Unternehmen und revolutionieren somit die eigene Unternehmenskultur. Tradierte Glaubensansätze und Verhaltensweisen werden infrage gestellt. Transparentere Strukturen, in denen sich Mitarbeiter stärker einbringen können und die für alle nachvollziehbar sind, werden geschaffen (vgl. Lindner, 2016).

Evolutionäre Unternehmen

Basierend auf einer stufenförmigen Entwicklungstheorie definiert Laloux eine evolutionäre Organisation als eine Evolution des Bewusstseins hin zu komplexen, verfeinerten Verhaltensweisen und Beziehungsformen (vgl. Laloux, 2016: 18).

Diese Organisationen unterliegen einer ständigen Veränderung mit der entsprechenden Bereitschaft und Weitsicht für kommende Veränderungen. Sie werden als selbstführende und sich verändernde Systeme bezeichnet (vgl. Laloux, 2015: 43 ff.). Evolutionäre Unternehmen sind solche, die sich aufgrund aktueller Gegebenheiten stets weiterentwickeln, verändern und anpassen. *Doch wie können neue Organisationen konkret strukturiert und gebildet werden? Was sind die Merkmale dieses neuen Typs? Wie arbeiten diese neuen Organisationen? Was macht den grundlegenden Unterschied zu traditionellen Unternehmen aus?*

Laloux untersuchte diesbezüglich zwölf Organisationen unterschiedlicher Größe, unterschiedlichen Alters und in unterschiedlichen Branchen in verschiedenen Ländern (vgl. Laloux, 2016: 54). Hierzu gehören neben kommerziellen Organisationen wie Morning Star (USA, Lebensmittel) und AES (USA, Energie) auch Unternehmen aus dem Sozialbereich und des Gesundheitswesens wie z. B. Buurtzorg (Niederlande, Pflege) oder die Klinik Heiligenfeld (Deutschland, Krankenhaus). Laloux geht dabei der Frage nach, wie eine radikal neue Form sinnstiftender Zusammenarbeit aussehen kann und sucht bei den entsprechenden Organisationen nach Gemeinsamkeiten, die letztendlich den entsprechenden Unterschied gegenüber herkömmlichen Organisationen ausmachen. Schließlich kommt er zu der Überzeugung, dass diese Managementpraktiken in jeder Kultur angewendet werden können, weil sie aus grundlegenden menschlichen Bedürfnissen, Sehnsüchten und Fähigkeiten entstehen (vgl. Laloux, 2016: 52 f.).

Laloux beschreibt, dass Gründer von diesen Unternehmen eine neue Metapher nutzen: Sie sehen Organisationen als lebendige Systeme, die sich (wie in der Natur) ständig und überall verändern. Organisationen werden nicht länger als „seelenlose Maschinen" gesehen, sondern als „Lebewesen" behandelt – in der sich die evolutionäre Kraft der Lebensentwicklung entfaltet. „Darin zeigt sich der selbstorganisierende Drang, der jeder Zelle und jedem Organismus innewohnt. Dabei braucht es keine zentrale Autorität, die Befehle gibt und die Entscheidungen trifft" (Laloux, 2016: 54). Anhand der zwölf von ihm erforschten Unternehmen skizziert Laloux, dass die bislang existierenden evolutionären Organisationen nicht mehr im Anfangsstatus ihrer Entwicklung stecken, sondern bereits erfolgreich in ihrer Branche etabliert sind. Einige der Organisationen wurden schon mit evolutionären Ideen gegründet, andere haben zuvor mit traditionellen Managementpraktiken gearbeitet, bevor sie durch ein neues Führungsteam transformiert wurden (vgl. Laloux, 2016: 53).

Phasen evolutionärer Unternehmensentwicklung

Historisch betrachtet entwickelt sich die Menschheit nicht kontinuierlich, sondern durch plötzliche Sprünge. Diese Stufensprünge veränderten in der Vergangenheit nicht nur gesellschaftliche Machtstrukturen und Technologien, sondern auch Führung und Formen unserer Zusammenarbeit (vgl. Laloux, 2016: 18). Um die Genese und Grenzen der Organisationsformen besser zu verstehen, skizziert Laloux zunächst vier prototypische Phasen der gesellschaftlichen Entwicklung (tribal – traditionell – modern – postmodern). Laloux stellt dabei den Bezug zu den Entwicklungsstufen der Organisationsmodelle her und konstatiert, dass das Erreichen einer höheren Stufe auch einen Durchbruch in Form einer neuen Zusammenarbeit bedeutet (vgl. Laloux, 2016: 18 ff.).

In seinem Buch *Reinventing Business* vergleicht Fischer (2016) diese Stufen mit den Phasen des Organisationskonzeptes von Lievegoed und Glasl (1993) – der *Dynamischen Unternehmensentwicklung*. In den vier darin beschriebenen Phasen werden unterschiedliche Situationen von Unternehmen in einen Entwicklungszusammenhang gebracht und die Möglichkeiten, Herausforderungen und Lösungsansätze jeweils veranschaulicht (vgl. Fischer, 2016: 4): „Jeder Unternehmensphase liegt ihr eigenes Verständnis von Unternehmen zugrunde. Damit verbunden ist eine entsprechende Organisations- und Führungskultur" (Fischer, 2016: 5). Laloux beschreibt in seinem Konzept eine sehr ähnliche Einteilung des Entwicklungsprozesses wie Lievegoed und Glasl – er ergänzt diesen Prozess aber um die Phase der hierarchiefreien Unternehmen (tribal – traditionell – modern – postmodern – integral).

Pionierphase
Die Pionierphase ist die Phase, in der sich der Gründer eines Unternehmens (Pionier) intensiv mit einem neuen Geschäftsmodell beschäftigt und schließlich ein Unternehmen aufbaut, das vollständig seinen Vorstellungen entspricht und ganz auf seine eigenen Fähigkeiten zugeschnitten ist (vgl. Fischer, 2016: 9). Nach Lievegoed und Glasl führen die jeweiligen Eigentümer dieses Unternehmen autokratisch. Ihre besonderen Fähigkeiten und ihr Charisma verschaffen den Pionieren Respekt und Anerkennung bei „ihren" Mitarbeitenden. Die Gründer betrachten das Unternehmen als ein von ihnen allein geschaffenes Werk und erheben damit ein Besitz- und Machtanspruch einschließlich „ihrer" Mitarbeiter, um die sie sich bis ins Privatleben hinein nach besten Wissen und Gewissen kümmern (vgl. Lie-vegoed, Glasl, 1993: 46 f.).

Laloux beschreibt diese Phase als „tribale oder impulsive Weltansicht". Vor etwa 10.000 Jahren entwickelten sich Gesellschaften mit mehreren 1000 Menschen, die eher impulsiv und egozentrisch handelten. Um die soziale Ordnung innerhalb dieser Gesellschaften zu sichern, entstand die Rolle des „Häuptlings", der die gewünschte Ordnung (wenn nötig auch mit Gewalt) von oben nach unten durchsetzt. Diese Organisationsform zeichnet sich vor allem durch Machtausübung gegenüber Untergebenen aus. Sie wird durch Angst und Respekt vor dem „Häuptling" und durch Loyalität ihm gegenüber zusammengehalten (z. B. Mafia, Straßengangs). Diese impulsiven Organisationen ziehen demnach zwei außergewöhnliche Durchbrüche mit sich: Top-Down-Befehlsautorität und Arbeitsteilung (vgl. Laloux, 2016: 20 f.).

Differenzierungsphase
Nach Fischer wird bei Lievegoed und Glasl die Differenzierungsphase von Regeln und Formalitäten geprägt. Der Pionier bzw. Gründer des Unternehmens hat in dieser Phase seine Alleinherrschaft aufgegeben und ein strukturiertes Management geformt, welches die Entscheidungen weiter nach seinen Regeln trifft. Die gesamte Unternehmensstruktur und die Prozesse werden dafür hierarchisch geregelt. Durch diese Aufgabenzerteilung ohne gemeinsame Kommunikationsstruktur verliert die einzelne Mitarbeiterin bzw. der einzelne Mitarbeiter allerdings den Blick für das Ganze (vgl. Fischer, 2016: 21).

Eine ähnliche Phase formuliert auch Laloux in dem „traditionell konformistischen Paradigma". Etwa 4000 Jahre vor Christus entstand eine Weltsicht, in der die Gesellschaft streng in soziale Klassen oder Kasten aufgeteilt war. Diese Ansicht basierte auf einem Gründungsmythos mit gottgegebenen, unveränderbaren Gesetzen. Die Mitglieder der traditionellen konformistischen Gesellschaft haben gelernt, die Impulsivität des „Häuptlings" der vorangegangenen Phase zu kontrollieren, was das Zusammenleben in einer gemeinsamen Welt mit mehr Stabilität und Sicherheit für den Einzelnen ermöglicht. In traditionellen konformistischen Organisationsformen (z. B. in der katholischen Kirche) bestimmen klare Rangordnungen und Regeln die Rollen der Mitglieder und die Erwartungen an sie innerhalb dieser Rollen. Traditionellen konformistischen Organisationen werden zwei Durchbrüche zugeschrieben: wiederholbare Prozesse (beispielsweise die Erntefolge) und formale Rollen in stabilen Organisationen (vgl. Laloux, 2016: 22 f.).

Integrationsphase
Die Integrationsphase entwickelt sich aus einem Sinnverlust der Differenzierungsphase. Um neue Herausforderungen des Unternehmens zu

bewältigen, werden in der Integrationsphase die Starrheit der Regeln und Prinzipien an das Erreichen des gewünschten Ziels angepasst. Hier geht es darum, dass die Mitarbeiterinnen bzw. Mitarbeiter im Sinne eines vorher formulierten Unternehmenszieles handeln können, obwohl sie kein Detailwissen vom Ganzen mehr haben (vgl. Fischer, 2016: 33). Die Phase wird vom Konzept der Prozessorganisation geprägt. Im Gegensatz zur Differenzierungsphase sollen Probleme nicht nur unter Führungskräften, sondern durch die Kooperation der jeweils betroffenen Fachleute gelöst werden (vgl. Lievegoed & Glasl, 1993: 72).

Laloux bezeichnet diese nächste Entwicklungsphase als „modernes leistungs-orientiertes Paradigma" (vgl. Laloux, 2016: 24). Vor etwa 200 Jahren entstand mit der wissenschaftlichen und industriellen Revolution eine neue Weltsicht. Auf dieser Stufe wird die Welt nicht länger als festes Universum gesehen, das von unveränderlichen Regeln bestimmt wird, sondern als Konstrukt deren Naturgesetze wissenschaftlich untersucht und verstanden werden können. Der Mensch kann sich verschiedene Welten vorstellen, kann bestehende Dogmen und soziale Verhältnisse hinterfragen. Diese Entwicklung machte die Abschaffung der Feudalherrschaft möglich. Gesetze wurden eingeführt und demokratische Prozesse verstetigt, was in einem hohen Maß an Wohlstand und Lebenserwartung mündete (vgl. Laloux, 2016: 24 ff.).

Moderne leistungsorientierte Organisationsformen sind durch Expansion und Profit gekennzeichnet. Die jeweiligen Organisationen werden als Maschinen, die reibungslos funktionieren müssen, beschrieben. Das Organisationsmodell beein-flusst die heutigen Managementstrategien maßgeblich durch eine ausschließlich betriebswirtschaftliche Orientierung in der effiziente Praktiken zur Steigerung der Profite vorherrschen. Die modernen leistungsorientierten Organisationen sind gekennzeichnet durch drei Durchbrüche; Neben der Innovation und dem Leistungsprinzip, herrscht hier die Verlässlichkeit in Form von Zielen – das Management formuliert eine allgemeine Ausrichtung und die Ziele werden dann an die untergeordneten Mitarbeiterinnen bzw. Mitarbeiter weitergegeben (vgl. Laloux, 2016: 24 ff.).

Assoziationsphase

Die Integration des Unternehmens in die Umwelt wird im Anschluss von Glasl als Kernaufgabe der Assoziationsphase beschrieben (vgl. Lievegoed & Glasl, 1993: 116). Die Unternehmensgrenzen werden zum ersten Mal relativiert. Lieferanten und Kunden sollen bei der Produkt- und Verfahrensentwicklung mit-wirken, was die Änderung von einer machtgeprägten zu einer vertrauensvollen Abhängigkeit nach sich zieht (vgl. Lievegoed & Glasl, 1993: 117). In dieser Phase wird die Organisation als lernendes System gesehen. Das Unternehmen befindet sich in einer ständigen Weiterentwicklung, die von jeder Mitarbeiterin bzw. jedem Mitarbeiter initiiert und verantwortet werden kann (vgl. Lievegoed & Glasl, 1993: 120).

Laloux nennt diese Phase „postmodernes pluralistisches Paradigma" (vgl. Laloux, 2016: 30). Erste Anfänge einer postmodernen pluralistischen Sichtweise finden sich bereits im späten 18. und 19. Jahrhundert, als die Abschaffung der Sklaverei, die Gleichberechtigung der Frau und die Religionsfreiheit vorangebracht werden konnte. Richtig verbreitet wurde diese Weltsicht jedoch erst, als sie Grundlage eines allgemeinen kulturellen Wandels in den 1960er und 1970er Jahren wurde. Die Menschen auf dieser Stufe sind sich bewusst über die Schattenseiten der modernen Weltsicht wie Materialismus, soziale Ungerechtigkeit, Zerstörung der Umwelt und Verlust der Gemeinschaft. Sie streben daher nach Zugehörigkeit, festen sozialen Gefügen und stellen gemeinsame Werte in den Vordergrund (vgl. Laloux, 2016: 30 f.).

Zwar ist die vorangegangene moderne und leistungsorientierte Perspektive nach wie vor in Wirtschaft und Politik vorherrschend, jedoch bestimmen zunehmend postmoderne Ansichten und pluralistische Denkweisen das Handeln (in Organisationen). Die Führungskräfte sehen die Menschen nicht nur als Zahnräder einer Maschine, sondern als Familien- oder Gemeinschaftsmitglieder, in der jeder seinen Platz hat und man sich umeinander kümmert. In dieser Organisationsform wird die Autonomie der Mitarbeitenden durch die Übertragung der Verantwortung durch die Vorgesetzten zum wichtigen Mittel, um eine herausragende Motivation für die Organisation zu erreichen. Zudem werden eine werteorientierte Kultur und die Integration verschiedener Interessengruppen als Durchbruch beschrieben (vgl. Laloux, 2016: 30 f.).

Doch auch die postmodernen pluralistischen Organisationen geraten bereits an ihre Grenzen, weil in diesen Unternehmen ein innerer Widerspruch herrscht: Man möchte alle Mitarbeiterinnen bzw. Mitarbeiter gleichbehandeln und einen Konsens finden, jedoch wird die hierarchische Pyramidenstruktur grundsätzlich beibehalten. Es findet lediglich eine Delegierung der Verantwortung in fest definierten Bereichen durch die Führungskräfte des leitenden und mittleren Managements auf die Mitarbeitenden statt (vgl. Laloux, 2016: 32). An dieser Stelle stellt sich die Frage, welche Entwicklungsstufe der postmodernen pluralistischen Weltansicht folgen könnte. Laloux postuliert, dass diese Stufe gerade in der Entstehung ist und es noch nicht vorhersagbar sei, wie sie verlaufen und die Welt verändern wird. Er bezeichnet diese Phase als das „integrale evolutionäre Paradigma" (vgl. Laloux, 2016: 38).

Hierarchiefreie Phase

In seinem Buch *Reinventing Organizations* beschreibt Laloux eine Management-theorie, die den Menschen in den Mittelpunkt stellt. Er stellt eine hierarchiefreie Zusammenarbeit im Unternehmen dar, die von einem persönlichen Austausch-prozess auf Augenhöhe geprägt ist (vgl. Fischer, 2016: 57).

Aufbauend auf der postmodernen Weltansicht geht es hier um die individuelle und kollektive Entfaltung der Mitglieder und die Auflösung vorhandene Macht-strukturen zugunsten natürlicher Hierarchien. Als Metapher werden „lebendige Systeme" in ihrer evolutionären Weiterentwicklung genannt. Menschen auf dieser Stufe hören auf ihre „innere Stimme" und suchen nach Ganzheit und Verbunden-heit mit der Natur und anderen Menschen (vgl. Laloux, 2016: 38 f.).

Übertragen auf Organisationsformen bedeutet dies, dass sich Organisationen mit all ihrer Komplexität in einem ebenso komplexen Umfeld eigenständig (auto-nom und selbstverantwortlich) organisieren sowie flexibel und dynamisch an die Umwelt anpassen. Sie besitzen keine Machthierarchien und sind auf der Suche nach besseren Wegen und Möglichkeiten eines menschlichen Miteinanders im Arbeitskontext. Gemeinschaftsgeist und Unternehmenssinn rücken ins Zentrum – der Mensch wird in seiner Ganzheit betrachtet und anerkannt (vgl. Laloux, 2016: 38 f.).

4   Von traditionellen zu hierarchiefreien Unternehmen

Organisationen sind als labile soziale Gebilde in das gesellschaftliche Umfeld eingebunden. Daher hat gesellschaftlicher Wandel auch immer Auswirkungen auf den Wandel in Organisationen beispielsweise bezüglich der Kommunikations-struktur und des Führungsverhaltens. Das bedeutet: Organisationen entwickeln und verändern sich (vgl. Rosenthal, 2009: 5).

„Organisationen befinden sich in einem konstanten Wandel. Eine Kernaufgabe des modernen Managers ist es, Veränderungen gemeinsam mit Mitarbeiterinnen bzw. Mitarbeitern durchzuführen und diese dabei aktiv einzubeziehen. Gerade in Zeiten von Fachkräftemangel und sich ständig ändernden Marktbedingungen ist es wichtig, ein Unternehmen zukunftsfähig auszurichten" (Lindner, 2016). Es geht darum, den unausweichlichen gesellschaftlichen Wandel durch Führungs-instrumente wie beispielsweise eine offene Kommunikationskultur, Anerkennung, Vertrauen und Loyalität im Unternehmen gut zu begleiten.

Gestaltung der Unternehmenskultur

1 | In Zusammenhang mit Unternehmen bezeichnet der Begriff Kultur alle symbolischen Leistungen in der Entwicklung der Menschheit und Zivilisation (vgl. Wagner, 2017: 16). „Unternehmenskultur prägt auf die eine oder andere Weise alle Unternehmen. Dies ist den Akteuren meist nicht bewusst und genau darin liegen auch die Bedeutung und die Wirksamkeit" (Wagner, 2017: 49).

Lies definiert Unternehmenskultur als die „Grundgesamtheit gemeinsamer Werte, Normen und Einstellungen, welche die Entscheidungen, die Handlungen und das Verhalten der Organisation prägen". Die Handlungen einer Organisation bilden die Beobachtungsfläche für ihre Mitglieder (Führungskräfte, Mitarbeiterinnen bzw. Mitarbeiter) sowie für Dritte (Kundinnen bzw. Kunden, Lieferanten) und tragen maßgeblich zum Image (Fremdbild) und zur Reputation (Ruf) eines Unternehmens bei. Lies unterscheidet zwei Ebenen der Unternehmenskultur: die Tiefenstruktur als handlungsprägende Ebene (Werte, Normen, Einstellungen) sowie die Oberflächenstruktur, die extern beobachtbar ist (Firmenlogo, Leitbild). Dabei bildet die Tiefenstruktur den handlungsprägenden Rahmen, welche die Oberflächenstruktur bestimmt. Allerdings gilt es als umstritten, ob und wieweit sich die Tiefenstruktur durch interne Kommunikation, Anreize oder Sanktionen (überhaupt) verändern lässt.

„Unternehmenskultur ist einfach da" und jede neue Mitarbeiterin bzw. jeder neue Mitarbeiter hat sich spätestens nach ein paar Wochen ein Bild davon gemacht, welche Werte und Regeln zu beachten sind und was geringschätzig betrachtet wird – kurzum „wie es hier läuft" (vgl. Wagner, 2017: 7). Unternehmenskultur macht sich in vier verschiedenen Dimensionen bemerkbar (vgl. Wagner, 2017: 11 ff.):

- *Phänomene:* Was kann man sehen? Welche Art von Botschaft vermitteln Architektur oder Ausstattung? Beispielsweise der erste Eindruck beim Betreten einer Arztpraxis.
- *Klima:* Was kann man fühlen? Die Zufriedenheit der Beschäftigten im Unternehmen (Arbeitsklima), Ruhe oder Hektik.
- *Geschichten:* Was kann man in der eigenen Organisation oder in deren Umfeld hören? Worüber wird gesprochen? Worüber nicht? Gibt es eher positive oder negative Geschichten?
- *Schlüsselsituationen:* Was erlebt man in Situationen, in denen Regeln und Werte sozusagen „auf dem Prüfstand" stehen?

Da es in Organisationen des Gesundheits- und Sozialbereiches immer um den Einsatz von und die Zusammenarbeit mit Menschen geht, spielen das menschliche Miteinander, die humane Orientierung sowie die Dimensionen der Werte, Normen und Regeln eine zentrale Rolle. Daher wird die Kultur dieser Organisationen zu einem wesentlichen Erfolgselement für die Geschäftsführung und das Management (vgl. Wagner, 2017: 6). „Führung und Management müssen sich mit Unternehmenskultur auseinandersetzten, wenngleich diese als solche nicht klassisch gemanagt werden kann. Aus Führungsperspektive sollte sie als wesentliche Ressource für eine produktive Arbeit, für Arbeitszufriedenheit, unternehmerischen Erfolg und zukunftsorientierte Wettbewerbsstärke bewusst beobachtet und gefördert werden" (Wagner, 2017: 49).

2 | Betrachtet man die neuen Organisationsmodelle, ergeben sich in erster Linie folgende gemeinsame Handlungsstrategien des Managements, welche die Tiefenstruktur der Unternehmenskultur beeinflussen und anschließend zu einer Veränderung der Oberflächenstruktur geführt haben:

- die Realisierung von flachen Hierarchien und kurzen Entscheidungswegen
- ein kontinuierlicher partnerschaftlicher Dialog mit den Mitarbeiterinnen bzw. Mitarbeitern
- die Förderung von Kreativität und Eigenständigkeit der Mitarbeitenden
- eine explizite, individuelle Perspektive im Unternehmen für alle
- eine als gerecht empfundene Entlohnung
- die Berücksichtigung des persönlichen sozialen Umfeldes und flexibler Arbeitszeiten

Dabei sollten beispielsweise gemeinsame Projekte, Herausforderungen und Ziele im Fokus stehen, in denen sich die Mitarbeiterinnen bzw. Mitarbeiter als Teil eines funktionierenden Teams sehen und somit die individuelle Identifikation mit der Dienstleistung oder dem Produkt verstärkt wird.

Beispiel

Als ein bekanntes Beispiel kann die Upstalsboom Hotel und Freizeit GmbH & Co.KG genannt werden. Nachdem Bodo Jansen, Unternehmer und Geschäftsführer der Hotelkette, nach einer im Jahr 2010 durchgeführten Mitarbeiterbefragung konstatieren musste, dass die allgemeine Stimmung im Unternehmen miserabel war, wurde die Kommunikationskultur nachhaltig modifiziert. Mit Hilfe wissenschaftlicher und spiritueller Erkenntnisse transformierte sich

innerhalb von knapp drei Jahren eine rein betriebswirtschaftliche Führungskultur in eine „Wertschätzungs- und Lernkultur", welche die Anliegen und
Wünsche der Mitarbeiterinnen bzw. Mitarbeiter berücksichtigte und umsetzte
(vgl. Upstalsboom Kultur & Entwicklung GmbH, 2013; Janssen & Grün,
2017; Janssen, 2016). In einem Workshop wurde anschließend im Jahr 2013
gemeinschaftlich ein neues Leitbild in einem Wertebaum mit zwölf Werten
entwickelt.[2] Auf der Webseite der Hotelkette werden die positiven Auswirkungen des Upstalsboom Weges in konkreten Zahlen für jeden transparent
beschrieben:

- Steigerung der Zufriedenheit der über 600 Mitarbeitern auf 80 %
- Senkung der durchschnittlichen Krankheitsquote von 8 % auf 3 %
- Steigerung der Weiterempfehlungsrate unser über 300.000 Gäste auf 98 %
- Verdopplung der Unternehmensumsätze innerhalb von drei Jahren, bei
  überproportionaler Steigerung der Produktivität

Anhand dieses Beispiels kann nachvollzogen werden, dass die Bedeutung
der Unternehmenskultur aufgrund der zunehmenden Konkurrenz der
Organisationen untereinander stark zunimmt. Eine positive Kultur kann
sich bei den Anbietern von gleichen Dienstleistungen und Produkten als
Alleinstellungsmerkmal erfolgreich abzeichnen. Die Kompetenzen der Mitarbeiterinnen bzw. Mitarbeiter, die Art und Weise der Zusammenarbeit, der
Einsatzwille, das Aufnehmen und Lösen von Problemen können demnach als
Wettbewerbsvorteil betrachtet werden (vgl. Wagner, 2017: 7). Somit bildet
eine positive und inspirierende Unternehmenskultur das Fundament für eine
permanente Innovationsfähigkeit und für den nachhaltigen wirtschaftlichen
Erfolg dieser Organisationen. ◄

---

[2] Der Wertebaum besteht aus zwölf Werten (Janssen & Grün, 2017: 125): 1. Fairness
(„Gleiche Regeln für alle"), 2. Qualität („Unser Anspruch. Menschen zu begeistern"), 3.
Wertschätzung („Erkenne Gutes und sprich darüber"), 4. Lebensfreude („Wir überraschen
den Alltag"), 5. Zuverlässigkeit („Ein Upstalsboomer, ein Wort"), 6. Herzlichkeit („Jedes
Lächeln kehrt zu Dir zurück"), 7. Offenheit („Trau' Dich"), 8. Verantwortung („Entscheid
Du und steh' dazu"), 9. Loyalität („Mit Menschen sprechen, anstatt über sie zu reden"), 10.
Vertrauen („Wir glauben an Dich, glaube Du an uns"), 11. Achtsamkeit („Wir leben den
Moment und gestalten die Zukunft"), 12. Vorbild („Wir leben unsere Werte").

Veränderung der Organisationsstruktur

1 | Klassische Organisationen sind in der Regel Linienorganisationen mit einer stark hierarchischen Struktur (Häusling & Rutz, 2017; Olfert, 2012: 147 ff.; Steinbuch, 1995, 166 ff.). Der Begriff Hierarchie bezeichnet eine grundlegende Systematik und eine Über- bzw. Unterordnung zwischen organisatorischen Einheiten oder Personen. Sowohl Organisationen als auch soziale Systeme beinhalten Hierarchien. Die Hierarchie stellt somit ein bestimmtes System der Ordnung dar (vgl. Weis, 2013). Als Linienorganisationen werden Grundformen eines Leitungssystems verstanden, bei der hierarchisch untergeordnete organisatorische Einheiten Weisungen von jeweils einer (Ein-Linien-Prinzip) oder mehreren übergeordneten Instanzen (Mehr-Linien-Prinzip) erhalten (vgl. Schewe, 2018). Bei der Ausrichtung auf die Kundenbedürfnisse werden Linienorganisationen meist als Hindernis gesehen. Während die Teams Kundennutzen generieren wollen, sind die Führungskräfte mit der Aufgabenverteilung innerhalb der hierarchischen Strukturen beschäftigt (vgl. Häusling & Rutz, 2017).

In einer agiler werdenden Organisation verändert sich die Rolle der Führungskräfte grundlegend. Im Kontext von Agilität steht nicht mehr die Geschäftsführung an der Spitze, sondern der Kunde. Die Kundenzufriedenheit entscheidet letztendlich über Erfolg und Misserfolg des Unternehmens.[3] Die Organisationsstrukturen werden neu ausgerichtet, die pyramidalen Strukturen beginnen zu kippen. Bisher waren alle Instrumente wie Zielvereinbarungen oder Anreizsysteme auf die Aufrechterhaltung der Pyramide ausgerichtet, was zur Folge hatte, dass die Mitarbeiter der Unternehmenslinie gegenüber loyaler waren als dem Kunden. Um langfristig erfolgreich zu sein und zu bleiben, müssen Unternehmen daher agile Organisationsstrukturen schaffen, die auf die nachhaltige Zufriedenheit des Kunden ausgerichtet sind (vgl. Häusling & Rutz, 2017).

2 | Laloux geht noch einen Schritt weiter und behauptet, auch wenn Pyramidenstrukturen und Hierarchieebenen eine gewisse Ordnung und Stabilität in Organisationen bringen, sind sie mit der Komplexität unserer heutigen Welt überfordert (vgl. Laloux, 2016: 64). In seinem Buch *Reinventing Organizations*

---

[3]Zur Agilität und zur Führung selbstorganisierter Teams gibt es von Solingen (2017) einen interessanten Roman für Manager und Projektverantwortliche, der die Geschichte von Mark erzählt – einer Führungskraft in einer großen Supermarktkette, in der auf Selbstorganisation umgestellt wird. Der Roman „Der Bienenhirte" vermittelt auf originelle Weise Einsichten in das Führen selbstorganisierter Teams – wie eine Aufgabe des Imkers, der bei seinen Bienen dafür sorgt, dass sie ihre Arbeit so gut wie möglich machen können.

skizziert er organisierte Netzwerkstrukturen aus eigenständig denkenden und handelnden Teams. Alle Teammitglieder begegnen sich dabei auf Augenhöhe. Laloux postuliert, dass unzählige Problematiken, die durch Führung entstehen (z. B. lange Entscheidungswege), somit gar nicht erst auftreten. Die Prozesse konzentrieren sich langfristig auf den Kunden anstatt auf interne Unternehmensbelange (vgl. Laloux, 2016: 64 ff.).

In unserer heutigen dynamischen Umwelt müssen die einzelnen Unternehmen in der Lage sein, ihre Produkte bzw. Dienstleistungen immer schneller und konsequenter an Veränderungen des Marktes anzupassen. Agile und evolutionäre Organisationen stellen den Kunden anhand netzwerkartiger Strukturen und interdisziplinärer bzw. bereichsübergreifender Teams (deren Mitarbeiter unterschiedliche Fähigkeiten mitbringen) in den Mittelpunkt des Denken und Handelns, während bei traditionellen Organisationen häufig in hierarchischen Pyramiden und thematisch abgegrenzten Bereichen gedacht und gehandelt wird (vgl. Häusling & Fischer, 2016: 32).

Beispiel

Als Beispiel zur Strukturveränderung in Organisationen kann die Messinggießerei FAVI im Norden Frankreichs angeführt werden, die u. a. Getriebegabeln für die Autoindustrie produziert. Jahrzehnte lang wurde das 1950 gegründete Unternehmen in traditioneller Weise durch hierarchische Strukturen geführt, bis 1983 ein neuer Geschäftsführer eingesetzt wurde, der die Aufbau- und Ablauforganisation des Unternehmens komplett umstrukturierte. Heute arbeitet FAVI mit dreizehn selbstgeführten Teams. Die meisten davon sind für einen bestimmten Kunden zuständig (z. B. Audi). Diese unmittelbare Beziehung ermöglicht die direkte Einbeziehung des Kunden in den Herstellungsprozess. Neben dem Geschäftsführer gibt es keine weitere Managementebene und kein Leitungsgremium. Während alle Mitbewerber dieser Branche nach China gegangen sind, um mit günstigeren Arbeitskräften zu arbeiten, konnte FAVI als einziger Produzent in Europa bleiben und sogar einen Marktanteil von 50 % halten. Im Laufe von 25 Jahren ist nicht eine Lieferung zu spät verschickt worden. Die Mitarbeiterinnen und Mitarbeiter werden zu einem hohen Anteil am Gewinn beteiligt – eine Fluktuation der Arbeitnehmerinnen bzw. Arbeitnehmer ist praktisch nicht vorhanden (vgl. Laloux, 2016: 65 ff.). ◄

Grundprinzipien von Reinventing Organizations

Bei der Übertragung der ganzheitlichen Perspektive der organisatorischen Entwicklung in das Modell *Reinventing Organizations* stützt sich Laloux auf die drei Dimensionen Selbstführung, Ganzheit und evolutionärer Sinn. Deren Kernfaktoren sind von ihm nicht nur konzeptionell, sondern auch empirisch anhand von zwölf sehr unterschiedlichen Unternehmen beschrieben worden. Finden diese Thesen ganz oder teilweise in der strategischen Ausrichtung des Managements Berücksichtigung, trägt dies maßgeblich zum Gelingen der Entwicklung einer integralen Organisationsform bei (vgl. Laloux, 2016: 81 ff.).

Selbstführung – Steuerung durch kollegiale Beziehungen
Die bisherige Annahme, dass wenige Leute an der Spitze des Unternehmens gute Entscheidungen für alle treffen, wird verständlicherweise in einer zunehmend komplexeren Welt immer fragwürdiger. Laloux behauptet, dass komplexere Organisationsprozesse besser durch verteilte Autorität in Netzwerken erfasst und bearbeitet werden können. „Wir dachten, wir brauchen Hierarchien und Pyramiden. Jetzt wissen wir, wie man wirkungsvollere und flüssigere Systeme verteilter Autorität schaffen kann" (Laloux, 2016: 57).

Selbstführung bedeutet in diesem Kontext nicht, dass Hierarchien und Vorgesetzte abgeschafft werden und somit ein Machtvakuum und Chaos entsteht. Vielmehr sollen die Beschäftigten durch ihre Kompetenzen ihre Rolle im Unternehmen finden, auch wenn sich einige mit engeren Rollen begnügen werden. Beispielsweise kann ein Mitarbeiter besser zuhören, ein anderer besser planen und eine Mitarbeiterin ist besonders gut im Umgang mit Konflikten. „Das Ziel besteht nicht darin, dass alle gleich mächtig werden, sondern das alle vollkommen mächtig werden" (Laloux, 2016: 79).

Um ein System verteilter Autorität zu realisieren, müssen alle bestehenden traditionellen Managementpraktiken und Führungsstrukturen erneuert werden. Die vierzehn wichtigsten Strategien fasst Laloux (2016: 64 ff.) zusammen – vier Prinzipien werden dabei von ihm näher erläutert und mit Beispielen hinterlegt:

- *Organisationsstruktur:* Die Notwendigkeit der Abkehr von den Hierarchieebenen hin zu verteilter Autorität in Netzwerken
- *Entscheidungsfindung:* Entscheidungen werden nicht hierarchisch durch Konsens oder Mehrheitsentscheidung, sondern von einer Form kollektiver Intelligenz beeinflusst

- *Entlohnung:* Beispielsweise spricht ein jährlich wechselndes Gremium von Freiwilligen Empfehlungen aus zu der von der Mitarbeiterin bzw. vom Mitarbeiter selbst vorgeschlagenen Gehaltserhöhung
- *Leistungsmanagement:* Der Leistungsgedanke besteht nicht wie in herkömmlichen Organisationen darin, dass Druck der Führungskräfte auf die Mitarbeiterin bzw. auf den Mitarbeiter ausgeübt wird, um die Leistung der Organisation zu steigern

Die oft missverständliche Annahme, dass Selbstführung die Abschaffung der Strukturen und „Narrenfreiheit" für Jeden bedeutet, wird durch Forschungsergebnisse widerlegt. Wie in der Natur gibt es auch in Unternehmen Strukturen, Koordinationsmechanismen sowie bestehende Prozesse (z. B. Entscheidungsfindung, Konfliktlösung) und die Mitarbeiterinnen bzw. Mitarbeiter arbeiten in definierten Rollen (vgl. Laloux, 2016: 62).

Ganzheit – Einbeziehung der ganzen Person in die Arbeit
In klassischen Organisationsformen gibt es aus verschiedenen Gründen einen subtilen Druck, der Mitarbeiterinnen bzw. Mitarbeiter dazu veranlasst, eine professionelle Rolle „zu spielen" (z. B. um durch ein bestimmtes äußeres Erscheinungsbild „den Rang" in der Hierarchie zu verdeutlichen). Die Organisationen wiederum erheben einen Anspruch auf die Person in der professionellen Rolle, was im Umkehrschluss bedeutet, dass Menschen nie ganz authentisch in ihrer Arbeit sein können (vgl. Laloux, 2016: 82). „Enorme Energie wird freigesetzt, wenn wir endlich unsere Masken fallen lassen und wagen, ganz wir selbst zu sein" (Laloux, 2016: 81). Doch zum wahren Selbst zu stehen, birgt auch immer ein Risiko in sich. Das „Ego" sucht Erfolg und Anerkennung. Männliche Eigenschaften wie rationales Denken und Entschlossenheit dominieren immer noch weibliche Eigenschaften wie z. B. Fürsorge und Empfindsamkeit, die sich nicht besonders positiv auf die Karriere auswirken und im schlimmsten Fall auch noch für Spott oder Unverständnis sorgen. Aus diesem Grund verstecken viele Menschen ihre Zweifel und ihre Verletzlichkeit, als Folge fühlt sich der eigene Arbeitsplatz „leblos" an (vgl. Laloux, 2016: 84 ff.).

Um die Ganzheit am Arbeitsplatz zu erreichen, greift Laloux (2016: 94 ff., 2015: 144 ff.) auch hier bestehende Managementpraktiken auf und fügt neue hinzu. Seinen Schwerpunkt legt er auf folgende sechs Prinzipien:

- *Sichere Umgebung*: geprägt durch Respekt und Vertrauen
- *Meetings:* regelmäßige Gespräche über Werte und Grundregeln (z. B. ein Wertetag)

- *Arbeitszeit bzw. Arbeitszeitgestaltung*: berücksichtigt die verschiedenen Verpflichtungen des Lebens der Arbeitnehmerinnen bzw. Arbeitnehmer
- *Leistungsbeurteilungen als angstfreier Prozess*: ermöglichen Selbstreflexion und Feedback ohne Verurteilung
- *Räume zur Reflexion*: die Mitarbeiter können einer kontemplativen bzw. besinnlichen Praxis nachgehen (Spaziergänge in der Natur)
- *Storytelling:* zur Schaffung einer Gemeinschaft

Wenn Titel und Selbstdarstellung unbedeutend werden, kehrt wieder „Lebendigkeit" an den Arbeitsplatz zurück. Viele der vorgestellten zwölf evolutionären Organisationen schaffen hierfür die Voraussetzungen, sodass durch Vertrauen, Transparenz und wertschätzendes Feedback, Konflikte im Anfangsstadium verhindert bzw. vorhandene gelöst werden können.

Evolutionärer Sinn – Die Organisation passt sich an und wächst
Die Vorstellung, dass Organisationen einen evolutionären Sinn haben, auf den die Menschen hören können, ist wohl die weitreichendste der drei genannten Dimensionen (vgl. Laloux, 2016: 130). Er postuliert, dass vielmehr der gemeinsame Sinn oder die gemeinsame Aufgabe des Unternehmens die Entscheidungsfindung beeinflussen als der Selbsterhalt der Organisation durch Gewinnmaximierung und Sicherung der Marktanteile (vgl. Laloux, 2016: 113 ff.).

Zur Erreichung der herkömmlichen Ziele plant das Management eine Strategie, die in der Regel auf die Fortschreibung der Vergangenheit und auf einer bestimmten Annahme der möglichen zukünftigen Entwicklung basiert (Strategiefindung). Dazu werden bestimmte Instrumente wie Leistungskennzahlen oder finanzielle Kennzahlen eingesetzt und in Projektplänen verdichtet (Strategieumsetzung) In diesem Planungsprozess besteht die Rolle der Geschäftsführung bzw. des oberen Managements darin, das Umfeld der Organisation zu analysieren und auf dieser Grundlage eine Strategie zu entwickeln, die anschließend von den Organisationsmitgliederinnen bzw. Organisationsmitgliedern auch zielführend umgesetzt werden kann. Verständlicherweise bietet ein solcher Prozess dann wenig Raum für das Nachdenken über den evolutionären Sinn eines Unternehmens. An dieser Stelle schildert Laloux den wirksamen Schritt zum Durchbruch seiner dritten These: Weg von Vorhersage und Kontrolle, hin zum Spüren und Antworten (vgl. Laloux, 2016: 113 ff.). „Was wäre, wenn wir nicht länger versuchen würden, die Zukunft zu erzwingen? Was wäre, wenn wir stattdessen einfach mit dem, was sich zeigen will, tanzen?" (Laloux, 2016: 111).

Zur Umsetzung seiner dritten Kernthese vom evolutionären Sinn greift Laloux (2016: 115 ff.) erneut bereits bestehende Managementpraktiken auf, die dann ganz neu betrachtet werden können. Dazu hat er vier Prinzipien genauer in den Fokus genommen:

- *Strategien*: werden auf die aktuellen Gegebenheiten flexibel angepasst und ausgerichtet
- *Budgetplanungen*: beziehen sich nur auf die zeitnahen, wichtigsten Entscheidungen und nicht routinemäßig auf jährliche Zielzahlen und deren Erreichung
- *Changemanagement*: muss nicht geplant und projektiert werden, sondern schließt sich als selbstverständlicher Prozess ganz spontan den Veränderungen der Umgebung an
- *Konkurrenzfreiheit:* die Organisationen mit einem übergeordneten Sinn bzw. deren Akteure geben die Ideen an ihre interessierten Mitbewerber weiter, um den Sinn schneller zu verbreiten (kein Konkurrenzdenken)

Organisationen mit einem übergeordneten Sinn erweitern ihre Verantwortung, indem sie Kundinnen bzw. Kunden, Mitarbeitende, Zulieferer und andere Interessengruppen in die Prozesse einbeziehen. Statt Strategien vorzugeben, wird eher eine Sensibilität für Änderungen im Umfeld des Unternehmens ausgebildet. Nicht notwendigerweise müssen alle oben genannten drei Faktoren oder Dimensionen von den Organisationen gänzlich umgesetzt werden. Zu Beginn konzentrieren sich die Akteure auf den Durchbruch, von denen die Kollegen am stärksten begeistert sind. Die Umwandlung zur Selbstführung hat sich dabei in vielen Branchen als zielführend und motivierend bewiesen.[4]

---

[4]Veränderungen in der Gesellschaft und in der Arbeitswelt führen dazu, dass Unternehmen sich immer mehr entscheiden, sinnstiftende und hierarchiearme bzw. hierarchiefreie Organisationsformen zu implementieren. In der Studie „Wertewelten Arbeiten 4.0" stuften die Befragten Sinnhaftigkeit und Selbstverwirklichung als zentral ein (vgl. Nextpractice 2016). *Welche Einflussfaktoren erweisen sich bei der Implementierung von Selbstorganisation und Selbstführung aus der Perspektive von Gestaltern bzw. Beteiligten in der Praxis als relevant?* Dieser Forschungsfrage gehen Arnold Basler et al. (2021) in ihrer qualitativen Studie „Nicht einfach ohne Hierarchie" nach. Selbstorganisation wird dabei als „Ordnungs- und Handlungsmuster hierarchiefreier und netzwerkartiger Organisationsformen" definiert, Selbstführung wird dabei als (rein formale) hierarchiefreie Organisationsform verstanden (Arnold Basler et al., 2021: 66 f.). Ergebnisse der Studie: zentrale Einflussfaktoren auf die Implementierung von Selbstorganisation sind *erstens* eine grundlegende Übereinstimmung und überzeugende Unterstützung durch das obere Management (Sinn und Daseinszweck des Unternehmens in Einklang mit der Grundhaltung des Managements); sind *zweitens* ein positives Menschenbild (Vertrauenskultur)

Beispiel

Von den erforschten Unternehmen beschreibt Laloux den Prozess der Gehalts-
ermittlung der kalifornischen Firma Morning Star als den fortschrittlichsten
zum Thema Selbstführung. Morning Star ist innerhalb der letzten 50 Jahre
zum weltweit größten Unternehmen für die Tomatenverarbeitung aufgestiegen
und produziert ca. 35 % der Tomatenprodukte, die in den USA konsumiert
werden (vgl. Laloux, 2016: 75). In dem Unternehmen werden Gehalts-
erhöhungen durch den Mitarbeiter selbst in einem Brief vorgeschlagen. Ein
jährlich wechselndes, freiwilliges Gremium bespricht im Anschluss diese
Vorschläge direkt mit dem Mitarbeiter. Drei Viertel der Kollegen wünschen
sich nur eine Teuerungszulage entsprechend der gestiegenen Lebenshaltungs-
kosten, ein Viertel erklärt dem Gremium zusätzlich eine Gehaltserhöhung.
Wenn es in wenigen Ausnahmefällen aufgrund unberechtigter Ansprüche zu
keiner Einigung kommt, kann das Gremium eine Methode zur Konfliktlösung
einleiten, um eine für alle Beteiligten annehmbare Lösung zu finden. Bei
Morning Star vergeuden die Mitarbeiter somit nicht viel Zeit mit Gesprächen
und Klagen über ihre Gehälter. Sie werden aufgefordert, den Prozess selbst-
führend in die Hand zu nehmen und einvernehmlich zu lösen (vgl. Laloux,
2016: 76). ◄

Im Kontext von neuen Organisationsmodellen wird auch Buurtzorg als eines
der zwölf von Laloux erforschten Unternehmen ausführlich dargestellt (vgl.
Laloux, 2016: 42 ff.). Auch hier spielt die Selbstführung eine wesentliche Rolle.
Auf die Entstehung dieses niederländischen Dienstleistungsunternehmens in der

---

und eine grundsätzliche Haltung (Persönlichkeit) mit dem Willen und den Fähigkeiten
zur Selbstorganisation und Selbstführung, wobei „Zuverlässigkeit und Offenheit einen
relevanten Einfluss" haben; sind *drittens* das mittlere Management und mikropolitische
Handlungsweisen, die als Stolpersteine einer erfolgreichen und nachhaltigen Transformation von Selbstorganisation bewertet werden; sind *viertens* klare Rollendefinitionen
und klare Prozessbeschreibungen bei der Implementierung; sind *fünftens* regelmäßige
Besprechungen und eine intensive Kommunikation; sind *sechstens* die Einführung eines
Konfliktmanagements in einer hierarchiefreien Organisation – es zeigte sich, dass „ein
fehlendes Konfliktmanagement sowie die grundsätzliche Tendenz, Konflikten aus dem Weg
zu gehen, einen negativen Einfluss auf die Einführung von Selbstorganisation und Selbstführung hatten" (Arnold Basler et al., 2021:69 f.).

ambulanten Pflege, das Pflegemodell sowie auf die Ergebnisse der empirischen Untersuchungen wird ausführlich eingegangen.

5   Buurtzorg – Pflegemodell aus den Niederlanden

Kaum ein sozialwirtschaftliches Unternehmen sorgt derzeit europa-, ja sogar weltweit für so ein großes Interesse wie das holländische Unternehmen *Buurtzorg*. Man spricht euphorisch von einer „Revolution des Pflegesystems" (vgl. Wasel & Haas, 2018: 595).

Der Begriff *Buurtzorg* setzt sich aus den niederländischen Wörtern *buurt* und *zorg* zusammen und bedeutet so viel wie Nachbarschaftshilfe bzw. Nachbarschaftssorge. Der neue Ansatz beruht auf einer ganzheitlicher Betreuung und weniger Bürokratie in der wohnortnahen ambulanten Versorgung. Die jeweiligen Pflegekräfte koordinieren alles, was zum Verbleib der Klientin bzw. des Klienten in der Häuslichkeit notwendig ist (vgl. Burtke, 2018: 52).

Entwicklung des neuen Pflegemodells

Seit dem 18. Jahrhundert arbeiteten, außerhalb der Krankenhäuser, in jedem Stadtteil ein oder zwei Krankenschwestern, um die Kranken und Alten zuhause zu besuchen und zu pflegen (vgl. Laloux, 2016: 42). Die Kosten hierfür wurden teilweise von den Versorgten selbst übernommen oder durch private Krankenkassen finanziert. Ende der 1960er Jahre, als sich abzeichnete, dass die Aufwendungen für die steigende Lebenserwartung und die bessere Versorgung der chronisch kranken und behinderten Patientinnen bzw. Patienten das Versicherungssystem zu überlasten drohte, wurde in den Niederlanden das *Algemene Wet Bijzondere Ziektekosten* (Allgemeines Gesetz für besondere Krankheitskosten [AWBZ]) beschlossen und 1968 verbindlich eingeführt. Diese Pflegeversicherung wird bis heute aus festen Prämien, einkommensabhängigen Prämien und staatlichen Zuschüssen finanziert und stellt die Versorgung mit Pflege- und Betreuungsleistungen sicher – die Versicherung deckt darüber hinaus ein wesentlich breiteres Risikospektrum ab, als die in Deutschland 1995 eingeführte Pflegeversicherung und ist im Regelfall bedarfsdeckend (vgl. Sleegers, 2005).

Die Leistungen können als Sachleistungen (durch Dienstleister) oder auch als Budget (mit konkreter Abrechnung bei eigenverantwortlicher Organisation) genutzt werden. Der Zugang zu den Versicherungsleistungen erfolgt mittels Einstufung durch sogenannte Assessment-Zentren, die Beauftragung von Dienstleistern übernehmen regionale Zentren. Dadurch entstanden sehr kleinteilige und zergliederte Auftragsorganisationen und Abwicklungsprozesse (vgl. Heiber & Weiße, 2018: 39).

In den 1980er Jahren betrachtete die niederländische Regierung die Pflege nun aus der modernen wissenschaftlichen Perspektive. Aus dieser Sicht erschien es sinnvoll, alle Pflegekräfte in großen Organisationen zusammenzufassen, um den ökonomischen Vorteil der Skalierung (Größenveränderung) zu nutzen und somit Steuereinsparungen zu erreichen. Das Krankenpflegepersonal schloss sich den großen Organisationen an, die nach und nach moderne Managementpraktiken einführten. Im weiteren Verlauf entschied die Geschäftsführung dieser Organisationen, dass eine Betreuung der Klientinnen bzw. Klienten von immer derselben Pflegekraft ineffizient sei, die Pflegekräfte wurden ab jetzt je nach Verfügbarkeit eingeteilt. Dadurch sollten Ausfallzeiten seitens des Personals durch mehr Flexibilität sichergestellt werden. Weil die Klientinnen bzw. Klienten als Folge dieser Maßnahme die für sie zuständige Pflegekraft nicht mehr direkt anrufen konnten, mussten zusätzlich Callcenter eingerichtet werden (vgl. Laloux, 2016: 42 ff.).

In einem nächsten Schritt erfolgte die Spezialisierung von Pflegekräften, was zu einem weiteren Einsparungseffekt führte: Erfahrenere Fachkräfte nahmen nur noch die schwierigeren medizinischen Interventionen vor und bekamen mehr Gehalt als ihre Kolleginnen bzw. Kollegen, die einfachere Tätigkeiten wie die Grundpflege oder das Anlegen von Verbänden ausübten. Mit der Zeit bemerkte das Management, dass einige Pflegekräfte viel schneller arbeiteten als andere, was zur Festlegung von Normzeiten und einer minutengenauen Planung führte (z. B. zweieinhalb Minuten für das Wechseln von Kompressionsstrümpfen). Daraufhin wurden in den Firmenzentralen Planungsabteilungen errichtet, deren Mitarbeiterinnen bzw. Mitarbeiter einen detaillierten Plan für jede Fachkraft am nächsten Tag ausarbeiteten (vgl. Laloux, 2016: 42 ff.).

Mit der Zeit fusionierten die Pflegeunternehmen, um die ökonomischen Vorteile der Skalierung noch besser nutzen zu können. Um die vielen Mitarbeiterinnen bzw. Mitarbeiter in den stark gewachsenen Organisationen zu führen, wurde es notwendig, weitere Hierarchieebenen einzuführen – die Bereichsleitung wurde der Regionalleitung unterstellt, die wiederum einer Managerin bzw. einem Manager zugewiesen war, welche bzw. welcher die Prozesse im ganzen Land verantwortete. Dieses Management hatte meist keine Erfahrung in der Pflege. Die Aufgabe bestand allein darin, die erbrachten Leistungen der Pflegekräfte zu analysieren und zu verbessern (vgl. Laloux, 2016: 42 ff.). „Jede dieser Veränderungen – Spezialisierung, Flexibilität, ökonomische Vorteile der Skalierung, kontinuierliche Verbesserung – hat zur Steigerung der

Effizienz geführt, was wahrscheinlich für das holländische Gesundheitssystem von Vorteil ist" (Laloux, 2016: 45).[5]

Doch auf der anderen Seite brachte dieser Wandel zwei wesentliche Nachteile mit sich (vgl. Laloux, 2016: 46):

- Erstens konnte die persönliche Beziehung der Pflegekräfte zu den Klientinnen bzw. Klienten nicht mehr garantiert werden. Nicht selten trat jeden Tag ein unbekanntes Gesicht in die Privatsphäre des eigenen Zuhauses, was über kurz oder lang in eine berechtigte Unzufriedenheit seitens der Klientinnen bzw. Klienten mündete.

- Zweitens verloren die Pflegekräfte durch diese Art von Arbeit ihr Gefühl von Berufung und ihre Integrität, was wiederum bei ihnen zu Unmut, Verbitterung und nicht selten zu einem Ausscheiden aus dem Beruf führte.

---

[5] In der Literatur sind insbesondere die von Laloux bezüglich der Organisationsformen aufgestellten Thesen immer wieder kritisch betrachtet und hinterfragt worden. Zunächst ist die dünne Datenbasis zu nennen – Laloux' Thesen beruhen auf der Analyse von zwölf Unternehmen weltweit. Zwölf Unternehmen, die zwar erfolgreich sind, die aber alles andere als den vorhandenen Mainstream erfolgreicher Unternehmen abbilden. In seinem Buch zur *Soziokratie* zitiert Christian Rüther Beispiele mehrerer Organisationen, die eben nicht so bilderbuchhaft mit den von Laloux´ beschriebenen Ansätzen erfolgreich wurden (vgl. Rüther 2018: 242 ff.). Auf eine E-Mail an Laloux, in der der Autor die einseitig positive Beschreibung der genannten Unternehmen hinterfragt, antwortet Laloux: „Deine Bemerkung zu der einseitig positiven Beschreibung der Beispiele trifft zu, weil mein Ziel nicht eine differenzierte Bewertung der Unternehmen war, sondern die Darstellung, was derzeit möglich ist" (Rüther, 2018: 337). In seiner Rezension zu Laloux' Buch *Reinventing Organizations* vom April 2017 konstatiert auch Günther Mohr, dass die Ideen von Laloux prinzipiell nicht neu seien, da diese alle schon früher mal angedacht worden seien. Wenngleich er zugibt, dass aufgrund des heutigen knappen Fachkräfteangebotes die Dringlichkeit eines Umdenken in den Fokus gerückt ist (vgl. Mohr 2017: 4). Ein weiterer Kritikpunkt an den Thesen von Laloux ist die mangelnde Vorhersagbarkeit der ökonomischen Entwicklung von Unternehmen, die diesen neuen Denkansatz übernehmen. Da alle Mitarbeiterinnen bzw. Mitarbeiter an der Unternehmensentwicklung beteiligt sind, lässt sich schlechter vorhersehen, in welche Richtung sich das Unternehmen tatsächlich entwickelt und somit lässt sich auch keine fundierte Erfolgsaussicht treffen. Der Kapitalmarkt fordert aber genau diese Vorhersagbarkeit ein, um die nötigen Renditeanforderungen und die Investitionen zielführend planen zu können (vgl. Mohr 2017: 4). Es lässt sich damit feststellen, dass die Thesen von Laloux grundsätzlich nachvollziehbar und sogar in weiten Teilen überzeugend wirken. Sie stoßen auch auf ein breites Echo, allerdings stehen sie noch auf einer relativ schmalen Datenbasis bezüglich ihres allgemeinen Erfolges und ihrer Anwendbarkeit auf unterschiedliche Organisationen. Dennoch sind diese Thesen es sicher wert, vor allem im Gesundheitswesen ausprobiert zu werden.

Jos de Blok hatte zehn Jahre als Krankenpfleger gearbeitet und die Veränderungen im niederländischen Pflegesystem unmittelbar (mit-)erlebt. Enttäuscht über diese Situation kündigte er und gründete 2006 mit einem Team von
vier Pflegekräften und einer neuen Idee das Unternehmen *Buurtzorg* (vgl. Laloux,
2016: 47). Unter dem Motto „Menschlichkeit vor Bürokratie" verbreitete er seine
Idee in den Niederlanden. Mittlerweile wird das Pflegemodell in 24 Ländern aktiv
umgesetzt, unterstützt durch ein kleines internationales Team (vgl. Buurtzorg,
2019a, b, c, d).

Grundzüge des neuen Pflegemodells

Buurtzorg veränderte unter gleichem Namen als Pflegedienst die alltäglichen
Abläufe in der ambulanten Pflege in den Niederlanden grundlegend (Heiber &
Weiße, 2018: 39). Ziel war es, den Pflegebedürftigen eine optimale Pflege sowie
das Maximum an Selbstständigkeit zu ermöglichen und zugleich dem Wunsch der
Mitarbeiterinnen bzw. Mitarbeiter nach mehr qualitativer Pflege sowie Zeit für
die einzelne Klientin bzw. den einzelnen Klienten nachzukommen. Entsprechend
ihrer Berufung sollen sie selbstorganisiert, ganzheitlich und zielorientiert
(qualitativ und quantitativ) ihrem Pflegeberuf nachgehen (vgl. Wasel & Haas,
2018: 598 f.). Der Aufbau einer persönlichen Beziehung der Pflegekraft zu den
Pflegebedürftigen ist hierfür maßgeblich.[6]

Nach Aussagen vieler Mitarbeiterinnen bzw. Mitarbeiter, aber auch wohl-
wollender und konkurrierender Anbieter, besteht die eigentliche Neuerung des
Pflegemodells in einer Wiederbelebung und zugleich Weiterentwicklung der Versorgung durch die Gemeindeschwestern (Community Health Nursing [CHN]),
welcher in den Niederlanden ohnehin bis in die 1980er Jahre eine prägende
Tradition hatte (vgl. Wasel & Haas, 2018: 600).[7] Vermutlich betont jeder

---

[6]Der Begriff Klient wird im Pflegemodell *Buurtzorg* den Bezeichnungen Patient oder
Kunde vorgezogen. Nandram (2015) begründet dies: „At Buurtzorg the term client is
preferred instead of a patient or a customer. Because a patient only recalls illness while
a costumer recalls a business like relationship which is not the case in the community
healthcare environment. Trust is a key driver and therefore ‚client' suits better as term"
(Nandram 2015: 51 f.).

[7]Die Gemeindeschwestern taugen durchaus auch als Vorbild für ein weitgehend selb-
ständiges Arbeiten bzw. für ein partnerschaftliches Agieren in der Gemeinde – und als
„Geheimwaffe gegen Überlastung und Unterversorgung" gelten (Korzilius & Rabbata,
2006). Interessant sind in diesem Zusammenhang zwei Modelle in Deutschland, die
auch wissenschaftlich begleitet und evaluiert wurden: *erstens* die Modellprojekte AGnES

Pflegeanbieter die zentrale Stellung des Klienten. Erst bei näherem Hinsehen und inhaltlichem Vergleich werden die Unterscheidungsmerkmale zwischen herkömmlichen Pflegediensten und *Buurtzorg* deutlich; „We therefore say our service is professional and personal" (Nandram, 2015: 52).

Entsprechend dem Grundansatz wird die Klientin bzw. der Klient nicht nur als pflegebedürftig gesehen, sondern als selbstbestimmte und pflegefähige Person mit entsprechenden Ressourcen. Zusätzlich steht an zweiter Stelle das informelle Netzwerk von Angehörigen, Nachbarn, Freunden und Freiwilligen, die in den Unterstützungsprozess eingebunden werden. Aus diesem Blick heraus erfasst das Team möglichst ganzheitlich die Situation der Klientin bzw. des Klienten und bezieht sein komplettes soziales Lebensumfeld umfassend mit in den Pflege-prozess ein (vgl. Wasel & Haas, 2018: 601). Die Darstellung des Pflegeansatzes unter der Überschrift „Alles beginnt mit einer Tasse Kaffee" zeigt, dass nicht die Symptomerhebung des objektiven Pflegebedarfes, sondern die Wahrnehmung der ganzen Person am Anfang des Pflegeprozesses steht. Dabei achten die Teams präzise darauf, dass die Zahl der Pflegenden möglichst auf nur auf eine bis zwei Personen beschränkt ist (vgl. Wasel & Haas, 2018: 601). Die Pflege-

---

(Arztentlastende, Gemeindenahe, E-Health-gestützte, Systemische Intervention) in Mecklenburg-Vorpommern, *zweitens* das Modellprojekt Gemeindeschwester plus in Rhein-land-Pfalz (vgl. Berg et al., 2009; Dini Pou del Castillo, 2013; Gebert et al., 2016, 2019; Weidner et al., 2019; Schulz-Nieswandt et al., 2018). Das AGnES-Konzept „basiert auf der Delegation ärztlicher Leistungen, insbesondere im Rahmen von Hausbesuchen. In Gebieten mit drohender oder bereits manifester hausärztlicher Unterversorgung kann AGnES dazu beitragen, dem einzelnen Hausarzt die Versorgung eines größeren Patientenstammes und/ oder einer größeren Region zu ermöglichen" (Berg et al., 2009: 3). Pflege zählt zwar nicht zu den Aufgaben der Fachkraft in diesem Modell, aber die Kooperation mit den Pflege-diensten: „Die Übernahme medizinischer Aufgaben […] schließt jedoch pflegebedürftige Patienten ausdrücklich mit ein. In den Projekten betrafen bis zu 43 % der Hausbesuche pflegebedürftige Patienten […]. In vielen dieser Fälle bildete die AGnES-Fachkraft eine wichtige Schnittstelle zu den jeweiligen Pflegediensten" (Berg et al., 2009: 7). Das Modell-projekt Gemeindeschwester plus ist ein Angebot für hochbetagte Menschen ab 80 Jahren, die zwar noch keine Pflege benötigen, aber Unterstützung und Beratung wünschen. Dabei soll die Selbständigkeit von hochbetagten Menschen möglichst lange erhalten bleiben und die Pflegebedürftigkeit soll durch gezielte Interventionen vermieden bzw. hinausgezögert werden. Die Aufgaben der Gemeindeschwester liegen hier z. B. bei der präventiven und gesundheitsfördernden (aufsuchenden) Beratung, bei der Vermittlung konkreter Unter-stützungsangebote zum Erhalt der Selbständigkeit bzw. zur Teilhabe im Wohnumfeld oder im Zusammenwirken mit der Kommune (vgl. Gebert et al., 2016, 2019; Weidner et al., 2019).

kräfte sind dabei 24 h an sieben Tagen erreichbar (vgl. Burtke, 2018: 52). Die damit verbundene Möglichkeit eine Beziehung mit hoher Verlässlichkeit aufzubauen, schafft die Grundvoraussetzung für einen erfolgreichen Pflegeprozesses (vgl. Wasel & Haas, 2018: 601). Dieser konsequente Ansatz des Community Health Nursing findet seine Fortsetzung durch die aktive Einbeziehung anderer Kooperationspartner (z. B. Ärzte). Möglicherweise wirkt hier verstärkend, dass die Niederlande als einziges Land in Europa in einem Nachbarschaftsstärkungsgesetz die Vernetzung formeller und informeller Hilfen vorsehen (vgl. Wasel & Haas, 2018: 601).

Rautert und Meißner (2019a, 2019b) geben und kurzen Überblick zu *Buurtzorg* und verweisen bei dieser besonderen Organisation von Pflege vor allem auf das damit einhergehende berufliche Sinnerleben. „Berufliches Sinnerleben steht für das eigene Vertrauen in die Sinnhaftigkeit der beruflichen Tätigkeit" (Rautert & Meißner, 2019b: 9). Für den Erfolg von *Buurtzorg* stehen fünf Aspekte des Sinnerlebens (vgl. Rautert & Meißner, 2019b: 9 ff.):

- kohärente Teamarbeit (gelingende interprofessionelle Zusammenarbeit eines Hand in Hand arbeiten, hohe Autonomie und erweiterte Entscheidungsbefugnisse ermöglichen eine Selbstwirksamkeit);
- Beziehung und Interaktion (Beziehung zu und die Interaktion mit Patientinnen und Patienten sowie deren Angehörigen geben der Pflegearbeit „Sinn");
- Management (Pflegekräfte werden befähigt, pflegebedürftige Menschen und die Angehörigen zu unterstützen und dafür auch ausreichend Zeit zur Verfügung zu stellen; höhere Identifikation mit dem Beruf und höhere Bindung an die Organisation, durch zufriedene, motivierte, engagierte und gesunde Pflegekräfte);
- Praxisumgebung (eine als wertvoll erlebte Praxisumgebung als Arbeitsort);
- Gelegenheit zum Lernen und Wachstum (streben nach Professionalität, Kompetenz fördern, personenzentriertes arbeiten ermöglichen, evidenzbasiert pflegen).

„Sinnerleben im Beruf ist wichtig, damit Pflegende gern zur Arbeit gehen, sich an ihre Arbeitsstelle gebunden fühlen und weder diese noch den Pflegeberuf an sich frühzeitig verlassen. Buurtzorg ist ein gelungenes Beispiel dafür" (Rautert & Meißner, 2019b: 12).

Buurtzorg ist (formalrechtlich) eine Stiftung (vgl. Wasel & Haas, 2018: 599). In der Stiftung arbeiten aktuell ca. 10.000 Pflegekräfte in 850 selbstorganisierten Teams, bestehend aus mindestens vier bis maximal zwölf Mitarbeiterinnen bzw. Mitarbeitern mit unterschiedlichen Funktionen (vgl. Buurtzorg, 2019a, b, c, d).

Die lokalen Teams in den Niederlanden versorgen 40 bis 60 Klientinnen bzw. Klienten in ihrem *buurt* (Stadtteil, Wohnviertel, Nachbarschaftsregion). Wachsen die Zahlen darüber hinaus, wird ein neues Team gegründet (vgl. Heiber & Weiße, 2018: 40).

Die Teams koordinieren alles, was zum Verbleib des Klienten in der Häuslichkeit notwendig ist. Sie sind gemeinschaftlich für Qualität und Wirtschaftlichkeit zuständig und steuern den Gesamtprozess. Dazu zählen neben dem Kerngeschäft und der Gestaltung von Arbeits- und Tourenplanung auch Aufgaben des Personalmanagements. Von der Einstellung über die Fortbildung bis hin zur Bezahlung von Mitarbeiterinnen bzw. Mitarbeitern werden alle Entscheidungen selbstbestimmt im Team getroffen. Es gibt keine feste Leitung, sondern nur verschiedene Rollen und Funktionen, die rotierend von Gruppenmitgliedern wahrgenommen werden (vgl. Wasel & Haas, 2018: 599 f.).

Die Produktivität der Teams vor Ort sollte bei 60 % liegen, die anderen 40 % benötigen die Mitarbeiter für ihre Planung und die notwendigen administrativen Aufgaben. Die in den Studien angegebene Produktivität liegt bei 58 % bei *Buurtzorg* gegenüber 51 % bei anderen Anbietern in Holland. Mit Produktivität ist gemeint, dass „pro Pflegekraft mehr Leistung verrechnet werden kann. Dies ist umso verblüffender, da sie ihre Leistung in kürzerer Zeit erledigen" (Wasel & Haas, 2019: 32). Durch die Bündelung der Versorgungsverantwortung (Feststellung der Bedarfe und Ressourcen, Planung der Leistungen) aus einer Hand, erhalten die Pflegekräfte wieder ihre eigentlichen Aufgaben und Kompetenzen der Community Health Nursing und somit ihre selbstbestimmte Berufung zurück (vgl. Wasel & Haas, 2018: 599 f.).

Der Umsatz von *Buurtzorg* lag 2015 bei 350 Mio. und die Umsatzrendite lag 2010 bei 8 % und 2014 bei 4 %. Die Gemeinkosten liegen bei *Buurtzorg* bei 8 % bis 12 % gegenüber 25 % bis 30 % bei anderen Anbietern in Holland. Die durchschnittliche Pflegeverweildauer pro Besuch beträgt 25 min bei Buurtzorg, die Kosten für den Aufbau einen neuen Teams liegen 25.000 € (vgl. Wasel & Haas, 2019: 32).

Im Hintergrund arbeiten 15 regionale Coaches (2016), die jederzeit zur Beratung hinzugeholt werden können (vgl. Buurtzorg, 2019a, b, c, d). Die Coaches sind ebenfalls Pflegekräfte mit einer Zusatzausbildung in Konfliktmanagement. Sie sind hierarchisch nicht übergeordnet und verdienen nicht mehr Geld, sondern haben lediglich eine beratende Funktion und übernehmen Supervisionsaufgaben. Es gibt somit keine Entscheidungsebene innerhalb des Unternehmens aus einer anderen Fachlichkeit – alle sprechen als Pflegefachleute (vgl. Wasel & Haas, 2018: 600). Die Teams bestehen zu rund 70 % aus hochqualifizierten Fachkräften, die oftmals auch einen Bachelorabschluss vorweisen können, weitere Mitarbeiterinnen bzw. Mitarbeiter sind Pflegeassistentinnen bzw. Pflegeassistenten mit einer zweijährigen Berufsausbildung (vgl. Heiber & Weiße, 2018: 39).

Die von den Teams festgestellten Leistungsbedarfe der Pflegebedürftigen werden als Jahresbudget in Form von Zeitrechnung erfasst. Das bedeutet, dass die Refinanzierung über Stundensätze erfolgt und nicht über einzelne erbrachte Leistungen, wie es bei der Vergütung im deutschen Pflegesystem üblich ist. Gerade bei der Übernahme einer neuen Klientin bzw. eines neuen Klienten kann neben der pflegerischen Versorgung somit entsprechend viel Zeit für den Aufbau eines neuen Versorgungsnetzwerkes investiert werden – mit dem Ziel, die nötige Hilfestellung durch den professionellen Dienst in diesem Bereich zu minimieren (vgl. Heiber & Weiße, 2018: 39).

In der Zentrale (im niederländischen Almelo) arbeiten zurzeit 45 Personen im Backoffice, die sich um die übergeordnete Administration wie Lohn- und Gehaltsabrechnungen kümmern. Da die Gemeinkosten bei *Buurtzorg* extrem niedrig gehalten werden, kann die Fokussierung der Organisation auf die Pflege gewährleistet werden (vgl. Buurtzorg, 2019). Ein hoher Grad an Informationstechnik unterstützt den alltäglichen Pflegeprozess und ermöglicht den Zugriff auf eine große Datenbank, der sowohl für die Diagnose und Therapie als auch für ein unternehmensübergreifendes Wissensmanagement gleichermaßen bedeutsam ist (vgl. Wasel & Haas, 2018: 601). Eine eigens für *Buurtzorg* entwickelte Dokumentations-App funktioniert wie ein kleines Sozial Media-Programm, welches die Teams in Holland untereinander vernetzt. Die Fachkräfte können sich zu bestimmten pflegerischen Herausforderungen gegenseitig kontaktieren, Foren bilden und neue Ideen austauschen (vgl. Schneyink, 2018: 100). Nach der anfänglichen Subvention dieses Modells erfolgt die heutige Refinanzierung der Leistungen bei *Buurtzorg* gänzlich aus der Pflegeversicherung (AWBZ), die allen Anbietern mobiler Pflege zur Verfügung steht (vgl. Leichsenring, 2017: 21).

Die Prämisse jeglicher Vorgehensweise bei *Buurtzorg* ist die Erfassung des Willens bzw. der Wünsche der Klientinnen bzw. Klienten sowie deren Fähigkeit, eine größtmögliche Selbstständigkeit zu erreichen bzw. zu erhalten. Dieser Ansatz und die intensive Abstimmung der Pflegemaßnahmen mit allen Beteiligten (wie Partnerin bzw. Partner, Familie oder Nachbarin bzw. Nachbar) sichern einen hohen Zufriedenheitsgrad bei den Klientinnen bzw. Klienten und deren Angehörigen (vgl. Nandram, 2015: 45). Im Zentrum dieses Erfolges stehen die eigenverantwortlich planenden und handelnden Teams – der unternehmerische Geist jeder Einheit, die innovative Kreativität bei der Lösung von Problemen vor Ort, aber auch die Handlungsfreiheit und Eigenverantwortung der Teams bzw. im

Team sind dabei elementare Grundlagen der Zufriedenheit mit dem Beruf und der Arbeit (vgl. Nandram, 2015: 83 f.).

Zufriedenheit mit dem neuen Pflegemodell

Es liegen zwei empirische Originalarbeiten zu dieser Thematik vor, welche als Auftragsstudien des Ministeriums für Gesundheit in den Niederlanden zu werten sind – zum einen die Studie *Maatschappelijke Business Case* (Social Business Case) aus dem Jahr 2009 sowie die Studie *De toegevoegde waarde van Buurtzorg t. o. v. andere aanbieders van thuiszorg* (der Mehrwert von Buurtzorg im Vergleich zu anderen Anbietern häuslicher Pflege) aus dem Jahr 2015. Eine Vielzahl (empirischer) Artikel im deutsch- und englischsprachigen Raum bezieht sich auf diese Originalarbeiten (vgl. Wasel & Haas, 2018: 596). Ebenso bilden diese holländischen Studien und weitere Publikationen mit statistischen Auswertungen bzw. zu Finanzindikatoren die Grundlage für die Abhandlung zum Thema *Buurtzorg: eine agile Organisation – der Versuch eines sozialwirtschaftlichen Reviews,* welche von Wasel und Haas in den Jahren 2018 und 2019 publiziert wurde – die Ergebnisdarstellung zur Zufriedenheit hinsichtlich der Qualität der Pflege und hinsichtlich der Attraktivität für die Mitarbeiterinnen bzw. Mitarbeiter bezieht sich auf darauf (Wasel & Haas, 2018, 2019).

Zufriedenheitsfaktor: Qualität der Pflege
Die Qualität der Pflege mit einer anderen Form organisatorischen Handelns zum Wohle der Klientinnen bzw. Klienten und Pflegekräfte wiederzubeleben, war eine wesentliche Zielsetzung von Jos de Blok mit seinem Pflegemodell *Buurtzorg.*

Nach Wasel und Haas belegen Ergebnisse aus dem Jahr 2015, dass die direkten pflegerischen Leistungen mit 108 h versus 168 h bei anderen Pflegediensten geringer sind (vgl. Wasel & Haas, 2019: 33). Somit erbringt *Buurtzorg* die Leistungen in weniger Zeit gegenüber anderen Pflegediensten, was de Blok mit höherer Motivation, Fachlichkeit und besserer Infrastruktur begründet. Darüber hinaus arbeitet *Buurtzorg* nur mit ausgebildeten Fachkräften, deren Qualifikationsniveau höher ist als im Marktdurchschnitt (vgl. Wasel & Haas, 2019: 34). Die durchschnittlichen Pflegekosten pro Jahr und Klient liegen bei *Buurtzorg* bei 6400 € zu knapp unter 8000 € bei anderen Anbietern, die Gesamtkosten liegen bei *Buurtzorg* bei 15.300 € zu 15.800 €.

Überzeugend ist auch die Dauer der Pflege. Während in den Niederlanden im Schnitt vergleichbare Pflegedienste 7,5 Monate die Klientinnen bzw. Klienten begleiten, werden bei *Buurtzorg* die Menschen durchschnittlich nur 5,5 Monate gepflegt. Bei 50 % der Klienten ergibt sich sogar nur eine Pflegenotwendigkeit von drei Monaten durch den ambulanten Dienst (vgl. Wasel & Haas, 2019: 33). Die scheinbar effektivere Wirkung von *Buurtzorg* geht davon aus, dass die Arbeit der Fachkräfte, die Selbstständigkeit der Pflegebedürftigen länger erhält oder schneller wiederherstellt. Ausreichendes Zahlenmaterial liegt zu dieser Aussage allerdings anhand der bisherigen Untersuchungen nicht vor – und es gilt, dies empirisch zu überprüfen (vgl. Wasel & Haas, 2019: 33). Insbesondere spiegelt sich die postulierte hohe Pflegequalität durch weniger ungeplante pflegerische Interventionen und weniger medizinische Notfälle wider. Darüber hinaus werden ein Drittel weniger und kürzere Klinikaufenthalte angegeben als bei anderen Pflegediensten (vgl. Wasel & Haas, 2019: 33).

Besonders hervorzuheben ist aber, dass deutlich weniger Einweisungen in stationäre Pflegeeinrichtungen notwendig sind. Damit wird dem Bedürfnis der Menschen Rechnung getragen, möglichst lange in ihrem eigenen Umfeld weiterleben zu können (vgl. Wasel & Haas, 2019: 33). Die subjektive Bewertung der geleisteten Pflege von Klienten ist ein wichtiger Faktor zur Messung von Pflegequalität. Daher sind jegliche Formen zur Messung von Zufriedenheit bedeutsame, indirekte Gradmesser für eine Qualitätsbewertung. Zu diesem Zweck wurde in den Niederlanden ein einheitliches Bewertungssystem (Client Quality [CQ]) eingeführt (vgl. Wasel & Haas, 2019: 33.). Eine Auswertung der Ergebnisse dieses Instrumentes zeigt, dass *Buurtzorg* in allen Bereichen ca. 30 % bessere Werte erhält als andere Einrichtungen. Besonders gut werden Erreichbarkeit, Pflegefachlichkeit sowie Ansprechbarkeit bewertet. „A client said: [...] I feel at Buurtzorg things are different: the nurses are there for the clients. You can always ask them all types of help" (Nandram, 2015: 53). Aber auch bei weiteren Themen wie Information, Beteiligung und Qualität überzeugt *Buurtzorg* mit vorbildlichen Werten (vgl. Wasel & Haas, 2019: 33).

Diese Faktoren sorgen auch für mehr Zufriedenheit bei den Klientinnen bzw. Klienten und somit für mehr (subjektive) Pflegequalität. Weniger benötigte direkte Pflege, die sich aus diesem Modell ergibt, postuliert den Erhalt einer möglichst großen Selbstständigkeit der Pflegebedürftigen. Wenngleich dieses Pflegekonzept durch das hohe Qualifikationsniveau der Pflegekräfte mit einem relativ hohen Preis von 57 € pro geleisteter Stunde keinesfalls primär eine kostengünstigere Form der ambulanten Pflege darstellt (vgl. Wasel & Haas, 2019: 31).

Zufriedenheitsfaktor: Attraktivität für Pflegekräfte
Ähnlich beeindruckend sind die personalwirtschaftlichen Daten. Wasel und Haas fassen in ihrer Publikation auch hier die verschiedenen Studienergebnisse zusammen. Demzufolge werden pro Jahr mehr als 1000 neue Pflegekräfte ein-

gestellt, die Fluktuation ist mit ca. 10 %, deutlich geringer als bei vergleichbaren Pflegediensten (15 %). Ebenso wird die Abwesenheitsquote bei unterschiedlichen Quellen mit knapp unter 2 % bis zu 4 % als geringer angegeben gegenüber 6 % bis 7 % bei anderen Dienstleistern (vgl. Wasel & Haas, 2019: 34 f.). Dies spricht für die deutlich höhere Zufriedenheit der Mitarbeiterinnen bzw. Mitarbeiter bei *Buurtzorg*. Ein weiterer Aspekt für die Attraktivität des Unternehmens als Arbeitgeber könnte die hohe Fachkraftquote (ca. 70 %) sein, die eine qualifizierte und adäquate Versorgung der anvertrauten Menschen ermöglicht (wobei auch überdurchschnittlich viele ältere Mitarbeitende mit hohem Teilzeitanteil bei *Buurtzorg* arbeiten). Wobei großer Wert auf die Anstellung von Pflegekräften mit einem Bachelorabschluss oder einer vergleichbaren Ausbildungsqualifikation gelegt wird. Hierzu schwanken die Angaben zwischen 40 bis 70 %, während bei anderen Pflegediensten im Schnitt lediglich 10 % der Fachkräfte mit Bachelorniveau angestellt sind. (vgl. Wasel & Haas, 2019: 34 f.).[8]

Auf der Webseite des niederländischen Dienstleisters *Buurtzorg* werden u. a. aktuelle Zahlen veröffentlicht – das Engagement und die Zufriedenheit der Mitarbeiterinnen bzw. Mitarbeiter bei *Buurtzorg* spiegeln sich in der Note 8,7 (von 10) und in dem Titel „Bester Arbeitgeber" (viermal in den letzten fünf Jahren) wider (vgl. Buurtzorg, 2019a, b, c, d). Auf die in zahlreichen Untersuchungen gestellte Frage „Warum sind Sie bei *Buurtzorg*?" antworten 20 % der Mitarbeiter, dass lediglich die Arbeit bei *Buurtzorg* ihre Vision von Pflege möglich macht (vgl. Wasel & Haas, 2019: 34).

Zusammengefasst lässt sich sagen, dass die Klienten- und Mitarbeiterzufriedenheit bei *Buurtzorg* die höchste aller Gesundheitsorganisationen in den Niederlanden ist (vgl. Buurtzorg, 2019a, b, c, d). „Only by putting ideas into practice, creates a value for the client and nurses and nurses assistents who are continuosly using their professionalism and common sense to come up with the best solutions" (Nandram, 2015: 62). Es werden darüber hinaus beeindruckende finanzielle Einsparungen postuliert. Es wird eine Kostenersparnis von rund 40 % dokumentiert, wenn alle Leistungen auf diese Weise wie bei *Buurtzorg* erbracht werden würden. Denn obwohl dieses Pflegekonzept primär zu höheren Kosten

---

[8] Bei einem Unternehmensbesuch der beiden Autoren im niederländischen Almelo erhielten sie mündliche Informationen zu folgenden Aspekten (vgl. Wase & Haas, 2019: 34 f.): Das Lohnniveau liegt nur unwesentlich über dem Marktniveau und scheint nur eine geringe Relevanz zu haben. Die Altersstruktur und die Möglichkeit zur Teilzeitbeschäftigung – hiernach arbeiten bei *Buurtzorg* überdurchschnittlich viele ältere Mitarbeitende mit einem hohen Teilzeitanteil.

pro Stunde geführt hat, wird die Inanspruchnahme des Pflegedienstes mit bis zu 50 % weniger Stunden pro Klientin bzw. Klient sowie weniger Einweisungen in eine Klinik oder eine stationäre Pflegeeinrichtung das Gesundheitssystem in den Niederlanden längerfristig entlasten (vgl. Buurtzorg, 2019a, b, c, d).

Buurtzorg „steht nicht schlicht für ein Sparmodell einer zugleich besseren und billigeren Pflege. Ebenso war zu sehen, dass die Zeit am Kunden vergleichsweise teurer und kürzer ist […]. Vieles ist in Buurtzorg vorgegeben und organisiert und die Ganzheit darf nicht verwechselt werden mit dem tatsächlichen Spezifikum, dass den Mitarbeitenden gerade durch Vorgaben die Konzentration auf ihre besondere Kompetenz ermöglicht wird. […] Teilautonomie mit klaren Strukturvorgaben ist nicht Selbstorganisation" (Wasel & Haas, 2019: 34).

6   Übertragbarkeit des Modells Buurtzorg in das deutsche Pflegesystem

Die demografische Entwicklung in Deutschland wird in den kommenden Jahren zu einem massiven Anwachsen der Hilfebedarfe von immer mehr und immer älter werdenden Menschen führen. Die Bedarfe liegen sowohl im unmittelbar medizinisch-pflegerischen Bereich als auch in der Unterstützung der Betroffenen bei der Überwindung von Einschränkungen im täglichen Leben und bei der Teilhabe am gesellschaftlichen Leben. Anzunehmen ist, dass insbesondere in Regionen mit zurückgehender Bevölkerungsdichte und mangelnder Infrastruktur zukünftig die Sicherheit fehlt, im Notfall Hilfe zu erhalten, wenn nachbarschaftliche Hilfen nicht mehr möglich oder ausreichend sind.

Strukturmerkmale des Pflegesystems in Deutschland

Im Folgenden soll erläutert werden, wie man einerseits diesem Mangel an Pflege entgegenwirken und andererseits auch den Wunsch der Menschen nach Verbleib in der eigenen Häuslichkeit ermöglichen kann. Hierzu wird die Integrierbarkeit des Pflegemodells *Buurtzorg* aus den Niederlanden in das Pflegesystem der Bundesrepublik Deutschland kritisch geprüft. Nach der Darstellung der historischen Entwicklung folgt die Gegenüberstellung fördernder sowie hemmender Faktoren einer Übertragung des niederländischen Modells in das deutsche Pflegesystem.[9]

In der Bundesrepublik Deutschland wurde im Vergleich zu den Niederlanden erst mehr als zwei Jahrzehnte später eine gesetzlich verankerte Versorgung für Pflegebedürftige aufgebaut. Anfänglich geschah dies im Jahr 1991 mit sehr geringen Leistungen aus der Krankenversicherung für Schwerpflegebedürftige. Erst später wurde eine spezifische Pflegeversicherung zum 1. Januar 1995 eingeführt, die bestimmte Leistungen für Pflegebedürftige übernehmen sollte (vgl. Heiber & Weiße, 2018: 39). Zu diesem Zeitpunkt waren bereits rund 1,7 Menschen auf Pflege angewiesen, von denen knapp eine halbe Million in stationären Pflegeeinrichtungen untergebracht waren und ca. 1,2 Mio. zu Hause betreut wurden (vgl. Sozialversicherung kompetent, 2019).

Da mit der Gründung der Pflegeversicherung noch keine finanziellen Mittel zur Verfügung standen, musste eine sogenannte Anschubfinanzierung erfolgen. Das bedeutete die Einführung der Pflegeversicherung in zwei Stufen:

- 1. Stufe | Es bestand Beitragspflicht ab dem 1. Januar1995, wobei erst ab dem 1. April 1995 Leistungen für häusliche Pflege zur Verfügung gestellt werden konnten.
- 2. Stufe | Ab dem 1. Juli 1996 bestand ein Anspruch auf stationäre Pflege, gleichzeitig stieg der Beitragssatz von 1,0 auf 1,7 % des Arbeitsentgeltes (Brutto) an. Nach weiteren Anhebungen in den Jahren 2008 und 2015 beträgt der Beitragssatz seit dem 1 Januar 2019 aktuell 3,05 % und 3,30 % für kinderlose Versicherte ab dem vollendeten 23. Lebensjahr (vgl. Sozialversicherung kompetent, 2019).

---

[9] Cavedon et al., (2018a, b, c, 2020) setzen sich mit der Selbstorganisation in der ambulanten Pflege auseinander und diskutieren in einer Studie Chancen und Grenzen der Übertragung des Buurtzorg-Modells auf schweizerische Verhältnisse. *Welche Erfahrungen machen ambulante Pflegeorganisationen in der Schweiz, die Elemente von Selbstorganisation eingeführt oder umgesetzt haben?* „In den Interviews wird von positiven Effekten auf der Ebene Klientel, auf der Ebene Teammitglieder und auf der Ebene Organisation berichtet. Die persönliche Beziehung zwischen Klientel und Teammitgliedern wird gestärkt; Beschwerden der Klientel werden unverzüglich entgegengenommen und im Team effektiv weiterbearbeitet; hochbetagte Klientinnen und Klienten brauchen weniger Medikamente und haben mehr Appetit. Auf der Ebene der Teammitglieder wirkt sich das eigene Suchen nach Lösungen positiv auf die Arbeitsmotivation aus. Damit geht einher, dass die Teammitglieder kreativer und innovativer handeln und weniger krankheitsbedingt abwesend sind" (Cavedon et al., 2020: 15).

Im Jahr 2012 zählte die Soziale Pflegeversicherung etwa 2,4 Mio. pflegebedürftige Menschen. Ein weiterer prognostizierter Anstieg Pflegebedürftiger
in den nächsten Jahrzehnten und ein damit einhergehender zusätzlicher Anstieg
von Demenzerkrankten, die im jetzigen System nur unzureichend berücksichtigt
wurden, veranlasste den Gesetzgeber zu einer Reform – dem Pflege-Neuaus-
richtungsgesetz (PNG). Das PNG trat am 30. Oktober 2012 bzw. in weiten Teilen
am 1. Januar 2013 in Kraft (vgl. Sozialversicherung kompetent, 2019).

Jedoch konnte zu diesem Zeitpunkt der neue Pflegebedürftigkeitsbegriff,
welcher sich nicht an den Defiziten, sondern an dem Umfang der Selbstständigkeit der pflegebedürftigen Person ausrichtet, noch nicht umgesetzt werden. Aus
diesem Grund schuf der Gesetzgeber Übergangsregelungen, die überwiegend
Leistungsverbesserungen für Menschen mit eingeschränkter Alltagskompetenz
(kognitive und psychische Beeinträchtigungen) vorsehen. Weitere Schwerpunkte im PNG sind die Beratung der Pflegebedürftigen, die Entlastung der
Angehörigen und die Betreuung in Pflegewohngruppen (vgl. Sozialversicherung
kompetent, 2019). Ebenso sieht das PNG die Möglichkeit der Vereinbarung von
Zeitkontingenten neben den verrichtungsbezogenen Leistungskomplexen in der
ambulanten Pflege vor (vgl. BMG, 2016).[10]

---

[10] Sießegger (2013b, c) erörtert die Vor- und Nachteile des Systems der Leistungskomplexe
und legt ein betriebswirtschaftliches Gutachten zur *Diskussion zu den Wechselwirkungen
von Stundensätzen neben einem System der Abrechnung nach Leistungskomplexen –
im Zuge der Umsetzung der Anforderungen des Pflege-Neuausrichtungs-Gesetzes* vor.
Sießegger (2013b) konstatiert, dass die „durchschnittlichen Zeiten für die Leistungskomplexe im Laufe der Jahre massiv geschrumpft wurden. Pflegebedürftige sind
zunehmend unzufrieden. Mitarbeiter extrem unter Druck. Die ambulante Pflege ist unschön
geworden." Als Vorteile einer Leistungserbringung und Abrechnung nach Leistungskomplexen wird das eher zielgerichtete Arbeiten angesehen, da „die Inhalte der Leistungen
festgelegt sind." Im Prinzip seien die Pflegekräfte zwar unabhängig in der Zeiteinteilung,
aber sie sind „meist gebunden an die mehr oder weniger rigiden zeitlichen Vorgaben" im
Rahmen der Tourenplanung bzw. Personaleinsatzplanung beim ambulanten Pflegedienst.
Als Nachteile einer Leistungserbringung und Abrechnung nach Leistungskomplexen
werden genannt: Pflege als „Abfertigung", „Spannungsfeld zwischen den Wünschen des
Pflegebedürftigen und den Möglichkeiten des Leistungskomplexsystems", Zeitdruck bei
Überschreiten eines durchschnittlich geplanten Zeitlimits, „Menschlichkeit, Zuwendung
und Kommunikation kommen gegebenenfalls zu kurz, wenn die Leistungen sich rein an
den Inhalten einer funktionalen Pflege orientieren." Sießegger (2013b) plädiert dafür, „nach
einer neuen Reform zumindest einen Teil der Leistungen zukünftig nach Zeit abzurechnen.
In diesem Zusammenhang ist aber auch dafür zu sorgen, dass den Pflegediensten mehr
Freiheiten eingeräumt werden, ihre Stundensätze selbst zu bestimmen."

1 | Das **erste Pflegestärkungsgesetz** (PSG I) weitete ab dem 1. Januar 2015 die Möglichkeiten der Leistungsansprüche sowohl für den ambulanten als auch für den stationären Bereich aus. Neben einer Anhebung sämtlicher Leistungsbeiträge und einer erweiterten Kombinationsmöglichkeit der einzelnen Leistungen, kam es gleichzeitig zu einer Ausweitung der Leistungsansprüche für Versicherte mit der sogenannten Pflegestufe „0". Mit dieser Regelung wurde der grundpflegerische Hilfebedarf im ambulanten Bereich für Personen mit eingeschränkter Alltagskompetenz gesichert, die unterhalb der Pflegestufe 1 lagen. Darüber hinaus wurde mit dem PSG I auch ein Pflegeversorgungsfonds eingeführt, der mit seinen Mitteln (0,1 % des Beitragssatzes) künftig erforderliche Beitragssteigerungen in der Sozialen Pflegeversicherung abfedern soll. Der Pflegeversorgungsfonds soll ab dem Jahr 2034 eingesetzt werden, wenn die geburtenstarken Jahrgänge in das Pflegealter eintreten und bedürftig werden (vgl. Sozialversicherung kompetent, 2019).

Doch auch mit der Umsetzung des ersten Pflegestärkungsgesetzes wurde das Grundproblem nicht beseitigt, dass bei der Feststellung der Pflegebedürftigkeit lediglich die körperlichen Gebrechen im Vordergrund stehen. Mit der schematischen Einteilung der Hilfebedarfe der betroffenen Menschen in drei Pflegestufen (bzw. vier mit Pflegestufe 0) bleiben Versicherte mit kognitiven Problemen oder psychischen Beeinträchtigungen weiter unterversorgt (vgl. Sozialversicherung kompetent, 2019).[11]

2 | Durch das **zweite Pflegestärkungsgesetz** (PSG II) wurden zum 1. Januar 2017 die bisherigen drei (vier) Pflegestufen durch fünf Pflegegrade ersetzt (vgl. Sozialversicherung kompetent, 2019). Nach einem etwa zehnjährigen Diskussionsprozess konnte im Rahmen der Pflegeversicherung ein neuer Begriff der Pflegebedürftigkeit eingeführt werden. Im Gegensatz zum alten Begriff stehen seitdem nicht mehr die Hilfen bei der Verrichtung von Alltagsaktivitäten im Mittelpunkt der Betrachtung. Der neue Begriff ist vielmehr von der Zielsetzung geprägt, die Selbstständigkeit und Selbstbestimmtheit der pflegebedürftigen

---

[11] An dieser Stelle sind als Beispiel dementiell erkrankte Menschen anzuführen, die zwar oft körperlich wenig eingeschränkt sind, aber eine umfangreiche Betreuung benötigen und somit auch für ihre Familien und ihr soziales Umfeld eine große Belastung darstellen können. Das Bundesministerium für Bildung und Forschung postuliert, dass pro Jahr in Deutschland 300.000 Menschen an Demenz erkranken. Da die Zahl der Neuerkrankungen die Sterbefälle übersteigt, wächst die Zahl der Demenzkranken um 40.000 pro Jahr, sodass im Jahr 2050 bei gleichem Verlauf ca. drei Millionen Menschen in der Bundesrepublik Deutschland an Demenz leiden könnten (vgl. BMBF 2017).

Person möglichst lange zu erhalten, zu fördern oder wiederherzustellen (vgl. Büscher & Wingenfeld, 2017: 3).

Pflegebedürftig im Sinne des SGB XI § 14 sind seit diesem Zeitpunkt Personen, „die gesundheitlich bedingte Beeinträchtigungen der Selbständigkeit oder der Fähigkeiten aufweisen und deshalb der Hilfe durch andere bedürfen. Es muss sich um Personen handeln, die körperliche, kognitive oder psychische Beeinträchtigungen oder gesundheitlich bedingte Belastungen oder Anforderungen nicht selbständig kompensieren oder bewältigen können. Die Pflegebedürftigkeit muss auf Dauer, voraussichtlich für mindestens sechs Monate und mindestens der in § 15 festgelegten Schwere bestehen".

Im Zentrum der Pflege steht seitdem der Personenzentrierte Ansatz, der die Einzigartigkeit der Person und den Erhalt bzw. die Stärkung der Menschen in den Fokus stellt. Das bedeutet bei der Leistungserbringung in der Pflege, eine individuelle Abstimmung der pflegerischen Tätigkeiten auf die persönlichen Bedarfe des Menschen unter Einbeziehung seiner bestehenden Ressourcen, Potenziale, Wünsche, Werte und Bedürfnisse (vgl. Prien, 2019: 2).

Implementierung neuer ambulanter Pflegemodelle in Deutschland

Fördernde Faktoren einer Implementierung
Nach dem Inkrafttreten des neuen Pflegebedürftigkeitsbegriffes konnten auf Landesebene die Rahmenverträge über die ambulante pflegerische Versorgung sowie die Leistungskomplexe an ein neues System mit einer verbesserten Finanzierung angepasst werden. In den verbindlichen Hinweisen zur Erbringung und Abrechnung der Leistungskomplexe 2019 in Schleswig–Holstein heißt es beispielsweise: „Die entsprechend dem Leistungskatalog vereinbarten Leistungsinhalte richten sich stets nach dem individuellen Pflegebedarf, den Selbstpflegemöglichkeiten des Pflegebedürftigen sowie den Möglichkeiten und Fähigkeiten der beteiligten Pflegepersonen aus. Leistungsart und Leistungsinhalte werden vom Pflegedienst als Unterstützung, als teilweise oder vollständige Übernahme der Versorgung oder im Rahmen der Beaufsichtigung, Aufforderung, Motivation und Anleitung des Pflegebedürftigen mit dem Ziel erbracht, die Selbstversorgungspotentiale zu erhalten und zu stärken" (Rahmenvertrag über die ambulante pflegerische Versorgung gemäß § 75 Abs. 1 SGB XI für das Land Schleswig–Holstein, 2019: 29).

Diese aus fachlicher Sicht begrüßenswerte grundlegende Veränderung des Pflegebedürftigkeitsbegriffes bezieht sich nicht nur auf ein neues Pflegeverständnis und ein neues Begutachtungsinstrument zur Feststellung von Pflegebedürftigkeit, sondern auch, wer ab wann welche Leistungen der Pflegeversicherung in Anspruch nehmen kann – diese Regelung der ambulanten Pflegesachleistungen findet sich insbesondere in § 36 des elften Sozialgesetzbuches, der hinsichtlich des Leistungsinhaltes ausdrücklich auf die Bereiche bzw. Module des neuen Pflegebedürftigkeitsbegriffes nach § 14 Abs. 2 SGB XI Bezug nimmt (vgl. Büscher & Wingenfeld, 2017: 3). Der Leistungsanspruch nach § 36 SGB XI umfasst pflegerische Maßnahmen in den in § 14 Abs. 2 genannten Modulen Mobilität, kognitive und kommunikative Fähigkeiten, Verhaltensweisen und psychische Problemlagen, Selbstversorgung, Bewältigung von und selbständiger Umgang mit krankheits- oder therapiebedingten Anforderungen und Belastungen sowie Gestaltung des Alltagslebens und sozialer Kontakte.

Mit der Novellierung des Gesetzes berücksichtigt der neue Begriff der Pflegebedürftigkeit nicht nur körperliche Einschränkungen, sondern auch kognitive und psychische Beeinträchtigungen, die nicht selbstständig kompensiert oder bewältigt werden können. Bei der Leistungsbeschreibung wird nicht unterschieden, ob die Leistungen vorrangig für somatisch beeinträchtigte oder vorrangig für kognitiv und bzw. oder psychisch beeinträchtigte Pflegebedürftige erbracht werden (die nun einen früheren Zugang zu den Leistungen des deutschen Pflegesystems erlangen).

Hemmende Faktoren einer Implementierung
Trotz des positiv zu wertenden Paradigmenwechsels erfolgt die Vergütung der Pflegesachleistungen in der Bundesrepublik Deutschland überwiegend weiterhin über einzelne Verrichtungen, die in Leistungskatalogen genau aufgelistet sind – und nicht über Stundensätze (vgl. Burtke, 2018: 52).

Mit der Einführung des PNG wurden 2013 die Pflegekassen und Anbieter verpflichtet, alternativ auch Zeitabrechnungen neben den Leistungskomplexen einzuführen und vergleichbare Kostenvoranschläge zu erstellen. Lediglich zwei Bundesländer (Bremen und Niedersachsen) haben dieses Wahlrecht der Versicherten zu diesem Zeitpunkt umgesetzt (vgl. Sießegger, 2013a). Alle anderen Bundesländer haben so lange gewartet, bis durch das PSG I zum 1. Januar 2015 diese verpflichtende Regelung wieder abgeschafft wurde. Gleichzeitig hat der Gesetzgeber allerdings klargestellt, dass bereits vorhandene Zeitabrechnungen parallel bestehen bleiben oder auch neue Stundensätze vereinbart werden können (vgl. Heiber & Nett, 2018: 20).

Diese gesetzliche Intention wurde allerdings sehr zurückhaltend umgesetzt. Bis August 2018 können nur fünf Bundesländer eine Zeitvergütung in der Grundpflege vorweisen. Neben Bremen und Niedersachsen bieten jetzt auch Bayern, Hamburg und Hessen alternativ Stundensätze an (vgl. Heiber & Nett, 2018: 19). Das Problem hierbei ist die fehlende Bereitschaft der Pflegekassen, eine kostendeckende Vereinbarung zu verhandeln, was für die Pflegedienste wirtschaftliche Probleme zur Folge haben kann. Darüber hinaus birgt eine Wahlmöglichkeit zwischen zwei nebeneinander bestehenden Systemen die Gefahr in sich, dass Pflegebedürftige mit einem hohen pflegerischen Zeitaufwand künftig überwiegend Leistungskomplexe und pflegebedürftige Personen mit geringerem pflegerischen Zeitaufwand eher Leistungen auf der Grundlage der zeitbezogenen Vergütung in Anspruch nehmen – und somit der entsprechende Ausgleich zwischen beiden Systemen nicht mehr zielführend funktioniert (vgl. Sießegger, 2013a).

Ein weiterer hemmender Faktor für die Umsetzung des niederländischen Pflegekonzeptes ist die in Deutschland gesetzlich vorgeschriebene verantwortliche Pflegefachkraft (Pflegedienstleitung) nach § 71 Abs. 1 SGB X: „Ambulante Pflegeeinrichtungen (Pflegedienste) im Sinne dieses Buches sind selbständig wirtschaftende Einrichtungen, die unter ständiger Verantwortung einer ausgebildeten Pflegefachkraft Pflegebedürftige in ihrer Wohnung mit Leistungen der häuslichen Pflegehilfe im Sinne des § 36 versorgen". Während es bei *Buurtzorg* keine feste Leitung, sondern nur verschiedene Rollen und Funktionen gibt, die rotierend von Gruppenmitgliedern wahrgenommen werden, verankern die einzelnen Bundesländer der Bundesrepublik Deutschland die verantwortliche Pflegefachkraft in ihren Rahmenverträgen über die ambulante pflegerische Versorgung (vgl. Rahmenvertrag über die ambulante pflegerische Versorgung gemäß § 75 Abs. 1 SGB XI für das Land Schleswig–Holstein, 2019: 13).

Doch es gibt noch weitere gravierende Unterschiede zum niederländischen System. Die Leistungen der deutschen Pflegeversicherung bilden nur einen Zuschuss zur notwendigen Versorgung der Pflegebedürftigen. Es können zum Teil Eigenanteile in nicht unerheblicher Höhe anfallen (vgl. Heiber & Weiße, 2018: 39). Hinzu kommt die Wahlmöglichkeit des Versicherten, ob er Pflegesachleistungen (die von einem ambulanten Dienstleister erbracht werden) oder Pflegegeld beziehen möchte. Mit diesem „Pflegegeld für selbst beschaffte Pflegehilfen" (§ 37 SGB XI) können sie den Aufwand und den Einsatz von pflegenden Angehörigen oder Bekannten für deren tägliche häusliche Pflege abgelten. Dabei kann das Pflegegeld völlig frei zur Sicherstellung der eigenen Versorgung genutzt werden. Der Versicherte hat damit zwar eine größere Autonomie als in den Niederlanden, allerdings gibt es auch keinen Nachweis und keine Kontrolle über den Einsatz des Pflegegeldes (vgl. Heiber & Weiße, 2018: 39). Lediglich für den Beratungsbesuch nach § 37 Abs. 3 SGB XI schreibt der Gesetzgeber sehr rudimentäre Qualitätsanforderungen vor. Somit stehen Angehörige und sonstige Pflegepersonen im direkten finanziellen Wettbewerb zu den professionellen Anbietern – ohne die Gewährleistung, dass das Pflegegeld auch ausschließlich für die Versorgung der pflegebedürftigen Menschen genutzt wird (vgl. Heiber & Weiße, 2018: 39).

Die Organisation der deutschen Pflegeversicherung mit dem Teilkaskoprinzip sorgt bei gleichzeitigem Pflegegeldanspruch dafür, dass Einsparungen von Leistungen nur zu höheren Pflegegeldern, nicht aber zu einer Ersparnis der Pflegeversicherung (SGB XI) führen (vgl. Heiber & Weiße, 2018: 39).

Ein weiterer hemmender Faktor im deutschen Pflegesystem sind die unterschiedlichen Zuständigkeitsbereiche in den verschiedenen Sozialgesetzbüchern zur Refinanzierung der Leistungen. Während die Maßnahmen für direkte Pflege, die pflegerische Betreuung und die Hilfen zur Haushaltsführung in den Zuständigkeitsbereich der Pflegeversicherung (SGB XI) fallen, werden medizinische Leistungen der Behandlungspflege zur Sicherung des Ziels der ärztlichen Behandlung (Medikamentengabe, Wundversorgung) durch die Krankenkassen (SGB V) refinanziert – obwohl diese größtenteils von den gleichen Mitarbeiterinnen bzw. Mitarbeitern erbracht werden. Pflegebedürftige, die Hilfe zur Pflege beziehen, fallen wiederum in den Zuständigkeitsbereich des Sozialhilfeträgers (SGB XII). Diese bürokratische Trennung der „Leistungstöpfe" findet man in den Niederlanden in der der Form nicht, da die Kosten der medizinischen Behandlungspflege in großen Teilen zur Pflegeversicherung gehören (vgl. Heiber & Weiße, 2018: 39).

Umsetzungsansätze neuer ambulanter Pflegemodelle in Deutschland

Als Jos de Blok vor über zwölf Jahren im niederländischen Almelo angefangen hat, waren die Rahmenbedingungen sowohl für die Pflegekräfte als auch für die Pflegebedürftigen in den Niederlanden ähnlich (ungünstig), wie sie jetzt immer noch in Deutschland sind. Er und seine Teams haben aber gezeigt, wie es gelingen kann, den Missständen in der ambulanten Pflege nachhaltig zu begegnen. Dank des hohen Engagements der Mitarbeiterinnen bzw. Mitarbeiter, die durch Dokumentation erhobene Zahlen und Fakten gesammelt und qualifiziert ausgewertet haben, konnten im Laufe der Zeit auch Krankenkassen und die gesetzgebenden Instanzen von diesem Pflegekonzept überzeugt werden (vgl. Leichsenring, 2017).

Das Konzept orientiert sich dabei grundsätzlich auf die Erreichung des Ziels „Wahrung der Eigenständigkeit und Unterstützung der Unabhängigkeit" – dies erfolgt in vier aufeinanderfolgenden Stufen (vgl. Kirchner, 2016):

- Stufe 1: Beratung und Begleitung der Klientinnen bzw. Klienten dahin gehend, wie sie selbst dazu beitragen können, ihre Unabhängigkeit zu erhalten oder wieder zu erlangen. Eine qualifizierte und dokumentierte Pflegeplanung ist hierbei selbstverständlich und unerlässlich.
- Stufe 2: Aufbau eines informellen Netzwerkes bestehend aus Familienangehörigen oder Nachbarn und Freundinnen bzw. Freunde, die Tätigkeiten übernehmen können, die keine examinierte Pflegekraft erfordern.
- Stufe 3: Übernahme der notwendigen pflegerischen Tätigkeiten vom zuständigen Team.
- Stufe 4: Aufbau, Pflege und Koordination eines stabilen verlässlichen formalen Netzwerkes bestehend aus Hausärztin bzw. Hausarzt, Spezialistinnen bzw. Spezialisten (wie z. B. Physiotherapeutinnen bzw. Physiotherapeuten), Apothekerinnen bzw. Apothekern, Krankenhäusern und anderen Diensten, welche die Patienten in Anspruch nehmen können oder müssen.

Sechs grundlegende Punkte der Herangehensweise sind bei der Umsetzung zwingend erforderlich: „1. Die Bedürfnisse des Kunden werden aufgenommen und bewertet. Die Betrachtung ist dabei ganzheitlich und umfasst medizinische Bedürfnisse ebenso wie langfristig vorausschauende Aspekte der zu erwartenden Entwicklung, zusätzlich persönliche/soziale Bedürfnisse. Auf der Grundlage der erhaltenen Informationen wird der individuelle Pflegeplan erstellt. 2. Die informellen Unterstützungs-Netzwerke werden untersucht und in die Pflege einbezogen. 3. Formale Betreuung und Hilfsmöglichkeiten werden identifiziert und in das Netz miteingebunden. 4. Die qualifizierte Fachkrankenpflege wird als Dienstleistung geliefert. 5. Die Klienten werden in ihren sozialen Rollen aktiv unterstützt. 6. Die Erhaltung der Unabhängigkeit und die Eigeninitiative in der Selbstfürsorge wird aktiv gefördert" (Kirchner, 2016).

Die Grundsätze – so wenig Pflegekräfte wie möglich (maximal zwei) für alle Aktivitäten, eine 24/7 Erreichbarkeit und die Klienten im Einzugsgebiet kennen – stellen eine hohe Anforderung an die Mitarbeit jedes Einzelnen im Team. Die Befähigung der Teams zur Selbstorganisation wird anfangs in drei zweistündigen Terminen von speziellen Trainern begleitet. Dabei geht es neben allen Aspekten der Eigenständigkeit und des wirtschaftlichen Denken und Handelns, vor allem

um eine achtsame Kommunikation und eine speziell entwickelte Besprechungs-
methodik, die vorgestellt, geübt und im Alltag praktiziert wird. Ein kontinuierliches Teamcoaching wird nicht angeboten, damit die Teams von Anfang an
befähigt werden, Konflikte selbst zu lösen. Nur in Situationen, die vom Team
scheinbar nicht selbst zu lösen sind, kann eine gezielte Begleitung angefordert
werden. (vgl. Kirchner, 2016).

Die Bundesrepublik Deutschland ist jedoch im Vergleich zu ihrem niederländischen Nachbarn stärker geprägt von Reglementierung und Bürokratie. Das
Modell kann daher nicht einfach 1:1 umgesetzt werden. Es gibt eine Reihe von
Menschen aus verschiedenen Regionen im deutschsprachigen Raum, welche
die Ideen von Jos de Blok und die Vorgehensweise von *Buurtzorg* übernehmen
wollen bzw. diese bereits umsetzen.[12]

Heiber und Weiße zufolge befinden sich in Deutschland die Teams, die nach
Buurtzorg arbeiten, derzeit noch in der Orientierungsphase. Pflege sei hierzu-
lande eher nach dem Teilkaskoprinzip organisiert, während in den Niederlanden
die Pflege auch Lenkungs- und Steuerungsaufgaben mit übernehmen – und das
System somit eher dem Vollkaskoprinzip entsprechen würde (vgl. Heiber &
Weiße, 2018: 40).

1 | Ein länderüberschreitendes Modellprojekt nach dem niederländischen
Beispiel wurde im Sommer 2018 im Münsterland bewilligt. Zwei große Pflegeanbieter aus Emsdetten (Sander Pflege und Impulse Pflegedienst) sowie die Fachhochschule Münster sind daran beteiligt. Gefördert wird die Umsetzung des
Modellprojektes im Rahmen des Interreg-Programms Deutschland-Holland mit
Mitteln des Europäischen Fonds für Regionale Entwicklung (vgl. Burtke, 2018:
53).

In dem Modellprojekt soll es Pflegekräften ermöglicht werden, mit mehr
Eigenverantwortung selbst über ihren Arbeitsalltag zu entscheiden. Verrichtungen, die nicht unbedingt eine examinierte Pflegekraft erfordern, sollen verstärkt von Menschen im sozialen Umfeld des Pflegebedürftigen erbracht werden.

---

[12] Auf der deutschen Webseite von Buurtzorg präsentieren sich fünf aktive Teams sowie ein
Team in der Aufbauphase (alle in privater Trägerschaft). Allerdings sind hier nur wenige
Informationen zu den Rahmenbedingungen und keine Informationen zu Refinanzierungs-
konditionen hinterlegt (vgl. Buurtzorg Deutschland, 2019a, b). Unter „Pflege auf Augenhöhe" (Webseite) finden sich ebenfalls Standorte von acht Teams (sieben davon in privater
Trägerschaft), die die ambulante Pflege in Selbstorganisation und Selbstbestimmtheit
anbieten. Die Initiatoren dieser Organisation sehen sich als Verbreiter einer neuen Pflege-
philosophie und schaffen Räume zur Begegnung mit anderen Interessierten durch Treffen
oder durch regionale Vernetzung (vgl. Pflege auf Augenhöhe, 2019).

Doch laut des Geschäftsführers Johannes Technau gibt es bei der Realisierung noch einige ungeklärte Fragen: Beispielsweise sind der rechtliche Rahmen der ehrenamtlichen Tätigkeit, die Übernahme der Verantwortung für die frei arbeitenden Teams, die Qualitätssicherung und die Modalitäten der Finanzierung noch nicht geklärt. Denn über die Förderung des Fonds werden lediglich die Ausgaben für die Anpassung der Informationstechnik und das Teamcoaching zu mehr Eigenverantwortung und mehr Entscheidungsfreiheit zu 50 % gedeckt (vgl. Burtke, 2018: 53).[13]

Positiv zu bewerten ist, dass die Ersatzkassen in Nordrhein-Westfalen dem Projekt von Anfang an offen gegenüberstanden. Dirk Ruiss, Leiter des Verbandes der Ersatzkassen in Nordrhein-Westfalen (NRW), betonte auf dem ersten Kongress zu *Buurtzorg* im September 2018 in Steinfurt, dass dieses Modell ein Ansatz sei, der viele aktuelle Forderungen verbindet. Er stellte aber auch fest, dass es aufgrund der anderen Finanzierung in Deutschland aus rechtlichen Gründen nicht möglich sei, eine schnelle Änderung herbeizuführen. In Emsdetten werde zwar ein neues Abrechnungsmodell projekthaft getestet – es brauche aber noch Zeit (vgl. Buurtzorg Deutschland, 2019a, b).

2 | Aber auch in Schleswig–Holstein hat der ambulante Pflegedienst Mook we gern in Meldorf seit 2018 Überlegungen angestellt, wie man die Pflegeleistungen und Organisationsstrukturen zum Wohle der Pflegebedürftigen und der Pflegekräfte modifizieren könnte. Das Projektkonzept wurde im Sommer 2018 im Ministerium für Soziales, Gesundheit, Jugend, Familie und Senioren in Kiel vorgestellt.

Die Landesregierung Schleswig–Holstein geht seit November 2019 nun neue Wege, um ein neues Versorgungsmodell zu erproben und den Pflegeberuf dadurch attraktiver zu gestalten. Gemeinsam fördern das Ministerium für Soziales, Gesundheit, Jugend, Familie und Senioren und das Ministerium für Inneres, ländliche Räume, Integration und Gleichstellung das Projekt „Autonome ambulante

---

[13] In einem Interview antwortet Johannes Technau auf die Frage *Das Pflegemodell Buurtzorg benötigt 40 % weniger Pflegestunden als die konventionelle Pflege. Wie ist das möglich?* „Das konventionelle ambulante Pflegesystem hat keinerlei Anreize, Patientinnen oder Patienten weniger Pflege zuteilwerden zu lassen als diese unbedingt brauchen. Laut Sozialgesetzbuch soll Pflege ihnen zu mehr Selbständigkeit verhelfen. Das aber belohnen die Kostenträger nicht. Somit sind in der konventionellen Pflege Leistungen nicht darauf ausgerichtet, Patientinnen und Patienten schnellstmöglich wieder abzugeben, sondern sie auf lange Zeit zu behalten. Unseren Pflegenden geben wir jedoch klar mit, dass es ihr Job ist, Betroffenen größtmögliche Autonomie zu erhalten – gemeinsam mit ihnen und ihrem Umfeld, ohne permanenten ökonomischen Druck" (Sleziona, 2019: 16).

Pflegeteams – mehr Menschlichkeit für ein attraktives Arbeitsfeld". Projektträger ist der ambulante Pflegedienst Mook we gern gGmbH, ein Tochterunternehmen der Stiftung Mensch. Das neue autonom arbeitende ambulante Pflegeteam wird als Pilotbetrieb in Heide aufgebaut.

Das Modellprojekt bietet ganz neue Perspektiven. Die Pflegekräfte können selbst Prioritäten in der Pflege setzen und weitgehend selbstständig agieren. Die Pflege wird in diesem Projekt neu gedacht, weil es nicht darum geht, in möglichst kurzer Zeit viele Leistungen zu erbringen – es soll zum Beispiel mehr Zeit für Gespräche mit den pflegebedürftigen Menschen geben. Mit dem Aufbau von autonom arbeitenden Pflegeteams soll die Eigenverantwortung und Qualität in der Pflege gestärkt und erhöht werden; dabei werden die Pflegesachleistungen nicht einzeln für erbrachte Leistungskomplexe, sondern pauschal nach Stunden vergütet. Die Pflegenden haben zudem die Möglichkeit, direkt mit den behandelnden Ärztinnen und Ärzten in Kontakt zu treten – damit soll die sektorenübergreifende Zusammenarbeit gestärkt werden. Darüber hinaus soll die Versorgung im ländlichen Raum verbessert und die Pflege attraktiver und bedürfnisgerechter gestaltet werden, um den Pflegebedürftigen ein Verbleiben in ihrer Umgebung zu ermöglichen.

Das dreijährige Modellprojekt gliedert sich dabei grob in vier Phasen:

- *Vorbereitungsphase:* z. B. organisatorische Rahmenbedingungen vereinbaren (Medizinischer Dienst der Krankenkassen, Kostenträger) und Akzeptanz auf politischer Ebene sicherstellen, Mitarbeiterinnen bzw. Mitarbeiter auswählen (ein ganz neues Team aufbauen), Kunden akquirieren und Start des Pflegeteams durch Teamfindung und Vermittlung der Methodenkompetenz.
- *Erste Projektphase:* z. B. Bedarfe der Klienten aufnehmen und Stärkung der Zusammenarbeit mit Dritten (z. B. Ärztinnen bzw. Ärzte, Therapeutinnen bzw. Therapeuten).
- *Zweite Projektphase:* z. B. Stabilisierung des Teams und Aktivierung bzw. Aufbau von Netzwerken mit Angehörigen, Freunden und Nachbarn.
- *Dritte Projektphase:* z. B. Ausdehnung innerer Netzwerke (Angehörige, Nachbarn) und Integration der äußeren Netzwerke.

Ziel ist der Aufbau eines neuen ambulanten Pflegemodells in Schleswig–Holstein – geprägt durch Selbstmanagement und Selbstführung. Erreicht werden soll eine Verbesserung des Gesundheitszustandes und Reduzierung der Pflegebedarfe der Klientinnen bzw. Klienten sowie eine Vermeidung von Krankenhausaufenthalten.

7 Zusammenfassung

Zaghafte Ansätze einer gesetzgeberischen Reaktion auf die sich abzeichnenden Folgen des demografischen Wandels hat es seit 1995 mit Einführung der Pflegeversicherung gegeben. Mit dem Pflegeneuausrichtungsgesetz wurden ab 2013 erstmals neben den inhaltlich definierten Pflegeleistungen auch reine Zeitkontingente zur Pflege in den Maßnahmenkatalog mit aufgenommen. Die seit 2015 bestehenden Pflegestärkungsgesetze I und II erweiterten die Kombinationsmöglichkeit und die Indikation zur Pflegenotwendigkeit maßgeblich. Mit der Einführung der generalistischen Ausbildung, dem Pflegepersonal-Stärkungsgesetz, der Einführung eines Pflegebevollmächtigten der Bundesregierung und der Agenda für mehr Nachhaltigkeit in Gesundheit und Pflege (2019) waren jüngst viele weitere Aktivitäten zu verzeichnen, um die drohende Minderversorgung älterer und pflegebedürftiger Menschen in der Bundesrepublik Deutschland abzufedern (BMG, 2019).[14]

Die bisher getroffenen Maßnahmen in der Bundesrepublik Deutschland zielen nicht umfänglich auf die Bedürfnisse älterer, pflegebedürftiger Menschen und die der Pflegenden ab. Es liegt nicht daran, dass es nicht anderenorts bereits Modelle gibt, die ihre diesbezügliche Funktionsfähigkeit schon seit Längerem unter Beweis gestellt haben, sondern eher an den starren gesetzlichen Rahmenbedingungen auf Bundes- und Länderebene sowie zusätzlich an der wenig innovativen Haltung der verantwortlichen Akteure an der Basis in den einzelnen Regionen (z. B. Kassenvertreterinnen bzw. Kassenvertreter, Geschäftsführung und Management). Im Bereich der ambulanten Pflege ist hier das von Jos de Blok entwickelte Modell *Buurtzorg* aus den Niederlanden besonders hervorzuheben.

---

[14] In dem 35-seitigen Text findet man aber nichts in Hinblick auf Work-Life-Balance, Freizeitausgleich oder Homeoffice; Vereinbarkeit von Beruf und Familie wird zweimal genannt. Das Wort Arbeitsbedingung findet sich immerhin siebenmal in dem Text verbunden mit dem Wunsch, diese beispielsweise durch eine bessere Personalausstattung zu optimieren. Die zunehmende Digitalisierung als Lösungsansatz bestehender Probleme wird sechsmal erwähnt und es wird darauf hingewiesen, dass ein zweiköpfiges Expertenteam das Bundesgesundheitsministerium darin unterstützen wird, „bahnbrechende Technologie" schneller zu erkennen. An dieser Stelle wird u. a. die Vereinbarung von digitalen Anwendungen (digitaler Impfpass, digitaler Mutterpass) genannt (BMG, 2019: 14). Die Agenda für mehr Nachhaltigkeit in Gesundheit und Pflege berücksichtigt aber weder die grundsätzlichen Bedürfnisse der (ambulanten) Pflegebedürftigen, möglichst lange und möglichst gut versorgt in der gewohnten Umgebung zu verbleiben, noch die ebenso klar definierten Wertvorstellungen der jüngeren Generation bezüglich ihres Arbeitsumfeldes.

Es ist ein seit 2006 etabliertes Modell, welches zwar primär eine teurere, aber sekundär dennoch durch die Nichtinanspruchnahme von stationärer Pflege und stationärer Krankenhausleistungen eine kosteneffiziente und eine an den Klienten orientierte Versorgung ermöglicht.

Der Wandel in der Arbeitswelt der Bundesrepublik Deutschland wird durch den Fachkräftemangel, die besonderen Bedürfnisse und Ansprüche der jüngeren Generation und eine zunehmend älter werdende Bevölkerung hervorgerufen. In der Pflege ist der Mangel an Fachkräften schon heute überall in der Bundesrepublik stark ausgeprägt und in zehn Jahren werden einigen Voraussagen zur Folge mehr als 400.000 Fachkräfte in diesem Sektor fehlen.

Seit 1995 hat es im Hinblick auf die prognostizierten Probleme Versuche aufseiten des Gesetzgebers gegeben, dem steigenden Mangel durch Strukturveränderungen zu begegnen. Zu nennen sind hier beispielsweise die Einführung der Pflegeversicherung 1995, das Pflegeneuausrichtungsgesetz 2013 und die Pflegestärkungsgesetze I und II ab 2015 sowie die Zusammenführung der früher getrennten Ausbildungen in eine generalistische Pflegeausbildung. Zu einer Neubewertung der Pflege vor dem Hintergrund der Vorstellungen von Pflegenden (Anforderungen der jüngeren Generation) und Pflegebedürftigen (möglichst langer Verbleib zu Hause) haben diese Gesetze allerdings nicht geführt. Das bisher schon hohe Komplexitätsniveau der Gesundheits- und Pflegeversorgung mit unterschiedlichen Zuständigkeitsbereichen und unterschiedlichen Finanzierungsmodellen, die in den verschiedenen Sozialgesetzbüchern (SGB V, SGB XI und SGB XII) niedergelegt sind, besteht nach wie vor. Im Gegenteil: verschiedene Maßnahmen wie die Graduierung der Pflegegrade, die Einschätzung derselben durch Aufsichtsbehörden und die stark zergliederte Maßnahmenmatrix der Pflege mit Punkt- und Zeitwerten haben die entstandene Bürokratie vor gewährter Leistung eher deutlich anwachsen lassen.

Laloux beschreibt anhand von Best-Practice-Beispielen aus verschiedenen sozialen und wirtschaftlichen Bereichen unterschiedliche Lösungsansätze, die sowohl die Sicht der Mitarbeiterinnen bzw. Mitarbeiter als auch die der Klientinnen bzw. Klienten in die Organisationsstruktur mit einbeziehen – und damit zu ganz neuen Erkenntnissen bei der eigenen Unternehmensentwicklung gelangen. Als Antwort auf die Frage der zunehmenden Komplexität der Arbeitswelt sieht Laloux die Schaffung einer sich selbst organisierenden, hierarchiearmen und stark vernetzten Organisation als Alternative zur herkömmlichen Unternehmensstrukturen in Hierarchien.

Eines der von Laloux genannten Beispiele ist das Pflegemodell *Buurtzorg,* welches im Jahr 2006 von Jos de Blok in den Niederlanden gegründet wurde. Bei ähnlichen Ausgangsvoraussetzungen, wie wir sie heute in der Bundesrepublik

Deutschland in der Versorgung alter bzw. pflegebedürftiger Menschen haben, wurde hier ein hierarchiefreies, vernetztes und ein sowohl an den Bedürfnissen und Wünschen der Klientinnen bzw. Klienten als auch an den Werten und dem beruflichen Ethos der Mitarbeiterinnen bzw. Mitarbeiter orientiertes Modell etabliert. Zwar ist dieses Modell durch die Beschäftigung hoch qualifizierter Mitarbeiterinnen bzw. Mitarbeiter zunächst kurzfristig (primär) teurer als die konventionellen Pflegemodelle, längerfristig (sekundär) allerdings können durch weniger stationäre Krankenhausüberweisungen und weniger Einweisungen in stationäre Pflegeeinrichtungen insgesamt volkswirtschaftlich deutliche Kostenvorteile generiert werden.

Das Bundesministerium für Gesundheit könnte breiter angelegte und flächendeckender ausgerichtete Modellvorhaben in Deutschland anstoßen, um verschiedene Organisationsformen und Pflegekonzepte im ambulanten Bereich zu testen und dem heutigen Standardmodell der Versorgung in der Bundesrepublik Deutschland gegenüberzustellen. Mit einem solchen Vorhaben könnten dann erfolgsversprechende Versorgungsalternativen auch herausgefiltert werden (statt im bestehenden System immer weitere und komplexere Neuerungen zu implementieren). Gleichzeitig könnte durch eine intensive und auch breiter angelegte wissenschaftliche Evaluation die bisher schwache Evidenz des Nutzens auf verschiedenen Ebenen fundiert herausgearbeitet werden. Die momentane Situation erfordert einen grundlegenden Richtungswechsel, um die ambulante Pflege der bedürftigen Menschen in der Bundesrepublik Deutschland dauerhaft zum Wohle aller Mitwirkenden zukunftsfähig zu gestalten.

Literatur

Arnold Basler, D., Wehner, T., & Schulze, H. (2021). Nicht einfach ohne Hierarchie. Ergebnisse einer qualitativen Studie zur Implementierung von Selbstorganisation und Selbstführung. *Organisationsentwicklung, 1,* 66–71.

Becker, F. (2018). *Herzbergs Zwei-Faktoren-Theorie der Motivation: Hygienefaktoren und Motivatoren.* Wirtschaftspsychologische Gesellschaft. https://wpgs.de/fachtexte/motivation/herzbergs-zwei-faktoren-theorie-der-motivation-hygienefaktoren-und-motivatoren/. Zugegriffen: 2. Febr. 2019.

Berg, van den N., Meinke, C., Heynmann, R., Fiß, T., Suckert, E., Pöller, C., Dreier, A., Rogalski, H., Karopka, T., Oppermann, R., & Hoffmann, W. (2009). AGnES: Hausarztunterstützung durch qualifizierte Praxismitarbeiter. Evaluation der Modellprojekte: Qualität und Akzeptanz. *Deutsches Ärzteblatt, 106*(1–2), 3–9.

BMBF. (2017). 3 Millionen Deutsche könnten im Jahr 2050 an Demenz leiden. https://www.bmbf.de/de/3-millionen-deutsche-koennten-im-jahr-2050-an-demenz-leiden-4826.html. Zugegriffen: 7. Juni 2019.

BMFSFJ. (2005). *Work Life Balance. Motor für wirtschaftliches Wachstum und gesellschaftliche Stabilität. Analyse der volkswirtschaftlichen Effekte – Zusammenfassung und Ergebnisse*. DruckVogt.

BMG. (2016). Pflege-Neuausrichtungs-Gesetz. https://www.bundesgesundheitsministerium.de/service/begriffe-von-a-z/p/pflege-neuausrichtungs-gesetz.html. Zugegriffen: 7. Juli 2019.

BMG. (2019). Agenda für mehr Nachhaltigkeit in Gesundheit und Pflege. Ressortbericht des Bundesministeriums für Gesundheit zur Umsetzung der Deutschen Nachhaltigkeitsstrategie. https://www.bundesregierung.de/resource/blob/975274/1631014/7110a7e99a14d34160a5735f74ab7a74/2019-05-28-bmg-ressortbericht-gesundheit-und-pflege-data.pdf?download=1. Zugegriffen: 18. Juni 2019.

Buckstegen, N. (2016). YouGov DE. Das Arbeitsklima ist den meisten wichtiger als das Gehalt. https://yougov.de/news/2016/01/19/das-arbeitsklima-ist-den-meisten-wichtiger-als-das/. Zugegriffen: 30. März 2019.

Bundesagentur für Arbeit. (2018a). Ausbildungsstellenmarkt. Aktuelle Eckwerte im Berichtsjahr 2017/2018-Stand: September 2018. https://statistik.arbeitsagentur.de/Navigation/Statistik/Statistik-nach-The-men/Ausbildungsstellenmarkt/Ausbildungsstellenmarkt-Nav.html. Zugegriffen: 2. Dez. 2018.

Bundesagentur für Arbeit. (2018b). Statistik/Arbeitsmarktberichterstattung, Berichte: Blickpunkt Arbeitsmarkt- Fachkräfteengpassanalyse. Nürnberg. https://statistik.arbeitsagentur.de/Statischer-Content/Arbeitsmarktberichte/Fachkraeftebedarf-Stellen/Fachkraefte/BA-FK-Engpassanalyse-2018b-06.pdf. Zugegriffen: 2. Nov. 2018.

Bundesagentur für Arbeit. (2018c). Statistik Fachkräfteengpassanalyse. Statistische Analysen. https://statistik.arbeitsagentur.de/Statischer-Content/Arbeitsmarktberichte/Fachkraeftebedarf-Stellen/Fachkraefte/BA-FK-Engpassanalyse-2018c-06-Abbildungen.pdf. Zugegriffen: 2. Dez. 2018.

Bundesgesetzblatt online. (2018). Ausbildungs- und Prüfungsverordnung für die Pflegeberufe vom 02.10.2018, BGBL. I S. 1606. https://www.bgbl.de/xaver/bgbl/start.xav?startbk=Bundesanzeiger_BGBl&jumpTo=bgbl118s1572.pdf#_bgbl_%2F%2F*%5B%40attr_id%3D%27bgbl118s1572.pdf%27%5D_1566043711624. Zugegriffen: 30. Apr. 2019.

Burkhart, M., Erhard, T., Friedl, C., & Ostwald, D. (2012). 112 – und niemand hilft. Wirtschaftsforschung Fachkräftemangel. Die Gesundheitswirtschaft – Schlüsselbranche in Deutschland. In PricewaterhouseCoopers AG (Hrsg.) https://www.pwc.de/de/gesundheitswesen-und-pharma/assets/pwc-studie-112-und-niemand-hilft-sep-2012.pdf. Zugegriffen: 5. Apr. 2019.

Burtke, U. (2018). Idee für häusliche Pflege: Buurtzorg. *Heilberufe Das Pfle-gemagazin, 18*(1), 52–53.

Buurtzorg. (2019a). About us. A pioneering healthcare organisation. https://www.buurtzorg.com/about-us/. Zugegriffen: 6. Juni 2019.

Buurtzorg. (2019b). Our organisation. Humanity over bureaucracy. https://www.buurtzorg.com/about-us/our-organisation/. Zugegriffen: 6. Juni 2019.

Buurtzorg. (2019c). The Buurtzorg Model. Buurtzorg's model of care. https://www.buurtzorg.com/about-us/buurtzorgmodel/. Zugegriffen: 6. Juni 2019.

Buurtzorg. (2019d). Welcome to Buurtzorg. Humanity over bureaucracy. https://www.buurtzorg.com/. Zugegriffen: 6. Juni 2019.

Buurtzorg Deutschland. (2019a). Auch in Deiner Nähe. https://www.buurtzorg-deutschland.de/teams. Zugegriffen: 7. Juni 2019.

Buurtzorg Deutschland. (2019b). Erster Buurtzorg Kongress 2018 in Steinfurt. https://www.buurtzorg-deutschland.de/beitraege/2019b/2/3/erster-buurtzorg-kongress-2018-in-steinfurt. Zugegriffen: 7. Juni 2019.

Cavedon, E., Minnig, C., & Zängl, P. (2018a). Das holländische Buurtzorg-Modell: Selbstorganisation in der ambulanten Pflege. Kontrolle ist gut. *Vertrauen ist besser. In: Curaviva, 6*, 12–15.

Cavedon, E., Minnig, C., & Zängl, P. (2018b). Buurtzorg in der Schweiz: Kann das funktionieren? *Spitex Magazin, 3*, 13–15.

Cavedon, E., Minnig, C., & Zängl, P. (2018c). *Übertragung des Buurtzorg-Modells auf schweizerische Verhältnisse. Gesamtbericht.* Fachhochschule Nordwestschweiz.

Cavedon, E., Minnig, C., & Zängl, P. (2020). Buurtzorg – Selbstorganisation in der ambulanten Pflege. Menschlichkeit vor Bürokratie. *Krankenpflege [Spitex-Pflege], 3*, 12–17.

Dini Pou del Castillo, M. L. (2013). *Externe Evaluierung des AGnES-Projekts in Mecklenburg-Vorpommern.* Dissertation, Medizinische Fakultät Charité | Universitätsmedizin Berlin, Berlin.

Dudenredaktion. (2007). *Duden: Bd 7 Das Herkunftswörterbuch* (4. Aufl.). Dudenverlag.

Faller, M. (2015). Baumann Unternehmensberatung, Presseinformation. Ausgebrannt: Jeder zweite Manager fürchtet den Burnout. https://www.baumann-ag.com/baumann-ag/news-wissen/news/ausgbrannt-jeder-zweite-manager-fuerchtet-den-burnout. Zugegriffen: 30. Jan. 2019.

Fischer, B. (2016). *Reinventing Business – wie traditionelle Unternehmen hierarchiefrei werden & wie sich eine Geschenkökonomie entwickelt.* Bertram Fischer.

Gebert, A., Seifert, K., & Weidner, F. (DIP). (2016). *Modellprojekt Gemeindeschwester plus. Endbericht der wissenschaftlichen Begleitung zur Implementierungsphase Juli 2015 – Dezember 2016.* Ministerium für Soziales, Arbeit, Gesundheit und Demografie Rheinland-Pfalz.

Gebert, A., Weidner, F., Weber, C., Ehling, C., Seifert, K., & Sachs, S. (DIP). (2019). *Modellprojekt Gemeindeschwester plus. Abschlussbericht der wissenschaftlichen Begleitung Juli 2015 – Dezember 2018.* Ministerium für Soziales, Arbeit, Gesundheit und Demografie Rheinland-Pfalz.

Häusling, A., & Fischer S. (2016). Mythos Agilität – Oder Realität? *Personalmagazin. Management, Recht und Organisation, 16*(4), 30–33.

Häusling, A., & Rutz, B. (2017). Agile Prozesse und Selbstorganisation. In C. von Au (Hrsg.), *Struktur und Kultur einer Leadership-Organisation. Holistik, Wertschätzung, Vertrauen, Agilität und Lernen* (S. 106–122). Springer

Heiber, A., & Weiße, O. (2018). Buurtzorg. *Pflege niederländischer Art. In: Häusliche Pflege, 18*(5), 38–41.

Heiber, A., & Nett, G. (2018). Bundesländer Vergütung. *Föderales Stückwerk. In: Häusliche Pflege, 18*(8), 18–24.

Herzberg, F., Mausner, B., & Snydermann, B. B. (2010). *The motivation at work* (12. Aufl.). Transaction Publishers.

Jahn, D., & Pilger C. (2013). Gesundheitswesen in Baden-Württemberg: Struktur und Entwicklung der Beschäftigung, IAB-Regional. IAB Baden-Württemberg, Nr. 01/2013,

Institut für Arbeitsmarkt- und Berufsforschung, Nürnberg. http://doku.iab.de/regional/ BW/2013/regional_bw_0113.pdf. Zugegriffen: 4. Apr. 2019.

Janssen, B. (2016). *Die stille Revolution. Führen mit Sinn und Menschlichkeit* (2. Aufl.). Ariston.

Janssen, B., & Grün, A. (2017). *Stark in stürmischen Zeiten. Die Kunst, sich selbst und andere zu führen* (2. Aufl.). Ariston.

Kestel, C. (2015): Bindung steigt, Leidenschaft dümpelt. http://www. harvardbusinessmanager.de/blogs/gallup-index-mitarbeiterbindung-steigt-a-1022614. html. Zugegriffen: 12. Jan. 2019.

Kirchner, U. (2016). Was ist Buurtzorg? Eine besondere Form der ambulanten Pflege aus Holland. Das Modell. http://www.buurtzorg-in-deutschland.org/buurtzorg/. Zugegriffen: 8. Juni 2019.

Korzilius, H., & Rabbata, S. (2006) Gemeindeschwester. Geheimwaffe gegen Überlastung und Unterversorgung. *Deutsches Ärzteblatt, 103*(44), A 2926–A 2928.

Laloux, F. (2015). *Reinventing Organizations. Ein Leitfaden zur Gestaltung sinn-stiftender Formen der Zusammenarbeit*. Vahlen.

Laloux, F. (2016). *Reinventing Organizations visuell. Ein illustrierter Leitfaden sinn-stiftender Formen der Zusammenarbeit*. Vahlen.

Leichsenring, K. (2017). Soziale Innovationen. „Buurtzorg" als Organisationsform für Pflegeheime? *Lebenswelt Heim, 17*(24). 20–22.

Lievegoed, B. C. J., & Glasl, F. (1993). *Dynamische Unternehmensentwicklung: Wie Pionierbetriebe und Bürokratien zu schlanken Unternehmen werden. Organisationsentwicklung in der Praxis; 6.* Haupt.

Lindner, D. (2016). Agile Unternehmen. Reinventing Organizations: Organisationen gestern und heute. https://agile-unternehmen.de/was-ist-agil-definition/. Zugegriffen: 5. Apr. 2019.

Maehrlein, K. (2020). Agile Werte leben – so geht's. *Projektmagazin, 12*, 1–14.

Misch, F. (2015). Wie Sie Unvorhersehbares planen. *Altenheim Lösungen fürs Management* (Nr.8 vom 17.08.2015: 36).

Müller, H.-P. (2012). Wertewandel. Bundeszentrale für politische Bildung. https://www. bpb.de/politik/grundfragen/deutsche-verhaeltnisse-eine-sozialkunde/138454/werte-milieus-und-lebensstile-wertewandel. Zugegriffen: 5. Apr. 2019.

Nandram, S. S. (2015). *Organizational Innovation by Integrating Simplification. Learning from Buurtzorg Nederland*. Springer.

Nextpractice. (2016). *Wertewelten Arbeiten 4.0.* Studie (Bundesministerium für Arbeit und Soziales).

Olfert, K. (2012). *Organisation. Kompendium der praktischen Betriebswirtschaft* (16. Aufl.). Kiehl.

Pflege auf Augenhöhe. (2019). Standorte. https://www.buurtzorg-deutschland.de/teams. Zugegriffen: 8. Juni 2019.

Prien, L. (2019). *Erläuterung zu den neuen Leistungskomplexen der ambulanten häuslichen Pflege nach SGB XI für Schleswig-Holstein mit Gültigkeit zum 01.09.2019.* Forum Pflegegesellschaft e. V.

Purgal, P. (2015). *Wertewandel der Y-Generation. Konsequenzen für die Mitarbeiterführung*. Diplomica.

Rahmenvertrag über die ambulante pflegerische Versorgung gemäß § 75 Abs. 1 SGB XI für das Land Schleswig-Holstein vom 01.08.1995 (unveröffentlichter Entwurf i. d. F. v. 01.09.2019). Kiel.

Rautert, M., & Meißner, A. (2019a). Mehr Zeit für Pflege. Das Modell Buurtzorg. *Die Schwester | Der Pfleger 12–19*, 5–7.

Rautert, M., & Meißner, A. (2019b) Pflege und Versorgung wieder neu entdecken. Sinnerleben bei Buurtzorg. *Die Schwester | Der Pfleger, 12–19*, 9–13.

Rodeck, M. L. (2015). *Der Wertewandel in der Arbeitswelt durch die Generation Y. Wie Unternehmen bei der Personalführung sinnvoll reagieren und agieren können.* Diplomica.

Rosenthal, T. (2009). *Organisationsmanagement. Studienbrief 2: Organisationsentwicklung.* Studienbrief der Hamburger Fernhochschule.

Rump, J. (2019). Muster brechen. *Agil führen. In: Wohlfahrt intern, 9*, 20–31.

Rüther, C. (2018). *Soziokratie, S3, Holokratie, Frederic Laloux' „Reinventing Organizations" und „New Work". Ein Überblick über die gängigsten Ansätze zur Selbstorganisation und Partizipation* (2. Aufl.). BoD.

Schneyink, D. (2018). Freiheit für die Profis. *Stern* (Nr. 35 vom 23.08.2018): 100–102.

Schulz-Nieswandt, F., Köstler, U., & Mann, K. (2018). *Modellprojekt Gemeindeschwester plus. Evaluation des Modellprojekts.* Universität zu Köln.

Sießegger, T. (2013a). Häusliche Pflege. Vor- und Nachteile einer Zeitvergütung. http://www.haeusliche-pflege.net/Infopool/Haeusliche-Pflege-Blog/Vor-und-Nachteile-einer-Zeitverguetung. Zugegriffen: 7. Juni 2019.

Sießegger, T. (2013b). Vor- und Nachteile des Systems der Leistungskomplexe. Www. haeusliche-pflege.net. Zugegriffen: 4. März 2022.

Sießegger, T. (2013c). *Diskussion zu den Wechselwirkungen von Stundensätzen neben einem System der Abrechnung nach Leistungskomplexen – im Zuge der Umsetzung der Anforderungen des Pflege-Neuausrichtungs-Gesetzes. Betriebswirtschaftliches Gutachten.* Paritätischer Wohlfahrtsverband Berlin.

Sleegers, A. (2005). Niederlande-Wissen. Gesundheitsversorgung. https://www.unimuenster.de/NiederlandeNet/nl-wissen/soziales/gesundheitsversorgung/awbz.html. Zugegriffen: 6. Juni 2019.

Sleziona, M. (2019). Den Pflegenden Vertrauen schenken. Ambulanter Pflegedienst Buurtzorg (Interview mit Johannes Technau). *Die Schwester | Der Pfleger, 12–19*, 14–18.

Solingen, R. van. (2017). *Der Bienenhirte. Über das Führen von selbstorganisierten Teams Ein Roman für Manager und Projektverantwortliche.* Dpunkt.

Sozialversicherung kompetent. (2019). Geschichte der Pflegeversicherung. https://sozialversicherung-kompetent.de/sozialversicherung/allgemeines/29-geschichte-der-pflegeversicherung.html. Zugegriffen: 7. Juni 2019.

Steinbuch, P. A. (1995). *Organisation. Kompendium der praktischen Betriebswirtschaft* (9. Aufl.). Kiehl.

Suchanek, A., Lin-Hi, N., & Maier, Günter W. (2018). *Werte (Definition).* Springer Fachmedien. https://wirtschaftslexikon.gabler.de/definition/werte-49667/version-272895. Zugegriffen: 5. Apr. 2019.

Trepper, T. (2012). *Agil-systemisches Softwareprojektmanagement.* Springer.

Upstalsboom Kultur & Entwicklung GmbH. (2013). Unsere Werte. Upstalsboom Wertebaum. https://www.der-upstalsboom-weg.de/der-upstalsboom-weg/unsere-werte/. Zugegriffen: 2. Apr. 2019.

von Au, C. (Hrsg.). (2017). *Struktur und Kultur einer Leadership-Organisation. Holistik, Wertschätzung, Vertrauen, Agilität und Lernen*. Springer.

Wagner, E. (2017). *Organisationsmanagement. Studienbrief 1: Unternehmenskultur* (3. Aufl., Unveröffentlichter Studienbrief der Hamburger Fernhochschule). Hamburger Fern-Hochschule (HFH).

Wasel, W., & Haas, H. S. (2018). Buurtzorg: Eine agile Organisation – der Versuch eines sozialwirtschaftlichen Reviews, Teil 1. *NDV-Nachrichtendienst des Deutschen Vereins für öffentliche und private Fürsorge e. V., 18*(12), 595–602.

Wasel, W., & Haas, H. S. (2019). Buurtzorg: Eine agile Organisation – der Versuch eines sozialwirtschaftlichen Reviews, Teil 2. *NDV-Nachrichtendienst des Deutschen Vereins für öffentliche und private Fürsorge e. V,. 19*(1), 31–37.

Weidner, F., Gebert, A., Ehling, C., & Weber, C. (DIP). (2019). *Modellprojekt Gemeindeschwester plus. Empfehlungen aus dem Modellprojekt 2015–2018*. Ministerium für Soziales, Arbeit, Gesundheit und Demografie Rheinland-Pfalz.

Weis, C. (2013). Hierarchie. Das regionale Wirtschaftsportal. http://www.business-on.de/definition-hierarchie-die-hierarchie-als-system-der-sinnvollen-aufgabenverteilung-_id42534.html. Zugegriffen: 10. Febr. 2019.

Wingenfeld, K., & Büscher, A. (2017). *Strukturierung und Beschreibung pflegerischer Aufgaben auf der Grundlage des neuen Pflegebedürftigkeitsbegriffs*. Universität Bielefeld.

Ökologische Nachhaltigkeit in Arztpraxen und Planetare Gesundheit

Christine Clar, Nikolaus C. S. Mezger und Marlene Thöne

1 Einführung – Gemeinwohl und Planetare Gesundheit

Die Gemeinwohlökonomie beschreibt – ganz im Einklang mit vielen staatlichen Verfassungen – das Wohl von Mensch und Umwelt als oberstes Ziel des Wirtschaftens (Felber, 2018). In ähnlicher Weise stehen Ärztinnen und Ärzte durch den Grundsatz „primum non nocere – erstens nicht schaden" aus dem hippokratischen Eid in der Verantwortung, zu handeln, wenn die Gesundheit von Menschen und der Welt, in der sie leben, auf dem Spiel steht (WHO, 2013). Einer der Bereiche, auf den die Gemeinwohlökonomie fokussiert, ist der der ökologischen Nachhaltigkeit. Dieser Artikel beschreibt die Rolle von Klima- und Umweltschutz in Arztpraxen und fokussiert dabei auf die nach aktueller

C. Clar (✉)
Berlin, Deutschland
E-Mail: clar@cc-archie.de

N. C. S. Mezger
Global and Planetary Health Arbeitsgruppe, Institut für Med. Epidemiologie, Biometrie und Informatik, Martin-Luther-Universität Halle-Wittenberg, Halle (Saale), Deutschland
E-Mail: Nikolaus.Mezger@uk-halle.de

N. C. S. Mezger
Allianz Klimawandel und Gesundheit e. V., Berlin, Deutschland

M. Thöne
Heidelberg, Deutschland
E-Mail: marlene.thoene@posteo.de

wissenschaftlicher Datenlage entscheidenden Bereiche Energieverbrauch, Gebrauchsmaterialien, Medikamente, Mobilität, Telemedizin, Beratung von Patientinnen bzw. Patienten, Einbindung des Praxisteams sowie Praxisfinanzen. Ärztinnen und Ärzte können als Berufsgruppe mit hohem Vertrauen in der Bevölkerung eine besondere Vorbildfunktion einnehmen, öffentlich für die Werte der Gemeinwohlökonomie eintreten und auf die gesundheitlichen Folgen des Klimawandels aufmerksam machen – und so als Change Agents für den gesellschaftlichen Wandel aktiv warden (Bugaj et al., 2020; Herrmann, 2020; Pendrey et al., 2020; Veidis et al., 2019).

Die Klimakrise ist einer der wesentlichen Faktoren, durch den menschliche Gesundheit und die Gesundheit des Planeten gefährdet sind. Dieses Thema ist besonders seit 2019, z. B. durch die *Fridays for Future* Bewegung, in den Mittelpunkt der Aufmerksamkeit gerückt, zumal das Zeitfenster, in dem sich die tiefgreifenden gesundheitlichen Auswirkungen des Klimawandels noch abwenden lassen, begrenzt ist (Intergovernmental Panel on Climate Change, 2018).

Bereits 2009 beschrieb die *Lancet-UCL Commission on Climate Change* den Klimawandel als die größte Bedrohung der weltweiten Gesundheit im 21. Jahrhundert (Costello et al., 2009). Wissenschaftlerinnen bzw. Wissenschaftler und Ärztinnen bzw. Ärzte warnen, dass die Erde sich in einer Notfallsituation befinde, und dass nur schnelles Handeln uns Menschen weltweit noch vor den schwerwiegendsten gesundheitlichen Folgen des Klimawandels bewahren könne (Hammonds, 2020; Harmer et al., 2020; Pendrey et al., 2020; Ripple et al., 2020; Snyder, 2020; Solomon & LaRocque, 2019).

Vielfältige gesundheitliche Folgen des Klimawandels sind zu erwarten, von denen Ärztinnen und Ärzte in Deutschland schon jetzt einige spüren. Im Folgenden wird eine Auswahl genannt:

- *Auswirkungen von Hitzewellen:* Erhöhte Sterberaten, erhöhte Krankheitslast von Lungen- und Herz-Kreislauf-Erkrankungen (An der Heiden et al., 2019; Augustin et al., 2017). Aufgrund des Wärmeinseleffekts durch dichte Bebauung und hohe Oberflächenversiegelung tritt die gesundheitsschädliche Wirkung von Hitze besonders in Städten auf (Kuttler, 2011). Einige Vorerkrankungen erhöhen das Risiko von hitzebedingten Schädigungen. Bei bestimmten Medikamenten besteht bei Hitze eine erhöhte Gefahr von Nebenwirkungen (WHO, 2019).
- *Luftverschmutzung:* Nach dem Luftqualitätsbericht der Europäischen Umweltagentur standen 2018 in Deutschland 78.400 Todesfälle mit Luftverschmutzung in Zusammenhang (nach Italien Platz zwei der europäischen

Rangliste) (Carvalho, 2019). Die Menge an Feinstaub in der Luft erhöht auch das Auftreten von Demenz (Shell, 2020).

- *Allergien:* Erhöhtes Auftreten durch Verlängerung der Pollensaison, Zunahme der Pollenlast und Veränderung des Pollenspektrums (Augustin et al., 2017; Höflich, 2019).

- *Infektionen:* Erhöhte Gefahr durch Ausweitung der Zeckengebiete, Begünstigung der Bedingungen für andere potenzielle Vektoren für Krankheiten (besonders Mücken) und das Wachstum von Krankheitserregern (z. B. Cholera-Vibrionen) im Meer (Augustin et al., 2017; Hemmer et al., 2018; Huehn et al., 2014; Vezzulli et al., 2013).

- *Urologie:* Erhöhtes Nierensteinrisiko bis hin zu schweren Nierenschädigungen, Schädigung der Spermienqualität durch Hitze (ÄrzteZeitung, 2020; Urologenportal, 2020).

- *Psychische Gesundheit:* Gefährdung der psychischen Gesundheit z. B. durch Katastrophen, Stress oder unfreiwillige Migration (Bunz, 2016; Clayton et al., 2017; Watts et al., 2019). Dazu gehören auch erhöhter Gebrauch von Drogen und Alkohol und eine erhöhte Suizidgefahr (Dumont et al., 2020; Kabir, 2018; Schneider et al., 2020). In diesem Zusammenhang wird zunehmend der Begriff der *Solastalgie* benutzt, der das Leiden an dem Verlust von Landschaften durch Klimawandel und Umweltschäden bezeichnet (Albrecht et al., 2007).

- *Globale Auswirkungen:* Weltweit wird unter anderem mit einer vermehrten Ausbreitung von Infektionskrankheiten sowie einer Zunahme von Mangelernährung, Durchfallerkrankungen, Waldbrand-Exposition und extremen Wetterereignissen gerechnet (St Louis & Hess, 2008). Langfristig ist mit einem Kollaps der nationalen und weltweiten Gesundheitssysteme zu rechnen, wenn andere Systeme wie Handel, Produktion, Wasser, Wirtschaftskraft etc. beschädigt werden und zusammenbrechen, und in der Folge Menschen in großer Zahl zur Migration gezwungen sind (Bendell, 2018; Ripple et al., 2020; World Economic Forum, 2020).

Gleichzeitig betont die internationale *Lancet Countdown Collaboration zu Gesundheit und Klimawandel,* dass wirksamer Klimaschutz die größte Möglichkeit des 21. Jahrhunderts darstelle, die weltweite Gesundheit zu verbessern (Co-Benefits und Win-Win Situation). Etwa durch pflanzenbasierte Ernährung, mehr Bewegung und weniger Luftverschmutzung könne der Verlauf vieler Zivilisationskrankheiten positiv beeinflusst und zahlreiche Erkrankungen vermieden warden (Watts et al., 2019).

Der Zusammenhang zwischen menschlicher Gesundheit und der Gesundheit der Erde sollte jedoch breiter gedacht werden. Hier etabliert sich seit 2014 das Konzept *Planetary Health,* das die menschliche Gesundheit und die der natürlichen Systeme, von denen der Mensch abhängt, im Fokus hat (Horton et al., 2014; Whitmee et al., 2015). Dieses Konzept orientiert sich zum einen an den *planetaren Grenzen,* die einen sicheren Handlungsspielraum für die Menschheit definieren und neben Klimawandel acht weitere Parameter umfassen: Versauerung der Ozeane, Unversehrtheit der Biosphäre, Abholzung und andere Landnutzungsänderungen, Süßwasserverbrauch, Störung biogeochemischer Kreisläufe (Stickstoff und Phosphor), Partikelverschmutzung der Atmosphäre, Einbringung neuartiger Substanzen und Organismen sowie das Ozonloch (Rockström et al., 2009; Steffen et al., 2015). Gleichzeitig gilt es, eine gerechte soziale und gesellschaftliche Basis zu etablieren, die sich an den nachhaltigen Entwicklungszielen der UN orientiert (Raworth, 2017; United Nations, 2015). Bei der Verletzung weiterer planetarer Grenzen erweitert sich auch das Spektrum der zu erwartenden gesundheitlichen Folgen. Beispiele wären Krebserkrankungen durch chemische Umweltbelastung oder Ozonverlust in der Stratosphäre, Schäden durch endokrin wirksame Stoffe, Antibiotikaresistenzen durch übermäßigen Einsatz in Humanmedizin und Landwirtschaft oder auch Begünstigung von Pandemien durch Zoonosen wie COVID-19 und gesundheitliche Folgen von Migration durch die Zerstörung von Ökosystemen (Butler, 2016; Everard et al., 2020; Health Care Without Harm, 2019a; Kenyon, 2020; Myers, 2018; Sutherland et al., 2008; Umweltbundesamt, 2018).

2   Klimawandel und der Gesundheitssektor

Auf globaler Ebene trägt der Gesundheitssektor erheblich zu den Emissionen von Treibhausgasen und zur Umweltverschmutzung bei (4,4 % der Treibhausgasemissionen, 2,8 % des Feinstaubs, 3,4 % der Stickstoffoxide und 3,6 % des Schwefeldioxids; Daten von 2015) (Lenzen et al., 2020). Der Anteil der Emissionen des Gesundheitssektors der Europäischen Union an den globalen Emissionen im Gesundheitsbereich beträgt 12 % (Health Care Without Harm, 2019b). In Deutschland trägt der Gesundheitssektor mit 5.2 % zu den Treibhausgasemissionen des Landes bei (Health Care Without Harm, 2019b). Die WHO bezeichnet den Verbrauch von Energie und Ressourcen, die Produktion von Treibhausgasemissionen, die Nutzung und Entsorgung von toxischen Chemikalien sowie die Produktion von Abfall und Abwasser als die wesentlichen Umweltbelastungsfaktoren von Gesundheitssystemen (WHO, 2017). Gemeinsam mit dem Netzwerk *Health Care Without Harm* beschreibt die WHO sieben Bereiche für nachhaltiges Handeln in Gesundheitseinrichtungen: 1) Energieeffizienz, 2) Nachhaltiges Gebäudedesign, 3) Erneuerbare Energien, 4) Mobilität, 5) Nahrungsmittel, 6) Abfall, und 7) Wassernutzung (WHO & Health Care Without Harm, 2009).

Unterschiedliche Initiativen im nationalen und internationalen Bereich arbeiten daran, eine vollständig an Nachhaltigkeit ausgerichtete Gesundheitsversorgung voranzutreiben. Dazu gehört das Expertennetzwerk „Zero Emission Hospital", das neben Krankenhäusern auch Praxen und Pflegeeinrichtungen in den Blick nimmt und auf die Bereiche Mobilität, Energie, Bauen, Entsorgung, Kommunikation, und Ernährung fokussiert (Baumann et al., 2020). International aktiv ist die „Global Green and Healthy Hospital" Initiative von *Health Care Without Harm,* die auch eine nachhaltige Transformation des gesamten Gesundheitssektors anstrebt mit den folgenden Schwerpunkten: 1) Führung (Umweltgesundheit als Priorität), 2) Chemikalien (schädliche Chemikalien durch sicherere Alternativen ersetzen), 3) Abfall (reduzieren, behandeln und sicher entsorgen), 4) Energie (effizient, sauber und erneuerbar), 5) Wasser (Verbrauch reduzieren und Trinkwasser bereitstellen), 6) Mobilität (bessere Mobilitätsstrategien für Patienten und Personal), 7) Ernährung (nachhaltig erzeugte und gesunde Lebensmittel), 8) Medikamente (sichere Verwendung und Entsorgung), 9) Gebäude (nachhaltig und gesund in Design und Bau) und 10) Beschaffung (sicherere und nachhaltigere Produkte und Materialien).

3   Ärztliche Verantwortung

Die WHO betont die Verantwortung, die der Gesundheitssektor in Sachen Umwelt- und Klimaschutz übernehmen sollte, und begründet dies mit dem positiven Einfluss von Nachhaltigkeitsinterventionen auf Gesundheitsdeterminanten und -risiken, auf Patientinnen bzw. Patienten und Beschäftigte im Gesundheitssystem sowie auf reduzierte Kosten und verbesserte Resilienz von Gesundheitssystemen (WHO, 2017; WHO & Health Care Without Harm, 2009). Die über 100.000[1] Arztpraxen (Gesundheitsberichterstattung des Bundes, 2019) in Deutschland bieten ein hohes Potenzial zum Einsparen von Energie

---

[1] Darunter sind fast 37.000 Hausarztpraxen, über 38.000 Facharztpraxen und fast 25.000 psychologisch psychotherapeutische Praxen. Hinzu kommen über 41.000 Zahnarztpraxen.

und Ressourcen, für klimafreundliches Handeln sowie für Patientenberatung zu klima- und umweltfreundlichem Verhalten. Gleichzeitig gilt es, den Einfluss der Ärzteschaft auf eine klimafreundliche Gesundheitspolitik zu verstärken und die Ausbildung von Ärztinnen und Ärzten in Klima- und Umweltfragen zu verbessern (Karberg, 2019; Eichinger & Herrmann, 2020; Crowley & Health and Public Policy Committee of the American College of Physicians, 2016). Das Thema *Klimawandel und Gesundheit* wird auch ein Schwerpunktthema des Deutschen Ärztetages 2021 sein (Schmedt, 2020).

Ärztinnen und Ärzte nehmen eine Schlüsselposition ein, wenn es darum geht, die gesundheitlichen Gefahren des Klimawandels und auch die gesundheitlichen Chancen klima- und umweltfreundlichen Handelns bekannt zu machen (Bugaj et al., 2020; Herrmann, 2020; Pendrey et al., 2020; Veidis et al., 2019). Es zeigt sich, dass vielerorts in Europa die Anbieter von Gesundheitsdiensten die Treiber eines Wandels in Richtung Nachhaltigkeit und Klimaschutz sind. Es bedarf jedoch auch einer Verpflichtung und Initiative seitens der Politik und des Gesundheitssystems national und international (WHO, 2017). Ein Beispiel hierfür ist das Nationale Gesundheitssystem (NHS) in Großbritannien, das ein Büro für nachhaltige Entwicklung eingerichtet hat (*NHS* Sustainable Development Unit). Dieses hat einen Fahrplan für die nachhaltige Entwicklung des Gesundheitssystems entwickelt, wobei einzelne Anbieter/Praxen ermutigt werden, ihren individuellen Fahrplan zu entwickeln (NHS Sustainable Development Unit, 2013).

4   Rolle von Praxen bei Klima- und Umweltschutz

1 | Energieverbrauch

Konventionell erzeugter Strom und Heizungen haben durch Nutzung CO_2-intensiver Energiequellen wie Kohle oder Erdgas einen großen ökologischen Fußabdruck (Bundestag, 2007). Erdgas wird oft als Übergangstechnologie dargestellt, ist aber sowohl aus gesundheitlichen als auch aus ökologischen Gründen problematisch (Landrigan et al., 2020). Ökologisch nachhaltiger Strom wird aus erneuerbaren Energien wie Windkraft, Solarenergie oder Wasserkraft erzeugt, Wärme auch aus Geothermie. Indem Kleinunternehmen Strom aus erneuerbaren Energien kaufen, können sie deren Ausbau fördern.

Laut einer Studie des Netzwerks *Health Care Without Harm* tragen die Erzeugung und Verteilung von Strom, Gas, Wärme oder Kühlung global zu 40 % der Emissionen im Gesundheitssektor bei (Health Care Without Harm, 2019b). Berechnungen aus Großbritannien haben ergeben, dass kontrolliertere

Nutzung von Heizung und Licht, Wechsel zu energiesparenden Beleuchtungssystemen und Reduktion der Thermostateinstellung um 1°C im Winter zu den effektivsten Maßnahmen gehören, um sowohl Klimabelastungen als auch Kosten zu reduzieren (NHS Sustainable Development Unit, 2010). Eine weitere Studie aus Großbritannien, die das Energiespar-Potenzial von Büros betrachtete, konnte zeigen, dass mit regelmäßigem Ausschalten des Lichts, der Computer sowie dem Ausstecken von Ladegeräten bei Verlassen des Raums eine CO_2-Reduktion von durchschnittlich 18,8 % erreichbar war – bzw. bis zu 28 %, wenn die Probanden einen Vergleich hatten, dem sie „nacheifern" konnten (Mulville et al., 2017).

2 | Gebrauchsmaterialen

Der Gesundheitssektor leistet einen erheblichen Beitrag zum Abfallaufkommen, z. B. beim Verbrauch von Einwegmaterialien, aber auch bei der Entsorgung giftiger oder gefährlicher Stoffe. Im Jahr 2014 fielen in Deutschland 245.100 t Abfälle aus der medizinischen Versorgung und Forschung an (Bundesamt, 2014). Nachhaltiges Abfallmanagement und nachhaltige Beschaffung sind daher wichtige Säulen eines nachhaltigen Managements im Gesundheitswesen (WHO, 2013; Health Care Without Harm, 2019; WHO, 2017; WHO & Health Care Without Harm, 2009; Linstadt et al., 2020). Hierzu gehört auch Abfallmanagement im Sinne einer Kreislaufwirtschaft, mit den Komponenten Abfallvermeidung, größtmögliche Abfallreduzierung, effiziente Arbeitsabläufe beim Recyceln, sowie sorgfältige Mülltrennung (Frodl, 2019; Kleber & Cohen, 2020; Linstadt et al., 2020; New Zealand Ministry of Health, 2019). Bei der Beschaffung sollte der gesamte Lebenszyklus eines Produktes berücksichtigt warden (Health Care Without Harm, 2019b; WHO, 2013). Wo möglich, sollte lokale Beschaffung bevorzugt warden (WHO, 2013; WHO & Health Care Without Harm, 2009). Weitere Kriterien für eine nachhaltige Beschaffung sind: minimale Verpackung, Benutzung von wiederverwendbaren statt Einwegprodukten (sofern möglich und aus ökologischer Sicht sinnvoll) und Verwendung von recycelten und effizienten Produkten (WHO, 2017; WHO & Health Care Without Harm, 2009; Frodl, 2019; New Zealand Ministry of Health, 2019; Dettenkofer, 1994; Sherman et al., 2020).

Hygienestandards werden oft als Barriere für klimafreundliches Handeln in Gesundheitseinrichtungen angeführt. Es zeigt sich jedoch, dass es eine Reihe von Stellschrauben beim klimafreundlichen Handeln gibt, ohne Hygienestandards zu kompromittieren – z. B. kann neben verbessertem Abfallmanagement und verbesserter Beschaffung auch optimierte Logistik (z. B. bei Bestellungen und Lieferungen) zu einer klimafreundlichen Strategie beitragen (Blume, 2020). Billige Rohstoffe und moderne Produktions- und Verteilungsverfahren haben es günstiger gemacht, medizinische Instrumente wegzuwerfen, statt sie wieder zu sterilisieren und für die Wiederverwendung aufzuarbeiten. Für eine bessere Nachhaltigkeit sollten zukünftige Designs die Verwendung nicht erneuerbarer Materialien minimieren und zu mehr Wiederverwendbarkeit zurückfinden (Hanson & Hitchcock, 2009). Während vonseiten der Produktdesigner großes Interesse an umweltfreundlicher Gestaltung besteht, stellen die wahrgenommenen hohen Kosten, die Abhängigkeit der Industrie von Einwegprodukten und fehlendes Fachwissen auf allen Seiten wesentliche Hürden für umweltfreundliches Design dar. Finanzielle Anreize und gesetzliche Vorschriften könnten hier Abhilfe schaffen (Moultrie et al., 2015). Die Kaufkraft des Gesundheitssektors könnte zudem ein wichtiger Hebel sein, Produzenten und Zulieferer zu beeinflussen, umweltfreundlich zu handeln und zu produzieren (WHO, 2017). Dazu gehört z. B. Designänderungen einzufordern, um Abfall zu vermeiden und umweltfreundliche Entwicklung zu fördern (Linstadt et al., 2020).

Auch im Bürobereich gibt es großes Potenzial in Sachen Klimaschutz, z. B. durch Benutzung von Recyclingpapier und nachhaltig produzierten und eingesetzten Geräten oder sparsamen Umgang mit Papier (co2online, 2013; Storz, 2018).

Computer und andere elektronische Geräte in der medizinischen Diagnostik und Therapie haben werksseitig bedingt eine begrenzte Lebensdauer. Ein Großteil dieser Geräte wird aktuell nicht recycelt, sondern verschrottet (Reinsch, 2017). Bei Elektrogeräten sollte auf ökologisches Design, Reparierbarkeit, Wiederverwendung und adäquate Wiedergewinnung von Rohstoffen geachtet warden (DUH, 2020).

3 | Medikamente

Eine Analyse der Treibhausgasemissionen der wichtigsten pharmazeutischen Unternehmen zeigte, dass die Emission von CO_2-Äquivalenten in der Pharmaindustrie 55 % höher ist als in der Automobilindustrie (allerdings auch bei höherer Variabilität zwischen den Unternehmen). Bis 2025 müsste der gesamte Pharmasektor seine Emissionen um 59 % reduzieren (verglichen mit Werten von 2015), um die Ziele des Pariser Abkommens einzuhalten. Dass dies möglich ist, zeigen einige der größten Unternehmen, die dieses Ziel bereits erreicht haben (Belkhir & Elmeligi, 2019).

Anästhesiegase wie Lachgas und Flurane (besonders Desfluran) sowie Gase aus Druckgas-Dosierinhalatoren sind Treibhausgase, die zur Klimaerwärmung beitragen und durch klimafreundliche Alternative ersetzt werden sollten (Health Care Without Harm, 2019b; Hillman et al., 2013; Janson et al., 2020; MacNeill et al., 2017; Sulbaek Andersen et al., 2010). In einer Studie aus Großbritannien konnte mit dem Umstieg auf Pulverinhalatoren 2,6 % des CO_2-Ausstoßes des nationalen Gesundheitswesens eingespart warden (Janson et al., 2020). Klimafreundlichere Alternativen zu Desfluran sind Isofluran und Sevofluran (MacNeill et al., 2017).

Bei Faktoren wie dem Gebrauch von Medikamenten ist es auch wichtig, indirekte Effekte in Betracht zu ziehen. Sowohl im Falle von Gebrauchsmaterialien als auch im Falle pharmazeutischer Produkte müssen die Emissionen entlang der gesamten Lieferkette bedacht warden (Health Care Without Harm, 2019b). Eine britische Studie hat errechnet, dass eine Optimierung der Medikamentengabe (besonders im Falle von Multimedikationen) die Treibhausgasemission pro 100.000 Einwohner um 202 t verringern, sowie 0,3 Mio. Kubikmeter frisches Wasser und 24 t Abfall einsparen könnte (hauptsächlich durch Vermeidung von Nebenwirkungen und deren Behandlung; aber auch potenzielle Einsparungen durch weniger Verschreibungen wurden genannt) (NICE, 2015a, b). Auf der Ebene der Umweltbelastungen muss auch das Problem der Kontamination (über Wasser/Abfall) mit pharmazeutischen Stoffen berücksichtigt warden (Daughton & Ruhoy, 2011; Health Care Without Harm, 2019c; International Pharmaceutical Federation, 2015; New Zealand Ministry of Health, 2019; Toma & Crisan, 2018).

4 | Mobilität

Eine Verlagerung hin zu aktiver Mobilität (zu Fuß gehen, Radfahren), besserem Ausbau des öffentlichen Verkehrs und besserer Landnutzung tragen zu weit größeren Co-Benefits für Klimaschutz und Gesundheit bei als eine Verbesserung von Treibstoff- und Fahrzeugeffizienz. Zu den Co-Benefits gehören die Reduktion von CO_2- und Feinstaubemissionen, von jährlichen Verkehrsopfern und von gesundheitsschädigenden Folgen durch körperliche Inaktivität (New Zealand Ministry of Health, 2019; WHO, 2011). Mit 163 Mio. t Treibhausgasen war der Verkehrssektor 2019 der drittgrößte Verursacher von Treibhausgasemissionen in Deutschland (20 % der Gesamtemissionen); davon sind 59 % auf die Benutzung von PKW zurückzuführen (BMU, 2020). Seit dem 01.01.2019 sind Zuschüsse der Arbeitgeberinnen bzw. Arbeitgeber an die Arbeitnehmerinnen bzw. Arbeitnehmer zur Nutzung von öffentlichen Verkehrsmitteln im Linienverkehr steuerfrei möglich (§ 3 Nr. 15 EStG). Ebenso können Arbeitgeberinnen bzw. Arbeitgeber ihren Mitarbeiterinnen bzw. Mitarbeitern ein Fahrrad, ob klassisch oder als E-Bike, steuerfrei zur Verfügung stellen (§ 3 Nr. 37 EStG). Das Umweltbundesamt empfiehlt, als Alternative zum PKW die Benutzung eines E-Bikes (Pedelec) in Erwägung zu ziehen. Diese sind bei Entfernungen bis zu 10 km das schnellste Fortbewegungsmittel im Stadtverkehr.

Da die Hälfte aller innerstädtischen Fahrten nicht länger als 5 km sind, ist das Pedelec (oder auch ein Lastenrad mit elektrischer Unterstützung) eine gute Alternative zum PKW, auch beim Transport von Lasten, bei hügeliger Topographie oder mangelnder Fitness (Umweltbundesamt, 2014; WWF et al., 2014). E-Bikes reduzieren auch den Bedarf an teuren Parkplätzen; weitere Möglichkeiten sind die Bildung von Fahrgemeinschaften und die Nutzung von Car-Sharing (Health Care Without Harm, 2019c; New Zealand Ministry of Health, 2019). Das Projekt *Drawdown* zählt die Entwicklung des öffentlichen Verkehrs, der Fahrrad-Infrastruktur und fußgängerfreundlicher Städte zu den hundert wichtigsten Methoden zur Reduktion von CO_2-Emissionen (Project Drawdown, 2020).

Auch Dienstfahrten und Patientenbesuche könnten gut mit E-Bikes bewältigt werden. Eine Studie des BUND Bremen untersuchte die Bereitstellung von Pedelecs für die Pflegetouren von ambulanten Pflegediensten. Hier erwiesen sie sich als echte Alternative zum PKW mit dem Potenzial, diesen zum Teil zu ersetzen. Pedelecs waren häufig schneller als das Auto und machten Spaß – allerdings gilt es hier auch, Hürden zu überwinden und Anreize zu schaffen, wie z. B. Lösungen für den Transport von Utensilien, Bereitstellung wetterfester Kleidung, bei Bedarf kostenloser Umstieg auf ÖPNV oder Car Sharing-Angebote (Bremen, 2011).

Eine Studie aus Großbritannien untersuchte den CO_2-Abdruck von Patientenwegen zu und von einer Hausarztpraxis. Die Patientenwege in dieser Praxis erzeugten jährlich rund 63 t CO_2. 61 % der Fahrten erfolgten mit dem Auto oder Taxi. Als Gründe nannten die Patientinnen und Patienten Bequemlichkeit, Zeitersparnis und Alternativlosigkeit. Eine Fokusgruppe erarbeitete Lösungsvorschläge, dazu gehörten eine verbesserte Logistik (z. B. um Wege bei wiederholten Verschreibungen oder Terminvereinbarungen zu sparen) und aktive Erinnerungsstrategien für Patientinnen und Patienten zur Vermeidung von Wegen und zur aktiven Mobilität. Diese Lösungsvorschläge konnten in der Praxis umgesetzt warden (Andrews et al., 2013).

5 | Telemedizin

Elektronische Gesundheitsinterventionen (eHealth/Videosprechstunden) können Gesundheitsoutcomes und Zugang zur Gesundheitsversorgung verbessern, Umweltverschmutzung reduzieren und Kosten sparen (verringerte Fahrtkosten und verringerte Behandlungskosten) (WHO, 2017). Studien aus unterschiedlichen medizinischen Fachbereichen zeigen, dass Telemedizin schon ab wenigen Kilometern Distanz eine bedeutend bessere Klimabilanz hat als persönliche Konsultationen (verglichen mit der Anfahrt mit dem Auto; 40 bis 70 Mal geringere CO_2-Emissionen, bzw. Reduktion um 95 %) (Holmner et al., 2014;

Oliveira et al., 2013). Eine Studie aus Spanien ermittelte, dass Telekonsultationen in der Allgemeinmedizin 63 bis 88 % der konventionellen Konsultationen ersetzen konnten (Lopez Segui et al., 2020). Laut den Analysen des Projekts *Drawdown* zählt Telepräsenz (global und in allen Sektoren) zu den hundert wichtigsten Methoden zur Reduktion von CO_2-Emissionen (Project Drawdown, 2020).

Die Mehrheit der Ärztinnen und Ärzte erwartet sich Vorteile von telemedizinischen Anwendungen und auch Patientinnen bzw. Patienten sehen diese positiv – z. B. in Hinblick auf das Gefühl von Sicherheit und Selbstwirksamkeit, Überbrückung von räumlichen Barrieren zur Versorgung oder bessere Planbarkeit innerhalb der Tagesabläufe. Allerdings nehmen beide Seiten auch Herausforderungen bezüglich des Datenschutzes, einer guten Arzt-Patienten-Beziehung und technischen Voraussetzungen wahr (Dockweiler, 2016; Institut für Demoskopie Allensbach, 2010; Mold et al., 2019). Der 113. Deutsche Ärztetag 2010 in Dresden hat einen 12-Punkte Katalog mit Voraussetzungen für gute Telemedizin definiert (Ärztetag, 2010).

6 | Beratung von Patientinnen und Patienten, Öffentlichkeitsarbeit und Einbindung des Praxisteams

Eine internationale Gruppe von Ärztinnen und Ärzten schlägt in der Fachzeitschrift *The Lancet* vor, die Verpflichtung gegenüber dem Planeten direkt in das ärztliche Versprechen mit aufzunehmen (Wabnitz et al., 2020). Dazu gehört auch, das Thema Klimaschutz und den Zusammenhang mit Prävention und Gesundheitsförderung bei Patientinnen und Patienten in Form von Beratung und Informationsmaterial zu thematisieren (DBfK, 2020) – zumal Unternehmen dazu aufgerufen werden, ihren umweltbezogenen und menschenrechtlichen Sorgfaltspflichten nachzukommen, sich entsprechend zu vernetzen, zu sensibilisieren und Schulungen anzubieten (Umweltbundesamt, 2020a). Manche Ärztinnen und Ärzte bieten schon jetzt regelmäßig oder als Teil von Sensibilisierungskampagnen „Klimasprechstunden" an – wobei Klimaaspekte auch Teil regulärer Konsultationen sein können (z. B. Beratung zu Umgang mit Hitzeperioden, Zusammenhang von Lebensstil und Klima) (Klimafakten, 2018; Lehmkuhl, 2019; Schwarz, 2020). Hierbei ist jedoch zu beachten, dass es zu nachhaltiger Änderung von Verhalten und Haltung mehr braucht als nur Wissen und Informationen (z. B. Haltungsänderung und neue Fertigkeiten und Gewohnheiten) (Rimer & Glanz, 2005). Ärztinnen und Ärzte könnten hier auch eine Rolle als positive Vorbilder spielen (Bugaj et al., 2020; Herrmann, 2020; Pendrey et al., 2020; Veidis et al., 2019).

Klimaschutz sollte auch bei der Ernährungsberatung von Patientinnen und Patienten eine Rolle spielen. In Deutschland beträgt der Anteil von Treibhausgasemissionen aus der Landwirtschaft 7.4 % der Emissionen. Davon lassen sich 63,6 % direkt auf Tierhaltung zurückführen (Umweltbundesamt, 2020b). Nach Analysen des Projekts *Drawdown* stehen die Reduktion von Nahrungsmittelabfällen und eine weitgehend pflanzliche Ernährung an Platz drei und vier der wirksamsten Methoden, um Treibhausgasemissionen zu senken (Project Drawdown, 2020). Die *EAT-Lancet Commission* hat Richtlinien für eine Ernährung entwickelt, die gesund ist und die *Planetaren Grenzen* respektiert, die *Planetary Health Diet*. Diese zeichnet sich durch eine große Bandbreite an pflanzlichen Nahrungsmitteln und Vollkornprodukten aus, ungesättigten statt gesättigten Fetten, mit einer geringen Menge an tierischen Lebensmitteln, raffiniertem Zucker und stark verarbeiteten Produkten. Die Autorinnen und Autoren der *EAT Lancet Commission* schätzen, dass die *Planetary Health Diet* 10,8 bis 11,6 Mio. Todesfälle pro Jahr verhindern könnte und ermöglichen würde, die Landwirtschaft nachhaltig umzugestalten (Willett et al., 2019a, b). Der Verzehr von saisonalen und regionalen Produkten hat zusätzliche Vorteile (geringere Transportwege, mehr Frische und Geschmack, Stärkung lokaler Erzeuger) (Health Care Without Harm, 2007, 2020).

Ein Mangel an Wissen und Sensibilisierung wird am häufigsten als Barriere für nachhaltige Praktiken im Gesundheitssystem genannt. Fortbildungen und Schulungen können dem entgegenwirken, aber um tief greifende Veränderungen zu erzielen, bedarf es des Engagements von Menschen auf allen Ebenen des Gesundheitssystems (WHO, 2017). Befragungen von Allergologinnen und Allergologen, Pneumologinnen und Pneumologen, Mitgliedern der Afroamerikanischen Ärztevereinigung in den USA sowie von Mitgliedern der Weltorganisation für Allgemein- und Familienmedizin (WONCA) zeigen, dass die meisten Ärztinnen und Ärzte sich des menschengemachten Klimawandels bewusst sind und mit gesundheitlichen Auswirkungen auf ihre Patientinnen und Patienten rechnen (oder diese zum Teil schon beobachten) (George Mason University's Center for Climate Change Communication, 2016; Sarfaty et al., 2014, 2015a, b; Villella, 2011). Die meisten Allgemeinmedizinerinnen und Allgemeinmediziner meinten, jedoch nicht die nötige Qualifikation zu besitzen, um adäquat reagieren zu können (Villella, 2011). Die Ärztinnen und Ärzte sahen einen großen Bedarf an Fortbildungen in diesem Bereich (Gesundheit und Klimawandel, Patientenberatung) und auch an Informationsmaterialien für Patientinnen und Patienten (George Mason University's Center for Climate Change Communication, 2016; Sarfaty et al., 2014, 2015a, b; Villella, 2011).

Um Nachhaltigkeit in Organisationen und Einrichtungen wie Praxen, Krankenhäusern und Verwaltungen zu verankern, braucht es mehr als Wissen. Einer systematischen Übersichtsarbeit zufolge haben sich die folgenden Strategien als wirksam für nachhaltige organisationale Veränderungen erwiesen: 1) Engagement fördern (es erleichtern, nachhaltige Entscheidungen zu treffen; mit gutem Beispiel vorangehen; Mittel bereitstellen), 2) Erwartungen klären (Strategien entwickeln, Schulungen, Zuständigkeiten festlegen, Überprüfung der Fortschritte), 3) Momentum für Veränderung generieren (Framing, d. h. Bedeutungszuweisung von Nachhaltigkeit als gesundheitsfördernd, dringend, qualitätsfördernd und gut für den Ruf; Experimentieren; Wissen teilen) und 4) die Kapazität für Veränderung schaffen (z. B. durch Pilotprojekte) (Bertels et al., 2010). In diesem Sinne nennt die WHO die Entwicklung von gezielten Aktionsplänen als eine Möglichkeit zur systematischen Reduktion von Treibhausgasemissionen und anderen Luftbelastungen auf diesem Gebiet, verbunden mit regelmäßiger Überprüfung der derzeitigen Praxis (z. B. regelmäßige Erhebung des ökologischen Fußabdrucks einer Einrichtung) (WHO, 2017).

Studien haben gezeigt, dass sich Arbeitnehmerinnen und Arbeitnehmer wünschen, mehr in die Entwicklung ressourcenschonender Arbeitsabläufe eingebunden zu warden (Jackson et al., 2012; Wirtenberg, 2014). Ein hoher Grad der Beteiligung von Mitarbeiterinnen und Mitarbeitern (z. B. bei selbstführenden Organisationen und Teams) trägt oft wesentlich zu einer verbesserten Nachhaltigkeit bei (Laloux, 2015).

Die Ernennung von „Klimabeauftragten" in Praxen bzw. gezieltes Delegieren von Verantwortung zum Thema Klima- und Umweltschutz, könnten einen wichtigen Beitrag zum Klimaschutz leisten. Durch den Einsatz von Klimamanagerinnen und Klimamanagern konnten 2014–2016 in 50 deutschen Gesundheitseinrichtungen 34.500 t CO_2 eingespart werden. Damit wurden in jeder Einrichtung tendenziell 10 % der anfänglichen CO_2-Emissionen vermieden und bis zu 10 % der Energiekosten eingespart (Projekt KLIK (Klimamanager in Kliniken), 2016).

7 | Praxisfinanzen

Viele Banken investieren in fossile Energien wie Kohlestrom, Erdgas oder Erdöl (z. B. auch die Deutsche Ärzte- und Apothekerbank) (Fair Finance Guide, 2019). Die Deutsche Ärzteversorgung besitzt über 100 Mrd. € Rücklagen, viele ihrer Investitionen gelten allerdings als klimaschädlich (Schulz et al., 2019). Gemeinsam mit den privaten Krankenversicherungen beträgt die Summe der Rücklagen rund 450 Mrd. € (Baumann et al., 2020). Einige Banken und Versicherungen investieren gezielt in erneuerbare Energien und Umweltschutz und haben klare ethische und soziale Richtlinien für ihre Geldanlagen. Durch Anlage von Geld bei solchen Banken können klima- und umweltschädlichen Industrien finanzielle Mittel entzogen werden. In Anbetracht der genannten Rücklagen im Gesundheitswesen haben solche *Divestments* gerade hier ein enormes Potenzial, zu Treibern für Klimaschutz und entsprechende politische Veränderungen zu warden (Baumann et al., 2020; Fitzgerald & George, 2018; Fair Finance Guide Klimaschutz, 2020). Ein Appell von Ärztinnen und Ärzten bzw. von Ärzteorganisationen an ärztliche Versorgungswerke hatte bisher einen gemischten Erfolg – und es besteht weiterhin dringlicher Handlungsbedarf (Brügmann & Deiß, 2017; Lehmkuhl & Zacher, 2017).

Kostenerwägungen zählen sowohl zu den Motivatoren als auch den Barrieren für klima- und umweltfreundliches Handeln in Unternehmen. Kosten können etwa durch Energieersparnisse gesenkt werden, aber eine Reihe dieser Maßnahmen gehen auch mit zusätzlichen Kosten einher (Jeswani et al., 2008). Als Vorteile eines höheren Grades an *Corporate Social Responsibility* in kleinen und mittleren Unternehmen (worunter am häufigsten Klimaschutzmaßnahmen fielen) werden ein besserer Ruf bei Kundinnen bzw. Kunden und Partnerinnen bzw. Partner, eine höhere Motivation der Beschäftigten, höhere Qualität und bessere Produktivität wahrgenommen. Diese werden in direkter Verbindung mit höherer Nachfrage und niedrigeren Kosten gesehen. Gleichzeitig stellen zu geringe finanzielle Ressourcen, zu wenig öffentliche Unterstützung und zu wenig Zeit und Informationen Hürden für *Corporate Social Responsibility* dar (Santos, 2011). Patientinnen und Patienten könnten bei der Praxiswahl künftig auch deren Grad des Engagements für Klima- und Umweltschutz berücksichtigen.

5 Fazit

Um den beschriebenen Herausforderungen zu begegnen, bedarf es systemischer Ansätze und einer neuen Definition unseres Verhältnisses zur Natur bzw. zu unserer Mitwelt, welche die Verbundenheit von Mensch und Erde in den Mittelpunkt stellen (Eisenstein, 2019; Gabrysch, 2018; inVIVO Planetary Health, 2018; Weber, 2018). Verschiedene Studien haben gezeigt, dass Menschen umso umwelt- und klimafreundlicher handeln, je mehr sie sich mit der Natur verbunden und als „Teil des Ganzen" fühlen (Mackay & Schmitt, 2019; Martin et al., 2020; Restall & Conrad, 2015; Rosa & Collado, 2019; Whitburn et al., 2020). Zu einem Weg hin zu gelebter Planetarer Gesundheit und Gemeinwohlökonomie gehören sicherlich auch ein Umdenken und eine Transformation im Gesundheitssektor – z. B. hin zu integrativen, transdisziplinären, personenzentrierten und gesundheitsfördernden Ansätzen, die das Wohl von Mensch und Natur in den Mittelpunkt stellen (Felber, 2018; NHS Sustainable Development Unit, 2013; Scharmer, 2015). Das bedeutet auch eine Abkehr von Kommerzialisierung und Profitorientierung im Gesundheitssystem, zumal es sich zeigt, dass diese Prinzipien Treiber des Klimawandels sind (Klein, 2015; Osterloh, 2018), und – analog zum Grundsatz der Gemeinwohlökonomie – ein Hinwenden zum Wohl von Mensch und Umwelt als oberstes Ziel. Gesunde Menschen gibt es nur auf einem gesunden Planeten – und Ärztinnen und Ärzte haben hier eine wichtige Rolle als Vermittler.

Eine Vorgängerversion dieses Artikels wurde als Hintergrunddokument zu einer Umfrage zu Klimaschutz in Arztpraxen auf der Webseite der Deutschen Allianz Klimawandel und Gesundheit veröffentlicht: https://www.klimawandel-gesundheit.de/umfrage-arztpraxen/.

Literatur

Albrecht, G., Sartore, G. M., Connor, L., et al. (2007). Solastalgia: The distress caused by environmental change. *Australasian Psychiatry, 15*(Suppl 1), S95–S98.

An der Heiden, M., Muthers, S., Niemann, H., et al. (2019). Schätzung hitzebedingter Todesfälle in Deutschland zwischen 2001 und 2015. *Bundesgesundheitsblatt, Gesundheitsforschung, Gesundheitsschutz, 62,* 571–579.

Andrews, E., Pearson, D., Kelly, C., et al. (2013). Carbon footprint of patient journeys through primary care: A mixed methods approach. *British Journal of General Practice, 63,* e595–e603.

ÄrzteZeitung. (2020). Urologen warnen: Hitzewellen setzen auch Nieren und Spermien zu. https://www.aerztezeitung.de/Medizin/Hitzewelle-Nieren-und-Spermien-bereiten-Urologen-Sorgen-412007.html. Zugegriffen: 2. Sept. 2020.

Augustin, J., Sauerborn, R., Burkart, K., et al. (2017). Gesundheit. In G. Brasseur, D. Jacob, & S. Schuck-Zöller (Hrsg.), *Klimawandel in Deutschland.* Springer Spektrum.

Baumann, A., Conway, N., Schneider, F., et al. (2020). Zero Emission Hospitals – Nachhaltiges Wirtschaften im Gesundheitssektor. *Impulse für Gesundheitsförderung (Landesvereinigung für Gesundheit und Akademie für Sozialmedizin Niedersachsen e. V.), 2. Quartal,* 9–10.

Belkhir, L., & Elmeligi, A. (2019). Carbon footprint of the global pharmaceutical industry and relative impact of its major players. *Journal of Cleaner Production, 214,* 185–194.

Bendell, J. (2018). *Deep adaptation: A map for navigating climate tragedy.* University of Cumbria.

Bertels, S., Papania, L., & Papania, D. (2010). Embedding sustainability in organizational culture – A systematic review of the body of knowledge. *Network for Business Sustainability.* https://static1.squarespace.com/static/5d5156083138fd000193c11a/t/5d61ab6feb380e0001d3d89c/1566682034375/Systematic-Review-Sustainability-and-Corporate-Culture.pdf. Zugegriffen: 30. Aug. 2020.

Blume, E. (2020). Hospitals go green – Helping patients and Mother Nature. *Medica Tradefair.* https://www.medica-tradefair.com/en/News/Topic_of_the_Month/Topics_of_the_Month_2020/Green_Hospital/Hospitals_go_green_%E2%80%93_helping_patients_and_Mother_Nature. Zugegriffen: 30. Aug. 2020.

BMU. (2020). *Klimaschutz in Zahlen: Fakten, Trends und Impulse deutscher Klimapolitik (Ausgabe 2020).* Bundesministerium für Umwelt, Naturschutz und nukleare Sicherheit.

Brügmann, L., & Deiß, W. (2017). Die Ärzte und die Kohle – Klimawandel und Luftverschmutzung als Bedrohung für die Gesundheit. *Westfälisches Ärzteblatt, 6,* 28–29.

Bugaj, T. J., Cranz, A., & Nikendei, C. (2020). The health-care sector's role in climate stabilisation. *Lancet, 396,* 91–92.

BUND Bremen. (2011). *Pflegedienste machen mobil – Mit dem Elektrorad zur Patientin: Endbericht.* BUND.

Bunz, M. (2016). Psychosoziale Auswirkungen des Klimawandels. *Umwelt und Mensch – Informationsdienst, 2,* 30–37.

Butler, C. D. (2016). Sounding the alarm: Health in the anthropocene. *International Journal of Environmental Research and Public Health, 13.*

Carvalho, H. (2019). Air pollution-related deaths in Europe – Time for action. *Journal of Global Health, 9,* 020308.

Clayton, S., Manning, C. M., Krygsman, K., et al. (2017). *Mental health and our changing climate: Impacts, implications, and guidance.* American Psychological Association, and ecoAmerica.

co2online. (2013). Klimaschutz to go – Was läuft im Büro? https://www.co2online.de/fileadmin/co2/Multimedia/Broschueren_und_Faltblaetter/KTG-Buero_web-130415.pdf. Zugegriffen: 28. Aug. 2020.

Costello, A., Abbas, M., Allen, A., et al. (2009). Managing the health effects of climate change: Lancet and University College London Institute for Global Health Commission. *Lancet, 373,* 1693–1733.

Crowley, R. A., & Health and Public Policy Committee of the American College of Physicians. (2016). Climate change and health: A position paper of the american college of physicians. *Annals of Internal Medicine, 164,* 608–610.

Daughton, C. G., & Ruhoy, I. S. (2011). Green pharmacy and pharmEcovigilance: Prescribing and the planet. *Expert Review of Clinical Pharmacology, 4,* 211–232.

DBfK,. (2020). *Pflege im Umgang mit dem Klimawandel – Informationen und Tipps für Pflegende zum Umgang mit Auswirkungen der Wetterextreme.* Deutscher Berufsverband für Pflegeberufe.

Dettenkofer, M. (1994). Umweltschutz in der Arztpraxis. In F. Daschner (Hrsg.), *Umweltschutz in Klinik und Praxis.* Springer.

Deutscher Ärztetag. (2010). *Voraussetzungen für gute Telemedizin* (S. 113). Deutscher Ärztetag. https://www.bundesaerztekammer.de/fileadmin/user_upload/downloads/pdf-Ordner/Telemedizin_Telematik/Telemedizin/V-03_Entschliessung_Telemedizin.pdf. Zugegriffen: 23. Aug. 2020.

Deutscher Bundestag. (2007). CO_2-Bilanzen verschiedener Energieträger im Vergleich: Zur Klimafreundlichkeit von fossilen Energien, Kernenergie und erneuerbaren Energien. Berlin. https://www.bundestag.de/resource/blob/406432/70f77c4c170d9048d88dcc307 1b7721c/wd-8-056-07-pdf-data.pdf. Zugegriffen: 23. Aug. 2020.

Dockweiler, C. (2016). Akzeptanz der Telemedizin. In F. Fischer & A. Krämer (Hrsg.), *eHealth in Deutschland*. Springer Vieweg.

DUH. (2020). *Elektro- und Elektronikgerätegesetz: Stellungnahme der Deutschen Umwelthilfe*. Deutsche Umwelthilfe. https://www.duh.de/fileadmin/user_upload/download/Projektinformation/ElektroG/DUH_Stellungnahme_ElektroG_2020.pdf. Zugegriffen: 28. Aug. 2020.

Dumont, C., Haase, E., Dolber, T., et al. (2020). Climate change and risk of completed suicide. *The Journal of Nervous and Mental Disease, 208*, 559–565.

Eichinger, M., & Herrmann, M. (2020). Gesundheitswesen und Klimaschutzpolitik: Synergien für eine gesunde und nachhaltige Gesellschaft. *Public Health Forum, 28*, 10–13.

Eisenstein, C. (2019). *Klima: Eine neue Perspektive*. Europa.

Everard, M., Johnston, P., Santillo, D., et al. (2020). The role of ecosystems in mitigation and management of Covid-19 and other zoonoses. *Environmental Science and Policy, 111*, 7–17.

Fair Finance Guide. (2019). Wie fair & nachhaltig ist die Apotheker- und Ärztebank? https://www.fairfinanceguide.de/ffg-d/banken/apotheker-und-aerztebank/. Zugegriffen: 28. Aug. 2020.

Fair Finance Guide Klimaschutz. https://www.fairfinanceguide.de/ffg-d/themen/klimaschutz/. Zugegriffen: 28. Aug. 2020.

Felber, C. (2018). *Gemeinwohlökonomie* (4. Aufl.). Piper Taschenbuch.

Fitzgerald, L. M., & George, K. (2018). Divestment als Strategie für sozial-ökologische Transformation. *Ökologisches Wirtschaften, 4.*

Frodl, A. (2019). Umweltschutz. In A. Frodl (Hrsg.), *Betriebshandbuch für Gesundheitseinrichtungen – Leitfaden für das Regelwerk von Gesundheitsbetrieben*. Springer Gabler.

Gabrysch, S. (2018). Imagination challenges in planetary health: Re-conceptualising the human-environment relationship. *Lancet Planet Health, 2*, e372–e373.

George Mason University's Center for Climate Change Communication. (2016). Physician surveys on climate change and health. https://climatehealthconnect.org/wp-content/uploads/2016/09/PhysicianSurveys.pdf. Zugegriffen: 30. Aug. 2020.

Gesundheitsberichterstattung des Bundes. (2019). Ärztliche bzw. psychotherapeutisch geleitete ambulante Gesundheitseinrichtungen. http://www.gbe-bund.de/. Zugegriffen: 26. Aug. 2020. Accessed 23 Aug 2020.

Hammonds, R. (2020). How can we overcome the great procrastination to respond to the climate emergency? *Health and Human Rights, 22*, 363–366.

Hanson, J. J., & Hitchcock, R. W. (2009). Towards sustainable design for single-use medical devices. *Annual International Conference of the IEEE Engineering in Medicine and Biology Society*, 5602–5605.

Harmer, A., Eder, B., Gepp, S., et al. (2020). WHO should declare climate change a public health emergency. *BMJ, 368*, m797.

Health Care Without Harm. (2007). *Seasonal foods: A new menu for public health*. HCWH USA.

Health Care Without Harm. (2019a). *Non-toxic health care: Alternatives to hazardous chemicals in medical devices: Phthalates and bisphenol A*. HCWH Europe.

Health Care Without Harm. (2019b). *Health Care's Climate Footprint – How the health sector contributes to the global climate crisis and opportunities for action*. *Climate-*

Smart Health Care Series Green Paper Number One. Health Care Without Harm; ARUP.

Health Care Without Harm. (2019c). *Strategic procurement in European Healthcare – Selection of best practice and case studies.* HCWH Europe. https://noharm-europe. org/sites/default/files/documents-files/6171/2019c-12-17_HCWHEurope_Strategic_ Procurement_Web.pdf. Zugegriffen: 31. Aug. 2020.

Health Care Without Harm. (2020). *How to green food services in European healthcare.* HCWH Europe.

Hemmer, C. J., Emmerich, P., Loebermann, M., et al. (2018). Mücken und Zecken als Krankheitsvektoren: Der Einfluss der Klimaerwärmung. *Deutsche Medizinische Wochenschrift, 143,* 1714–1722.

Herrmann, M. (2020). Die Klimakrise ist eine Gesundheitskrise – Der Gesundheitssektor als ein Schlüssel für die anstehende „Große Transformation". Impulse für Gesundheits-förderung (Landesvereinigung für Gesundheit und Akademie für Sozialmedizin Nieder-sachsen e.V.), 2. Quartal Juni: 3–4.

Hillman, T., Mortimer, F., & Hopkinson, N. S. (2013). Inhaled drugs and global warming: Time to shift to dry powder inhalers. *BMJ, 346,* f3359.

Höflich, C. (2019). Pollenassoziierte allergische Erkrankungen in Zeiten des Klimawandels – neue Daten zur Entwicklung in Deutschland. *Allergologie, 42,* 103–110.

Holmner, A., Ebi, K. L., Lazuardi, L., et al. (2014). Carbon footprint of telemedicine solutions – unexplored opportunity for reducing carbon emissions in the health sector. *PLoS ONE, 9,* e105040.

Horton, R., Beaglehole, R., Bonita, R., et al. (2014). From public to planetary health: A manifesto. *Lancet, 383,* 847.

Huehn, S., Eichhorn, C., Urmersbach, S., et al. (2014). Pathogenic vibrios in environ-mental, seafood and clinical sources in Germany. *International Journal of Medical Microbiology, 304,* 843–850.

Institut für Demoskopie Allensbach (2010). Der Einsatz von Telematik und Telemedizin im Gesundheitswesen – Ergebnisse einer Repräsentativbefragung von niedergelassenen und Krankenhausärzten im April/Mai 2010. https://www.bundesaerztekammer.de/ fileadmin/user_upload/downloads/pdf-Ordner/Telemedizin_Telematik/Telemedizin/ eHealth_Bericht_lang_final_1_.pdf. Zugegriffen: 23.8.2020.

Intergovernmental Panel on Climate Change (2018). Global Warming of 1.5 °C: An IPCC Special Report on the impacts of global warming of 1.5°C above pre-industrial levels and related global greenhouse gas emission pathways, in the context of strengthening the global response to the threat of climate change, sustainable development, and efforts to eradicate poverty. Geneva, IPCC.

International Pharmaceutical Federation. (2015). *Green pharmacy practice: Taking responsibility for the environmental impact of medicines.* FIP.

inVIVO Planetary Health. (2018). The Canmore Declaration: Statement of Principles for Planetary Health. *Challenges, 9,* 31.

Jackson, S. E., Ones, D., & Dilchert, S. (2012). *Managing Human Resources for Environ-mental Sustainability.* Jossey-Bass.

Janson, C., Henderson, R., Lofdahl, M., et al. (2020). Carbon footprint impact of the choice of inhalers for asthma and COPD. *Thorax, 75,* 82–84.

Jeswani, H. K., Wehrmeyer, W., & Mulugetta, Y. (2008). How warm is the corporate response to climate change? Evidence from Pakistan and the UK. *Business Strategy and the Environment, 18*, 46–60.

Kabir, S. M. S. (2018). Psychological health challenges of the hill-tracts region for climate change in Bangladesh. *Asian Journal of Psychiatry, 34*, 74–77.

Karberg, S. (2019). Mehr Einfluss auf gesundheitsförderliche Klimapolitik nehmen. Der Tagesspiegel, https://www.tagesspiegel.de/wissen/aerzte-wollen-engagierter-gegen-klimawandel-agieren-mehr-einfluss-auf-gesundheitsfoerderliche-klimapolitik-nehmen/25051052.html. Zugegriffen: 30.8.2020.

Kenyon, C. (2020). We need to address the underlying ecological determinants of COVID-19. Preprints 2020060040: https://www.preprints.org/manuscript/202006.0040/v1. Zugegriffen: 21.8.2020.

Kleber, J., & Cohen, B. (2020). Reducing waste and increasing sustainability in health care settings. *American Journal of Nursing, 120*, 45–48.

Klein, N. (2015). *This Changes Everything: Capitalism vs The Climate New York*. Simon & Schuster.

Klimafakten (2018). Hitzewellen: Sprechstunde für den Klimawandel. https://www.klima-fakten.de/meldung/hitzewellen-sprechstunde-fuer-den-klimawandel.   Zugegriffen: 30.8.2020.

Kuttler, W. (2011). Klimawandel im urbanen Bereich, Teil 1, Wirkungen. Environmental Sciences. *Europe, 23*, 11.

Laloux, F. (2015). *Reinventing Organizations: Ein Leitfaden zur Gestaltung sinnstiftender Formen der Zusammenarbeit*. Vahlen.

Landrigan, P. J., Frumkin, H., & Lundberg, B. E. (2020). The false promise of natural gas. *New England Journal of Medicine, 382*, 104–107.

Lehmkuhl, D. (2019). Gibt es Gesundung für die Patientin Erde? *Pflege Zeitschrift, 11*, 20–22.

Lehmkuhl, D., & Zacher, W. (2017). Was haben Kohle, Öl und Gas mit unserer Rente zu tun? – Der Klimawandel als Bedrohung für die weltweite Gesundheit. *Hessisches Ärzteblatt, 78*, 40–41.

Lenzen, M., Malik, A., Li, M., et al. (2020). The environmental footprint of health care: A global assessment. *Lancet Planet Health, 4*, e271–e279.

Linstadt, H., Collins, A., Slutzman, J. E., et al. (2020). The climate-smart emergency department: A primer. *Annals of Emergency Medicine, 76*, 155–167.

Lopez Segui, F., Walsh, S., Solans, O., et al. (2020). Teleconsultation between patients and healthcare professionals in the Catalan Primary Care Service: Descriptive analysis through message annotation in a retrospective cross-sectional study. *Journal of Medical Internet Research, 22*, e14478.

Mackay, C. M. L., & Schmitt, M. T. (2019). Do people who feel connected to nature do more to protect it? A meta-analysis. *Journal of Environmental Psychology, 65*, 101323.

MacNeill, A. J., Lillywhite, R., & Brown, C. J. (2017). The impact of surgery on global climate: A carbon footprinting study of operating theatres in three health systems. *Lancet Planet Health, 1*, e381–e388.

Martin, L., White, M. P., Hunt, A., et al. (2020). Nature contact, nature connectedness and associations with health, wellbeing and pro-environmental behaviours. *Journal of Environmental Psychology, 68*, 101389.

Mold, F., Hendy, J., Lai, Y. L., et al. (2019). Electronic Consultation in Primary Care Between Providers and Patients: Systematic Review. *JMIR Medical Informatics, 7*, e13042.

Moultrie, J., Sutcliffe, L., & Maier, A. (2015). Exploratory study of the state of environmentally conscious design inthe medical device industry. *Journal of Cleaner Production, 108*, 363–376.

Mulville, M., Jones, K., Huebner, G., et al. (2017). Energy-saving occupant behaviours in offices: Change strategies. *Building Research & Information, 45*, 861–874.

Myers, S. S. (2018). Planetary health: Protecting human health on a rapidly changing planet. *Lancet, 390*, 2860–2868.

New Zealand Ministry of Health (2019). Sustainability and the Health Sector: A guide to getting started. Wellington, Ministry of Health.

NHS Sustainable Development Unit (2010). Save money by saving carbon. Decision making in the NHS using marginal abatement cost curves. Cambridge, NHS Sustainable Development Unit.

NHS Sustainable Development Unit. (2013). *Route Map for Sustainable Health*. NHS Sustainable Deloment Unit.

NICE. (2015a). Medicines Optimisation: The Safe and Effective Use of Medicines to Enable the Best Possible Outcomes – NICE guideline (NG5). https://www.nice.org.uk/guidance/ng5/resources/medicines-optimisation-the-safe-and-effective-use-of-medicines-to-enable-the-best-possible-outcomes-pdf-51041805253. Zugegriffen: 23.8.2020], National Institute for Health and Care Excellence

NICE. (2015b). Environmental impact report: Medicines optimisationImplementing the NICE guideline on medicines optimisation (NG5). https://www.nice.org.uk/Media/Default/About/what-we-do/Into-practice/resource-impact-assessment/Medicines-optimisation-sustainability-report.pdf. Zugegriffen: 23.8.2020], National Institute for Health and Care Excellence

Oliveira, T. C., Barlow, J., Goncalves, L., et al. (2013). Teleconsultations reduce greenhouse gas emissions. *Journal of Health Services Research & Policy, 18*, 209–214.

Osterloh, F. (2018). Patientenversorgung unter Druck: Gegen die Kommerzialisierung. *Deutsches Ärzteblatt, 115*, A2211-2213.

Pendrey, C. G. A., Beaton, L., & Kneebone, J. A. (2020). General practice in the era of planetary health: Responding to the climate health emergency. *Aust J Gen Pract, 49*, 520–523.

Project Drawdown. (2020). The Drawdown review – Climate solutions for a new decade. https://drawdown.org/drawdown-review. Zugegriffen: 23. Aug. 2020.

Projekt KLIK (Klimamanager in Kliniken). (2016). *Leitfaden: Klimaschutz in Kliniken verankern – Impuse geben und Potenziale nutzen*. Bund für Umwelt und Naturschutz e. V. Landesverband (BUND).

Raworth, K. (2017). *Doughnut economics – Seven ways to think like a 21st-century economist*. Penguin Random House.

Reinsch, U. (2017). Elektroschrott – Der richtige Weg beim Recycling. https://www.deutschlandfunk.de/elektroschrott-der-richtige-weg-beim-recycling.697.de.html?dram:Article_id=396867. Zugegriffen: 28. Aug. 2020.

Restall, B., & Conrad, E. (2015). A literature review of connectedness to nature and its potential for environmental management. *Journal of Environmental Management, 159,* 264–278.

Rimer, B., & Glanz, K. (2005). *Theory at a glance: A guide for health promotion practice.* USA National Institutes of Health, National Cancer Institute.

Ripple, W. J., Wolf, C., Newsome, T. M., et al. (2020). World scientists' warning of a climate emergency. *BioScience, 70,* 8–12.

Rockström, J., Steffen, W., Noone, K., et al. (2009). A safe operating space for humanity. *Nature, 461,* 472–475.

Rosa, C. D., & Collado, S. (2019). Experiences in nature and environmental attitudes and behaviors: Setting the ground for future research. *Frontiers in Psychology, 10,* 763.

Santos, M. (2011). CSR in SMEs: Strategies, practices, motivations and obstacles. *Social Responsibility Journal, 7,* 490–508.

Sarfaty, M., Mitchell, M., Bloodhart, B., et al. (2014). *Key findings of a National Medical Association Physician Survey.* George Mason University Center for Climate Change Communication. https://www.climatechangecommunication.org/wp-content/uploads/2014/11/NMA.pdf. Zugegriffen: 30. Aug. 2020.

Sarfaty, M., Kreslake, J., Bloodhart, B., et al. (2015a). *Views of pulmonary physicians on the health effects of climate change – Key findings American Thoracic Society Survey of U.S. Membership.* George Mason University Center for Climate Change Communication. https://www.climatechangecommunication.org/wp-content/uploads/2016/04/Final-ATS-Report-with-proper-cover-2.pdf. Zugegriffen: 30. Aug. 2020.

Sarfaty, M., Kreslake, J., Bloodhart, B., et al. (2015b). *Views of allergy specialists on the health effects of climate change – Key findigs: Membership survey of the American Academy of Allergy, Asthma and Immunology.* George Mason University Center for Climate Change Communication. https://www.climatechangecommunication.org/wp-content/uploads/2015b/12/AAAI_Climate-Change-Survey.pdf. Zugegriffen: 30. Aug. 2020.

Scharmer, C. O. (2015). *Theorie U - Von der Zukunft her führen – Presencing als soziale Technik.* Carl-Auer.

Schmedt, M. (2020). Klimawandel ist Thema der Ärzteschaft. *Deutsches Ärzteblatt, 117,* A1560.

Schneider, A., Hampel, R., Ladwig, K. H., et al. (2020). Impact of meteorological parameters on suicide mortality rates: A case-crossover analysis in Southern Germany (1990–2006). *Science of the Total Environment, 707,* 136053.

Schulz, C. M., Ahrend, K. M., Schneider, G., et al. (2019). Medical ethics in the Anthropocene: How are euro100 billion of German physicians' pension funds invested? *Lancet Planet Health, 3,* e405–e406.

Schwarz, S. (2020). *Arzt über seine Klimasprechstunde: „Klimaschutz ist Prävention".* TAZ. https://taz.de/Arzt-ueber-seine-Klimasprechstunde/!5702580/. Zugegriffen: 28. Aug. 2020.

Shell, E. R. (2020). Alzheimer: Dicke Luft. https://www.spektrum.de/news/wie-feinstaub-und-demenz-zusammenhaengen/1755464. Zugegriffen: 4. Sept. 2020.

Sherman, J., Thiel, C., MacNeill, A., et al. (2020). The Green Print: Advancement of environmental sustainability in healthcare. *Resources, Conservation & Recycling, 161,* 104882.

Snyder, B. D. (2020). The climate emergency: Where is health care? *Journal of Public Health Policy, 41,* 24–27.

Solomon, C. G., & LaRocque, R. C. (2019). Climate change – A health emergency. *New England Journal of Medicine, 380,* 209–211.

St Louis, M. E., & Hess, J. J. (2008). Climate change: Impacts on and implications for global health. *American Journal of Preventive Medicine, 35,* 527–538.

Statistisches Bundesamt. (2014). *Umwelt: Erhebung über die Abfallerzeugung – Ergebnisbericht.* Statistisches Bundesamt.

Steffen, W., Richardson, K., Röckstrom, J., et al. (2015). Sustainability. Planetary boundaries: Guiding human development on a changing planet. *Science, 347,* 1259855.

Storz, M. A. (2018). A practical guide for physicians and health care workers to reduce their carbon footprint in daily clinical work. *Perm J, 22,* 17–145.

Sulbaek Andersen, M. P., Sander, S. P., Nielsen, O. J., et al. (2010). Inhalation anaesthetics and climate change. *British Journal of Anaesthesia, 105,* 760–766.

Sutherland, L., Easthope, T., Sattler, B., et al. (2008). *Guide to choosing safer products and chemicals – Implementing chemicals policy in health care.* Health Care Without Harm. https://noharm-europe.org/sites/default/files/documents-files/57/Guide_to_Safer_Chems.pdf. Zugegriffen: 30.8 Aug. 2020.

Toma, A., & Crisan, O. (2018). Green pharmacy – A narrative review. *Clujul Med, 91,* 391–398.

Umweltbundesamt. (2014). Pedelecs sind umweltfreundliche Alternativen im Stadtverkehr. https://www.umweltbundesamt.de/themen/pedelecs-sind-umweltfreundliche-alternativen-im; https://www.umweltbundesamt.de/bild/wegevergleich-von-tuer-zu-tuer-im-stadtverkehr. Zugegriffen: 30. Aug. 2020.

Umweltbundesamt. (2018). *Antibiotika und Antibiotikaresistenzen in der Umwelt: Hintergrund, Herausforderungen und Handlungsoptionen.* Umweltbundesamt.

Umweltbundesamt. (2020a). Umweltbezogene und menschenrechtliche Sorgfaltspflichten als Ansatz zur Stärkung einer nachhaltigen Unternehmensführung. https://www.umweltbundesamt.de/sites/default/files/medien/1410/publikationen/2020a-07-15_sorgfaltspflichten_factsheet_empfehlungen_unternehmen.pdf. Zugegriffen: 30. Aug. 2020.

Umweltbundesamt. (2020b). Beitrag der Landwirtschaft zu den Treibhausgas-Emissionen. https://www.umweltbundesamt.de/daten/land-forstwirtschaft/beitrag-der-landwirtschaft-zu-den-treibhausgas. Zugegriffen: 30. Aug. 2020.

United Nations. (2015). Sustainable development goals. https://www.un.org/sustainabledevelopment/sustainable-development-goals/. Zugegriffen: 21. Aug. 2020.

Urologenportal. (2020). Herausforderung für Nieren und Sorge um Spermien: Deutsche Gesellschaft für Urologie warnt vor Folgen des Klimawandels. https://www.urologenportal.de/pressebereich/pressemitteilungen/aktuell/herausforderung-fuer-nieren-und-sorge-um-spermien-deutsche-gesellschaft-fuer-urologie-warnt-vor-folgen-des-klimawandels-14082020.html. Zugegriffen: 4. Sept. 2020.

Veidis, E. M., Myers, S. S., Almada, A. A., et al. (2019). A call for clinicians to act on planetary health. *Lancet, 393,* 2021.

Vezzulli, L., Colwell, R. R., & Pruzzo, C. (2013). Ocean warming and spread of pathogenic vibrios in the aquatic environment. *Microbial Ecology, 65,* 817–825.

Villella, C. (2011). *Climate change: What do doctors think? What can doctors do? An international survey of general practitioners.* Masters Research thesis, University of Melbourne.

Wabnitz, K. J., Gabrysch, S., Guinto, R., et al. (2020). A pledge for planetary health to unite health professionals in the Anthropocene. *Lancet.*

Watts, N., Amann, M., Arnell, N., et al. (2019). The 2019 report of The Lancet Countdown on health and climate change: Ensuring that the health of a child born today is not defined by a changing climate. *Lancet, 394,* 1836–1878.

Weber, A. (2018). *Indigenialität.* Nicolai Publishing & Intelligence.

Whitburn, J., Linklater, W., & Abrahamse, W. (2020). Meta-analysis of human connection to nature and proenvironmental behavior. *Conservation Biology, 34,* 180–193.

Whitmee, S., Haines, A., Beyrer, C., et al. (2015). Safeguarding human health in the Anthropocene epoch: Report of The Rockefeller Foundation-Lancet Commission on planetary health. *Lancet, 386,* 1973–2028.

WHO. (2011). *Health in the green economy: Health co-benefits of climate change mitigation – Transport sector.* World Health Organisation.

WHO. (2013). *Greening health systems.* WHO Regional Office for Europe.

WHO. (2017). *Environmentally sustainable health systems: A strategic document.* WHO Regional Office for Europe.

WHO. (2019). *Gesundheitshinweise zur Prävention hitzebedingter Gesundheitsschäden.* WHO Regional Office for Europe.

WHO, & Health Care Without Harm. (2009). Healthy hospitals, healthy planet, healthy people: Addressing climate change in healthcare settings. https://www.who.int/globalchange/publications/healthcare_settings/en/. Zugegriffen: 24. Aug. 2020.

Willett, W., Rockström, J., & Commission, E.-L. (2019a). *Healthy diets from sustainable food systems: Food – planet – health (summary report of the EAT-Lancet Commission).* EAT.   https://eatforum.org/eat-lancet-commission/eat-lancet-commission-summary-report/.

Willett, W., Rockström, J., Loken, B., et al. (2019b). Food in the Anthropocene: The EAT-Lancet Commission on healthy diets from sustainable food systems. *Lancet, 393,* 447–492.

Wirtenberg, J. (2014). *Building a culture for sustainability: People, planet, and profits in a new green economy.* ABC-CLIO.

World Economic Forum. (2020). *The global risks report 2020.* World Economic Forum.

WWF, BUND, Germanwatch, et al. (2014). Klimafreundlicher Verkehr in Deutschland – Weichenstellungen bis 2050. https://www.wwf.de/fileadmin/fm-wwf/Publikationen-PDF/Verbaendekonzept_Klimafreundlicher_Verkehr.pdf. Zugegriffen: 30. Aug. 2020.

Praxisberichte zur Gemeinwohlökonomie im Gesundheitswesen

Die BKK ProVita – die Kasse fürs Leben

Maximilian Begovic und Christine Winkelmair

*Eine intakte Umwelt ist die wichtigste Grundlage für ein
gesundes Leben!*

Die BKK ProVita ist eine gesetzliche Krankenkasse. Mit rund 123.000 Versicherten gehört die bundesweit geöffnete Betriebskrankenkasse aus München zu den 50 größten gesetzlichen Krankenkassen in Deutschland. Sie wurde 1862 als Betriebskrankenkasse einer Dachauer Papierfabrik gegründet und zählt somit zu den ältesten Betriebskrankenkassen in Deutschland. Nach zahlreichen Fusionen wurde sie 2014 in „BKK ProVita – Die Kasse fürs Leben." umbenannt. Mit der Umbenennung ging ein Strategiewechsel einher, bei dem die Themen gesunde Ernährung, Bewegung, Achtsamkeit und Nachhaltigkeit festgelegt wurden. Dabei haben die Überzeugungen von Andreas Schöfbeck, Vorstand der BKK ProVita seit 2001, die Ausrichtung der BKK ProVita wesentlich geprägt. Die Kasse hat neue Wege beschritten, um den Versicherten eine neue Qualität in der Gesundheitsversorgung zu bieten und um umsichtig, nachhaltig und vorausschauend in eine gesündere Zukunft zu gehen.

M. Begovic (✉) · C. Winkelmair
Bergkirchen, Deutschland
E-Mail: maximilian.begovic@bkk-provita.de

C. Winkelmair
E-Mail: Christine.Winkelmair@BKK-ProVita.de

© Springer Fachmedien Wiesbaden GmbH, ein Teil von Springer Nature 2022   175
T. Rosenthal und B. Fittkau (Hrsg.), *Gemeinwohlökonomie
im Gesundheitswesen,* Forum Gesundheitsmanagement,
https://doi.org/10.1007/978-3-658-37555-3_7

1 Gesundheitsverständnis: Alles hängt mit allem zusammen

„What if the earth had a fatal heart attack?", titelt The Lancet im Juni 2019 und beschreibt den kritischen Zustand des Patienten Erde als medizinischen Notfall und größte Herausforderung für die globale Gesundheit des 21. Jahrhunderts. Die BKK ProVita hat ein ganzheitliches Gesundheitsverständnis, das von folgenden Überzeugungen geprägt ist:

- die Harmonie von Körper, Seele und Geist ist ein wichtiger Faktor zur Gesundung,
- ohne Gesundheit der Erde kann es keine Gesundheit ihrer Bewohner geben.

Wir sind davon überzeugt, dass Menschen sowohl eine intakte soziale als auch eine funktionierende ökologische Umwelt für ein gesundes Leben brauchen. Aber so, wie wir die Erde derzeit behandeln, werden wir die Gesundheit, die wir momentan haben, nicht aufrechterhalten können. Das Klima verändert sich – und da müssen wir Wege finden, wie man beispielsweise mit extremer Hitze umgeht. Diesen Herausforderungen stellen wir uns. Wir gehen durch unsere innere Haltung nachhaltig und bewusst damit um, indem wir als Krankenkasse und Teil der Gesellschaft dieses Umfeld aktiv mitgestalten und Verantwortung übernehmen. Außerdem möchte die BKK ProVita Menschen dazu motivieren, sich Eigenkompetenz anzueignen und für bewusste Entscheidungen sensibilisieren. Diesen Gedanken setzen wir in den vier Handlungsfeldern vollwertige pflanzenbasierte Ernährung, Bewegung, Achtsamkeit und Verantwortung ganzheitlich um. (Abb. 1).

Darüber hinaus bieten wir unseren Versicherten neben der sehr guten Versorgung einer gesetzlichen Krankenversicherung viele Leistungen zur Förderung ganzheitlicher Gesundheit auch aus dem Bereich der Komplementärmedizin (wie homöopathische Behandlungen, pflanzliche Arzneimittel oder Osteopathie). Zudem erstatten wir die Kosten für natürliche Arzneimittel. Auch mit unseren Bonusprogrammen für Kinder und Erwachsene sowie unserem kassenweit einzigartigen Bonusprogramm für Ernährungsbewusste fördern wir die gesunde Lebensführung und die ganzheitliche Gesundheit. Auf diese Weise können unsere Versicherten auswählen und den für sie richtigen und wichtigen Weg zu ihrer Gesundheit finden. Denn wir sind davon überzeugt: Alles hängt mit allem zusammen.

Abb. 1 Gesundheit bei
der BKK ProVita. (Eigenen
Darstellung)

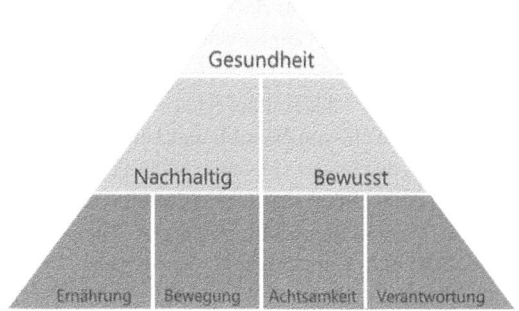

2   Verantwortung und Nachhaltigkeit

„Gesund leben gelingt nur auf einem gesunden Planeten." Wir als Krankenkasse möchten dieses soziale und ökologische Umfeld aktiv mitgestalten und
Verantwortung übernehmen. Als moderner Gesundheitsdienstleister sind wir
ein kompetenter Begleiter, der seine Versichertengemeinschaft tatkräftig unterstützt und auf Prävention setzt. Beispielsweise setzen wir uns für eine vollwertige
pflanzliche Ernährungsweise ein, weil unser Ernährungsverhalten Einfluss sowohl
auf unsere persönliche Gesundheit als auch auf die Gesundheit unseres Planeten
hat. Die weitreichenden Folgen von Umweltverschmutzung und Klimawandel
auf die Gesundheit sind heute unbestritten. Jeder weiß: es muss viel passieren,
damit der Klimawandel aufgehalten oder zumindest verlangsamt wird. Und es
ist klar: Jeder muss Verantwortung übernehmen und seinen Beitrag dazu leisten
– im persönlichen Bereich und in der Gesellschaft. Die BKK ProVita hat diese
Herausforderung beherzt angenommen und zahlreiche Maßnahmen zum Schutz
der Umwelt ergriffen.

3   Nachhaltigkeit bei der BKK ProVita

Vom Vorstand der BKK ProVita initiiert, gefordert und gefördert, ist das Thema
Nachhaltigkeit an die Vorstandsebene angegliedert. Folglich wurde eine Vollzeit-
stelle für Nachhaltigkeit als Konzept schlüssiger Aufgabenerfüllung etabliert,
um ein ganzheitliches Nachhaltigkeitsmanagement durch abteilungs- sowie
organisationsübergreifendes Projektmanagement systematisch aufzubauen und

umzusetzen. Die nachhaltigste Krankenkasse in Deutschland zu sein, ist erklärter Anspruch der BKK ProVita. Um diesem Anspruch gerecht zu werden, führten wir als Mitglied der Gemeinwohlökonomie die Gemeinwohlbilanz (eine Berichterstattung) ein.

Die Gemeinwohlökonomie hat ein ethisches Wirtschaftsmodell entworfen, bei dem das Wohl von Mensch und Umwelt zum obersten Ziel des Wirtschaftens wird. Nicht maximaler Gewinn, sondern ein gutes Leben für alle wird angestrebt. Durch die Erstellung von Gemeinwohlbilanzen setzt sich die BKK ProVita mit den für das Gemeinwohl wichtigen Themen auseinander: Menschenwürde, Solidarität und Gerechtigkeit, ökologische Nachhaltigkeit sowie Transparenz und Mitentscheidung. Dabei verfolgt die Bewertungsmatrix mit ihren vier Wertespalten und fünf Berührungsgruppen einen holistischen Ansatz. Seit dem Berichtszeitraum 2014/2015 veröffentlichen wir unsere Gemeinwohlbilanz im Abstand von zwei Jahren. Wir konnten durch eine Steigerung von 374 von 1.000 erreichbaren Punkten für unsere erste Gemeinwohlbilanz für die Jahre 2014/15 über 604 Punkte für unsere zweite Gemeinwohlbilanz für die Jahre 2016/17 auf 790 Punkte für unsere dritte Gemeinwohlbilanz für die Jahre 2018/19 nicht nur unseren Beitrag zum Gemeinwohl steigern, sondern auch größtmögliche Transparenz sicherstellen.

Wir gelten als Pionierunternehmen. Die Aufbereitung und Auseinandersetzung mit der Breite an Themen dient als Instrument der Organisationsentwicklung. Mit jedem Berichtszeitraum messen wir unsere Zielerreichung, legen neue Ziele fest und können uns dadurch stetig verbessern. Während die BKK ProVita seit 2016 mit 1196 t CO_2 Äquivalente (TCO2e), 2017 mit 1149 TCO2e und 2018 mit 1108 TCO2e ihren CO_2 Ausstoß kontinuierlich reduzierte, blieb der Anteil für den Pendelverkehr konstant bei 36 %. Folglich installierten wir eine Ladestation für E-Bikes bzw. E-Autos, fördern Fahrgemeinschaften durch privilegiertes Parken und eine Online-Plattform im Intranet. Die im Sommer 2019 startende flächendeckende Einführung von Heimarbeitsplätzen soll den Pendler-Anteil von 37 % auf 15 % reduzieren und somit unsere Gesamtemissionen um 22 % senken. Die nicht vermeidbaren Emissionen kompensieren wir durch den Erwerb von Emissionsminderungszertifikaten an Klimaschutzprojekten mit Gesundheitsbezug nach dem Gold-Standard. Das macht uns zur klimaneutralen Krankenkasse.

Beim Bau der Hauptverwaltung wurde bereits zu Beginn Nachhaltigkeit als oberste Maxime unseres Handelns gesetzt. Durch eine hochgedämmte Gebäudehülle wird wirksam Energie eingespart. Jeder Arbeitsplatz ist mit energiesparenden LED-Lampen ausgestattet, die sich bei Abwesenheit ausschalten und bei Tageslicht zurückdimmen. Für eine angenehme Raumtemperatur sorgt eine ressourcenschonende Wasserkühlung. Zum Heizen wird Fernwärme als Abwärme einer Müllverbrennungsanlage bezogen. Das Wasser für die Toilettenspülung beziehen wir aus der hauseigenen Zisterne. Papier (Hauptabfall) wird über ein Recyclingunternehmen datenschutzkonform und umweltfreundlich entsorgt.

Die BKK ProVita implementierte ein nachhaltiges Beschaffungswesen, führt Lieferantenbefragungen durch und definierte im Rahmen eines Verhaltenskodexes für Geschäftspartner Grundsätze und Anforderungen zur Achtung der Menschenrechte und zum Umweltschutz. Dadurch beschaffen wir nahezu ausschließlich verantwortungsvoll produzierte Büromaterialien, nachhaltige Werbemittel und beziehen Ökostrom aus 100 % regenerativen Energien. Mit einem Frauenanteil von 70 % und einer Teilzeitquote von 38 % wird Vereinbarkeit von Beruf und Familie gelebt, indem über 100 verschiedene Arbeitszeitmodelle und Home Office-Lösungen angeboten werden. Zudem werden geführte Meditationen während der Arbeitszeit zur Entspannung angeboten. In der Folge sank unsere Fehlzeitenquote. Von den Mitarbeiterinnen und Mitarbeitern muss bei Krankheit erst ab dem sechsten Arbeitstag eine Arbeitsunfähigkeitsbescheinigung eingereicht werden. Durch unsere Mitgliedschaft im Familienpakt Bayern erhalten wir regelmäßig neue Impulse und der Austausch über soziale Nachhaltigkeit wird ermöglicht. Regelmäßige Seminare zur Persönlichkeitsentwicklung der Mitarbeitenden, das Kochen der Mitarbeiterinnen und Mitarbeiter unter Anleitung von veganen Köchinnen bzw. Köchen oder die Organisation von Events unterstreichen diese Bemühungen.

Unser Reise- und Fuhrparkmanagement reduziert Verbrennungsmotoren, fördert den elektrifizierten Antrieb, fördert das Reisen mit der Bahn und fordert eine Rechtfertigung bei Buchungsanfragen für Flüge. Dadurch konnten wir bei Dienstreisen die Flugkilometer von 79.197 (2017) auf 39.180 (2018) um 40.000 senken und die Bahnkilometer erhöhen.

4 Verantwortungsvolle Ziele

Eines unserer gesellschaftlichen Ziele ist die Gründung einer Gemeinwohlökonomie-Region rund um München – nach dem Beispiel unserer österreichischen Nachbarn in Vorarlberg. Dazu haben wir im Januar 2018 eine „Koalition der Willigen", bestehend aus fünf Bürgermeisterinnen bzw. Bürgermeistern und Kommunalvertreterinnen bzw. Kommunalvertreter umliegender Gemeinden, ins Leben gerufen. Allen gemeinsam ist, dass mittel- bis langfristig eine Gemeinwohlbilanz für die jeweilige Gemeinde erstellt werden soll bzw. die Werte der Gemeinwohlökonomie in den Alltag der Gemeinde implementiert werden sollen. Mittlerweile sind es über 15 Gemeinden, die im Rahmen regelmäßig stattfindender Arbeitssitzungen verschiedene Themen (Beschaffung, Personal oder Gesellschaft) diskutieren und eigene Projekte vorstellen.

5 Wir vertrauen auf den guten Rat von klugen Leuten

Im Mai 2018 wurde der Wissenschaftliche Beirat der BKK ProVita gegründet. Er besteht aus acht herausragenden Persönlichkeiten aus Wissenschaft, Politik und Gesellschaft. Darunter sind fünf Professoren, die an Universitäten tätig sind und aktuelle Forschungsergebnisse einbringen. Bei strategischen Entscheidungen zur künftigen Entwicklung der BKK ProVita können wir auf Experten verschiedener Disziplinen zurückgreifen. Zudem hat der Wissenschaftliche Beirat das Zusammenbringen dieser Experteninseln zum Ziel, um gegenseitiges Lernen zu ermöglichen und ein modernes Gesundheitsverständnis zu entwickeln. Der Wissenschaftliche Beirat berät die Kasse in Fragen der Strategie, Gesundheitspolitik und Versorgung. Er beleuchtet, vertieft und diskutiert dabei mit seinem Expertenwissen unter anderem die Themen Ernährung, Psychoneuroimmunologie, Epigenetik und ethische Unternehmensführung mit dem Ziel, dem Vorstand daraus abgeleitete Handlungsempfehlungen und Impulse zu geben.

6 Gesundheit bedeutet für uns die Welt – weitere Projekte

Die für uns größte Chance für mehr Nachhaltigkeit im Gesundheitssystem ist der direkte Kontakt zu Mitmenschen. Gemäß unserem Verständnis von Planetary Health zielen all unsere Leistungen auf einen gesunden und nachhaltigen Umgang von Menschen mit sich und ihrer Gesundheit ab. Im Folgenden werden einige Projekte vorgestellt.

Änderungen im Präventionsleitfaden

Die BKK ProVita hat sich zusammen mit ProVeg um Klarstellung im Leitfaden Prävention der gesetzlichen Krankenversicherung (GKV) bemüht. In diesem sogenannten Präventionsleitfaden sind die inhaltlichen Handlungsfelder und qualitativen Kriterien für die Leistungen der Krankenkassen in der Primärprävention und betrieblichen Gesundheitsförderung festgeschrieben, die für die

Leistungserbringung vor Ort verbindlich gelten. Wir konnten erreichen, dass gesetzliche Krankenkassen Präventionsmaßnahmen zu vegetarischer und veganer Ernährung fördern können. Dies war unter anderem die Grundlage für die Initiierung unseres preisgekrönten Projektes Aktion Pflanzen-Power.

Aktion Pflanzen-Power

Die BKK ProVita setzt in Kooperation mit ProVeg Deutschland e. V. mit der gemeinsamen Aktion Pflanzen-Power darauf, bei Kindern und Jugendlichen das Bewusstsein für gesunde pflanzenbasierte Ernährung zu fördern. Bei dem Projekt wird den Teilnehmerinnen und Teilnehmern unter anderem der Zusammenhang zwischen Ernährung, (planetarer) Gesundheit und Klimawandel deutlich gemacht. Ziel ist es, die Kinder und Jugendlichen für gesundes, nachhaltiges Essen zu begeistern und sie für einen verantwortungsvollen und nachhaltigen Umgang mit Lebensmitteln und Produkten des täglichen Bedarfs zu sensibilisieren.

In den beteiligten Schulen werden Aktionstage veranstaltet, an denen die Kinder unter professioneller Anleitung selber kochen und viele leckere pflanzliche Gerichte probieren können. Das Projekt zielt auch darauf ab, die Verfügbarkeit von gesunden und klimafreundlichen Lebensmitteln in Schulen zu erhöhen. Mit der Aktion Pflanzen-Power konnten bereits über 25.000 Schülerinnen und Schüler an 41 Schulen in Deutschland erreicht werden.

Leitfaden zur Ausweitung einer pflanzenbasierten Ernährung Gerade in Krankenhäusern sollten Mitarbeiterinnen bzw. Mitarbeiter und Patientinnen bzw. Patienten die Möglichkeit haben, sich gesund zu ernähren. Deshalb entwickelt die BKK ProVita gemeinsam mit dem Deutschen Krankenhaus Institut (DKI), dem Beratungsunternehmen a´verdis und Prof. Dr. Andreas Michalsen von der Charité Berlin einen Leitfaden für pflanzliche Ernährung in Krankenhäusern. Dieser soll Hilfestellung zu Prozessablauf, Einkauf, Speiseplan und Wirtschaftlichkeit von gesunder pflanzlicher Ernährung in Krankenhäusern und Gesundheitseinrichtungen geben. Vom Einkauf über die Küche bis zum Bett soll der Leitfaden die Krankenhäuser unterstützen, ein attraktives und schmackhaftes Speisenangebot anzubieten. In einem Workshop zur Entwicklung des Leitfadens wurden der Zusammenhang von Ernährung und Gesundheit sowie die Bedeutung von pflanzlicher Ernährung in der Medizin dargelegt und auch die konkrete Umsetzung pflanzlicher Ernährung in der Küchenpraxis thematisiert.

Neben einigen Küchenchefinnen bzw. Küchenchefs und Geschäftsführerinnen bzw. Geschäftsführer von Kliniken nahmen auch Vertreterinnen bzw. Vertreter der Deutschen Gesellschaft für Ernährung und des Verbandes der Diätassistenten an diesem Workshop teil. Aus den Ergebnissen wird von der BKK ProVita und a´verdis in Zusammenarbeit mit dem DKI und ProVeg Deutschland e. V. ein Leitfaden zur Ausweitung eines entsprechenden Verpflegungs-Angebots für Mitarbeiterinnen bzw. Mitarbeiter und Patientinnen bzw. Patienten von Krankenhäusern und anderen Gesundheitseinrichtungen erarbeitet. Mit diesem Leitfaden sollen Gesundheitseinrichtungen eine praktische Anleitung erhalten, um eine gesunde, nachhaltige und pflanzliche Ernährung anbieten zu können.

ASV goes Vegan – erste Studie zur Wirkung veganer Ernährung auf Leistungssportler

Die BKK ProVita führte in Kooperation mit der 1. Volleyball-Herrenmannschaft des ASV Dachau und unter Leitung des Ernährungswissenschaftlers Prof. Dr. Markus Keller (Fachhochschule des Mittelstands) die erste Pilotstudie zur Wirkung veganer Ernährung auf Leistungssportler durch. „ASV goes vegan" (Name der Studie) untersuchte die Wirkung einer veganen Lebensweise auf die Leistungsfähigkeit der Leistungssportler wissenschaftlich. Im Rahmen der Studie haben sich die Leistungssportler für zwölf Wochen ausschließlich pflanzlich ernährt.

Die jungen Männer zwischen 15 und 22 Jahren spielten während der Studie in der 3. Liga um einen Aufstiegsplatz. Sie trainierten fünfmal pro Woche für jeweils zwei Stunden. Hinzu kamen ein bis zwei Spiele am Wochenende. Keiner von ihnen hatte sich zuvor ausschließlich vegetarisch oder vegan ernährt. Während der Studie vermieden sie komplett alle Lebensmittel tierischen Ursprungs. Vor der zwölfwöchigen Ernährungsumstellung fand eine ausführliche Leistungsdiagnostik am Olympiastützpunkt Bayern statt. Zudem wurden Bluttests und sportartenspezifische Komplextests durchgeführt sowie das persönliche körperliche und psychische Wohlbefinden dokumentiert. Nach Abschluss des Studienzeitraums stellten sich die Sportler allen Untersuchungen erneut. Bei dem Projekt haben sich die jungen Sportler intensiv mit gesunder, vollwertiger pflanzlicher Ernährung beschäftigt. Die jungen Sportler haben am Ende der Studie bestätigt, dass sie viel über Ernährung und ihre Auswirkungen auf Leistungsfähigkeit und Gesundheit gelernt haben. Alle wollten künftig verstärkt auf gesunde Ernährung achten.

Bunter Ball

Mit dem Fußball-Profi Andreas Luthe und seinem gemeinnützigen Verein In safe hands e. V. initiierte die BKK ProVita das sportpädagogische Präventionsprojekt Bunter Ball. Bei Bunter Ball werden Sport und Bewegung als Lernmedium verstanden und in sportpädagogischen Übungen spielerisch die emotionale, soziale und interkulturelle Kompetenz von Kindern während der gesamten Grundschulzeit gestärkt. Die physische und psychische Gesundheit und das eigenverantwortliche Verhalten der Schülerinnen und Schüler werden gefördert. Das Gesundheitsförderungsprojekt Bunter Ball wurde 2018 von dem gemeinnützigen Verein In safe hands e. V. und der BKK ProVita ins Leben gerufen. Wichtige Ziele des Projekts sind gewaltfreie Kommunikation, Integration von Schülerinnen und Schülern mit Migrationshintergrund, Bewegung und gesunde Ernährung. Die Kinder lernen spielerisch Themen wie Achtsamkeit, Empathie, Emotionsmanagement oder Konfliktlösung kennen. Bunter Ball begleitet die teilnehmenden Kinder über ihre gesamte Grundschulzeit. Die kontinuierliche Zusammenarbeit mit den Kindern über einen vierjährigen Zeitraum bietet großartige Chancen, um nachhaltig Wirkung zu erzeugen. Die BKK ProVita unterstützt das Präventionsprojekt Bunter Ball, weil damit Grundschulkinder ganzheitlich in ihrer Persönlichkeitsentwicklung gestärkt und zu einem eigenverantwortlichen, gesundheitsfördernden Verhalten angeleitet werden.

Workshop: Nachhaltigkeit bei der Arzneimittelproduktion

Die Bekämpfung von Antibiotikaresistenzen ist ein komplexes, globales Problem. Es hat ganz unterschiedliche Ursachen, wie übermäßiger Einsatz von Antibiotika in der Tierzucht und im Obst- und Gemüseanbau, zu schnelle Verordnung in der Humanmedizin. Auch die unzureichenden Umweltauflagen bei der Produktion im Ausland zählen zu den Ursachen. Die Weltgesundheitsorganisation beschäftigt sich seit vielen Jahren damit, auch die Bundesregierung kennt die Probleme und hat im Jahr 2015 die Deutsche Antibiotika-Resistenzstrategie DART 2020 verabschiedet, in der sie sechs Ziele zur Eindämmung von Antibiotika-Resistenzen festschreibt. Dazu gehören Forschung, Aufklärung und die Kooperation aller Beteiligten. Die BKK ProVita ist davon überzeugt, dass auch Krankenkassen einen Beitrag zur Verbesserung der Situation leisten können. Unsere Forderung: Nachhaltigkeitskriterien in Vergabeverfahren aufnehmen. Als Gesellschafter, größter Anteilseigner und Aufsichtsratsmitglied haben wir bei

unserem Partner spectrumK (einem Full-Service-Dienstleister für öffentliche Auf-
traggeber im Gesundheitswesen) angeregt, neben der Qualität des Endproduktes
auch Nachhaltigkeit bei der Herstellung in die Vergabekriterien bei Arzneimittel-Ausschreibungen aufzunehmen. Daraufhin hat spektrumK zusammen
mit Pro Generika (dem Verband der Generika- und Biosimilarunternehmen
in Deutschland) in einem Workshop mit Vertretern von Krankenkassen und
Generikaherstellern mögliche Nachhaltigkeitskriterien erörtert. Schnell wurde
klar, dass dies nicht einfach ist. Denn es gibt zahlreiche verschiedene Schritte
in der komplexen Lieferkette für die Arzneimittelherstellung und die am
Prozess beteiligten Unternehmen agieren weltweit, was die Einheitlichkeit von
Standards bzw. deren wirksame Umsetzung erschwert. Die Teilnehmerinnen
und Teilnehmer des Workshops begrüßten die Idee und das Engagement, sich
gemeinsam den bestehenden Problemen zu nähern. Yves Raweil (Geschäftsführer von spektrumK) sieht es als wichtigen Schritt an, den Dialog über mehr
Nachhaltigkeit in der Arzneimittelproduktion zu initiieren. „Grundsätzlich stehen
wir Maßnahmen, die zu besserem Umweltschutz führen und damit auch gesundheitsfördernd wirken, positiv gegenüber", sagte Rawiel in einer anschließenden
Pressemitteilung. Andreas Schöfbeck (Vorstand der BKK ProVita) bekräftigte
in seinem Aufsatz „Antibiotika-Resistenzen: Mehr Eigenverantwortung der
Patienten", den er am 17. Juli 2019 auf LinkedIn veröffentlichte: „Ich freue mich,
dass wir auch bei Pro Generika und den Generikaherstellern auf offene Ohren
gestoßen sind. Auch sie haben ihre aufgeschlossene Haltung zu diesem wichtigen
Thema bekundet und den Dialog mit den Krankenkassen über mögliche Nachhaltigkeitskriterien in ihren Arzneimittel-Ausschreibungen begrüßt."

7   BKK ProVita ist Mitglied bei der Deutschen Allianz Klimawandel und Gesundheit

Als erste deutsche Krankenkasse ist am 27.09.2019 die BKK ProVita der
Deutschen Allianz Klimawandel und Gesundheit e. V. (KLUG) beigetreten.
KLUG setzt sich seit ihrer Gründung im Oktober 2017 dafür ein, im Gesund-
heitssystem und in der Öffentlichkeit deutlich zu machen, wie bedrohlich die
Klimakrise für die menschliche Gesundheit ist. Hier weiß man: Konsequenter
Klimaschutz ist auch gleichzeitig der beste Gesundheitsschutz. Das Netzwerk
engagierter Einzelpersonen, medizinischer Fachgesellschaften, aber auch von
Patientenverbänden und anderen Organisationen hat außerdem die Plattform
Health for Future gegründet. Zusammen mit KLUG will die BKK ProVita die
Gefahren des Klimawandels für die Gesundheit bekannter machen und zeigen,

dass jeder und jede Einzelne durch Veränderungen des Lebensstils nicht nur das Klima schützen kann, sondern auch selbst Entscheidendes für die Gesundheit tun kann – z. B. durch bewusste Ernährung oder nicht motorisierte Bewegung. Auf diese Weise sollen vor allem junge Menschen zu einem gesünderen Lebensstil motiviert werden.

8 Herausforderungen

Wir befinden uns auf einer Transformationsreise vom einfachen Verwaltungsapparat zum modernen Gesundheitsdienstleister und schlagen dabei einen Weg ein, den keine mittelbare Staatsverwaltung zuvor gegangen ist. Dementsprechend groß sind zum einen die Hürden, aber gleichzeitig auch die Chancen. Zur Durchführung unseres Kerngeschäftes erhalten wir Geld über Zuweisungen anhand des morbiditätsorientierten Risikostrukturausgleichs (Morbi-RSA) aus dem Gesundheitsfonds. Der Morbi-RSA orientiert sich an der Anzahl der Versicherten und an ihren Krankheiten. Als Ausgleichsinstrument unabhängig von Einkommen und Morbidität zur Gleichberechtigung aller gesetzlichen Krankenkassen gedacht, begünstigt es ein Gesundheitssystem, bei dem die Zuweisungen aus dem Gesundheitsfonds umso höher sind, je „kränker" der Versichertenbestand ist. Bei unserer Zielsetzung einer eigenkompetenten und gesunden Versichertengemeinschaft bekommen wir folglich umso geringere Zuweisungen, je weniger Krankheiten diagnostiziert werden. Die Herausforderung besteht folglich zum einen im systematischen Fehlanreiz im Morbi-RSA und zum anderen an der strengen Regulierung sowie dem starken Kostendruck des schrumpfenden Marktes der gesetzlichen Krankenversicherung. Im Jahr 2002 gab es in Deutschland noch mehr als 400 gesetzliche Krankenkassen, Anfang 2019 waren es nur noch 110.

Eine weitere Herausforderung ist der Wettbewerb unter den Krankenkassen – zum einen können die Kassen eingeschränkt zusätzliche Leistungen anbieten, zum anderen können sie die Höhe ihres Zusatzbeitragssatzes selbst bestimmen. Dabei sollen sie diesen so festlegen, dass die Einnahmen der Kasse in jedem Fall die Ausgaben decken. Aufgrund unserer Leistungen und Ausrichtung liegt unser Zusatzbeitrag mit 1,3 % um 0,4 Prozentpunkte über dem Durchschnitt der GKV. Während der Großteil der Krankenkassen mit gleichem oder höherem Zusatzbeitrag prozentual an Mitgliedern verliert, verzeichnen wir einen organischen und konstanten Mitgliederzuwachs von rund 1 %. Diese langfristige Stabilität und unser Wachstum führen wir auf unsere Strategie zurück, die sich als marktfähig erweist.

Aufgrund unserer Rechtsform sind wir zu sparsamem Verhalten gezwungen. Gesetzliche Krankenkassen sind Körperschaften des öffentlichen Rechts und Teil der mittelbaren Staatsverwaltung. Aufgrund der hervorgehobenen Stellung des Gebots der Wirtschaftlichkeit und Sparsamkeit ist es gesetzlichen Krankenkassen – jedenfalls soweit diese der bundesweiten Aufsicht durch das Bundesversicherungsamt (BVA) unterstehen – nicht möglich, neben dem Grundsatz der Wirtschaftlichkeit und Sparsamkeit auch das Kriterium der Nachhaltigkeit zum Maßstab des Verwaltungshandelns zu machen. Laut BVA dienen Nachhaltigkeitsbestrebungen einer gesetzlichen Krankenkasse ausschließlich zur Vermarktung ihrer eigenen Marke bzw. der Werbung zur Gewinnung von Versicherten. Nachhaltiges Handeln könnte unter Umständen als Verstoß gegen das Gebot der Wirtschaftlichkeit und Sparsamkeit gesehen werden – und eine Vorstandshaftung auslösen. Die strenge Orientierung des BVA am Gebot der Wirtschaftlichkeit und Sparsamkeit ohne angemessene Berücksichtigung der Nachhaltigkeit steht im strikten Widerspruch zur Nachhaltigkeitsstrategie der Bundesregierung. Eine Herausforderung ist die Realisierung unserer Nachhaltigkeitsziele bei gleichzeitiger Auffassung des BVA, dass Nachhaltigkeit nicht mit unserem Auftrag im Einklang stehe. Unser Ziel ist die Etablierung des Prinzips der Nachhaltigkeit im öffentlichen Verwaltungshandeln neben den Geboten der Wirtschaftlichkeit und Sparsamkeit sowie eine Auslegung des Grundsatzes der Wirtschaftlichkeit und Sparsamkeit im Lichte der Nachhaltigkeit. Dieses Ziel stellt eine große Herausforderung dar, da die Verantwortlichen bislang noch wenig einsichtig sind. Wir werden uns aber weiterhin um eine Änderung des rechtlichen Rahmens und die Anerkennung der Nachhaltigkeit als Handlungsgebot bemühen.

9   Auszeichnungen und Erfolge

Die Tierrechtsorganisation People for the Ethical Treatment of Animals (PETA) verleiht jedes Jahr PETA Awards an vorbildliche Unternehmen, die sich durch Mitgefühl und Ethik auszeichnen. Mit den Auszeichnungen lenkt PETA die Aufmerksamkeit der Öffentlichkeit auf Tierrechtsthemen. Die BKK ProVita erhielt in den Jahren 2015 und 2018 jeweils einen PETA-Award für ihr einzigartiges Engagement für pflanzliche Ernährung und somit für den Tierschutz.

Aus einem Pool von über 560 Bewerbungen weltweit wurde das bereits vorgestellte Gesundheitsförderungsprojekt Aktion Pflanzen-Power als erstes deutsches Projekt mit dem Momentum for Change Climate Action Award 2018 in der Kategorie Planetary Health der Vereinten Nationen (UN) ausgezeichnet. In der Kategorie Planetary Health werden neuartige Lösungen ausgezeichnet, die die Bedürfnisse der menschlichen Gesundheit mit denen eines gesunden Planeten in Einklang bringen. **Die Verleihung fand am 11.12.2018 im Rahmen der UN-Klimakonferenz COP24 in Kattowitz statt.** Momentum for Change ist eine Initiative des Sekretariats der UN-Klimakonferenz. Sie erkennt innovative Lösungen an, die sich sowohl mit dem Klimawandel, als auch mit weiteren wirtschaftlichen, ökologischen und sozialen Herausforderungen befassen.

Die BKK ProVita erhielt von der Mittelstandsvereinigung Werteorientierter Mittelstand Deutschland e. V. (WEMID) den Deutschen Wertepreis 2019. In der Begründung hieß es, dass die BKK ProVita eine Vorreiterrolle beim Umwelt- und Klimaschutz einnehme und ein faires Miteinander in der Gesellschaft fördere. Es wurde besonders gelobt, dass gesellschaftliche Verantwortung sehr ernst genommen werde. Selbst eine Änderung des Präventionsleitfadens, der festlegt, in welchen Handlungsfeldern Krankenkassen überhaupt Maßnahmen anbieten dürfen, habe man im umfassenden Dialog mit zuständigen Gremien erwirkt. Der Deutsche Wertepreis wurde vom WEMID im Jahr 2017 ins Leben gerufen. Damit werden jährlich verantwortungsvolle und inspirierende Unternehmerinnen und Unternehmer kleiner und mittlerer Unternehmen in Deutschland ausgezeichnet. Im Jahr 2019 wurde der Preis erstmals in den Kategorien Nachhaltigkeit und Allgemeinwohl vergeben.

Die gesetzliche Krankenkasse BKK ProVita wurde in der Kategorie mittelgroße Unternehmen für den Deutschen Nachhaltigkeitspreis 2020 nominiert, der eine nationale Auszeichnung für Spitzenleistungen im Bereich Nachhaltigkeit darstellt. Er wird jedes Jahr von der Stiftung Deutscher Nachhaltigkeitspreis e. V. in Zusammenarbeit mit der Bundesregierung an Unternehmen vergeben, die den ökologischen und sozialen Herausforderungen unserer Zeit besonders erfolgreich begegnen. Aus der Gruppe von 800 Bewerberinnen und Bewerbern kam die BKK ProVita in die engere Auswahl von 30 Unternehmen. Die Nominierung wurde von der Stiftung Deutscher Nachhaltigkeitspreis e. V. damit begründet, dass die BKK ProVita Nachhaltigkeit als elementaren Baustein zur Förderung, Erhaltung und Wiederherstellung von Gesundheit verstehe. Außerdem wurde das Engagement der Kasse bei der Gemeinwohlökonomie und für Klimaschutz betont sowie das gemeinsam mit ProVeg initiierte Gesundheitsförderungsprojekt Aktion Pflanzen-Power genannt.

10 Ausblick

Auf diesen Erfolgen ruhen wir uns natürlich nicht aus, wir haben noch viel vor, wir sind gespannt und freuen uns auf unseren weiteren Weg.

Wir wollen die Idee einer nachhaltigen Entwicklung mit anderen Unternehmen teilen. Deshalb werden wir unsere Erfahrungen und Erfolge mit der Gemeinwohlökonomie an andere Betriebskrankenkassen weitergeben. Bei einem Workshop beim BKK Dachverband in Berlin im Januar 2020 haben wir unsere Bemühungen, Erfolge und Herausforderungen vorgestellt. Wir hoffen, dass wir weitere Betriebskrankenkassen für die Gemeinwohlökonomie gewinnen und die Idee einer nachhaltigen Entwicklung verbreiten können. Ein wichtiges Ziel ist für uns die politische Akzeptanz von Nachhaltigkeitsbestrebungen und Gemeinwohlökonomie. Im Gegensatz zu Zielsetzungen innerhalb des Unternehmens bedarf es eines intensiven und langfristig angelegten Dialogs mit relevanten Akteurinnen bzw. Akteuren der Gesundheitspolitik, der mit Forderungen versehen nur ergebnisoffen geführt werden kann. Wir werden weiterhin mit Politikerinnen und Politikern den Austausch suchen und unsere Themen immer wieder zur Sprache bringen, um der Nachhaltigkeit und der Gemeinwohlökonomie zu mehr Akzeptanz zu verhelfen.

Wir wollen wachsen und damit stärker werden. Wir möchten mit unserem ganzheitlichen Gesundheitsansatz im Sinne von Planetary Health durch die Teilnahme an Veranstaltungen und Messen, das Halten von Vorträgen, die Interaktion mit Partnerinnen bzw. Partnern und die Präsenz in sozialen Netzwerken auf uns aufmerksam machen. Wir wollen bekannter werden und mit unserer Ausrichtung neue Mitglieder gewinnen.

Nachhaltigkeit und vollwertige, pflanzliche Ernährung sollen noch stärker in die Mitte der Gesellschaft rücken. Mithilfe der kontinuierlichen Sensibilisierung unserer Kolleginnen und Kollegen, Versicherten und Mitmenschen bilden wir natürliche Multiplikatoren aus, die zur Transformation unserer Gesellschaft beitragen. Dies wollen wir erreichen unter anderem mit der Ausweitung des Projektes Aktion Pflanzen-Power, mit dem wir in den nächsten fünf Jahren rund 100.000 Schülerinnen und Schüler erreichen wollen. Insgesamt soll das Angebot in Deutschland für pflanzenbetonte Ernährung ausgeweitet werden.

Darüber hinaus möchten wir weiter innovative Versorgungsansätze der Medizin gezielt fördern und unterstützen, um unser Gesundheitswesen erheblich zu verbessern:

- Dazu zählt zum einen die Psychoneuroimmunologie, die sich mit der Wechselwirkung der Psyche, des Nervensystems und des Immunsystems beschäftigt.
- Und zum anderen die Epigenetik, die erforscht, inwiefern Umwelteinflüsse oder Lebensstile die Aktivitäten von unseren Genen beeinflussen.

Um weiterhin die Qualität im Gesundheitswesen sicherzustellen, fordern wir den Gesetzgeber auf, dass diese Inhalte in die Aus- und Weiterbildung in allen Gesundheitsberufen und in die medizinische Versorgung der Menschen kommen. Das Ziel muss es ein gesundes und gutes Leben für alle sein.

Literatur

Croymans, Daniel M., Fielding, Jonathan E., Nakhasi Atul – The Lancet Planetary Health. (2019). – What if the earth had a fatal heart attack? Elsevier Ltd. https://www.thelancet.com/journals/lanplh/article/PIIS2542-5196(19)30089-0/fulltext. Zugegriffen: 10. Nov. 2020.

Gemeinwohl-Bilanzierung in der St. Rochus-Apotheke

Annegret Binder und Albrecht Binder

1   Die Apotheke – ein Zwitterwesen

Im Gesetz über das Apothekenwesen steht in § 1 (1): „Den Apotheken obliegt die im öffentlichen Interesse gebotene Sicherstellung einer ordnungsgemäßen Arzneimittelversorgung der Bevölkerung" (ApoG, 2019). Im Universalwörterbuch des Dudens steht hingegen als Übersetzung „Aufbewahrungsort" und „abwertend: ein Geschäft, das für hohe Preise bekannt ist" (Drosdowski, 1983: 93). Hinzu kommt die bei vielen Menschen herrschende Meinung, dass eine Apotheke nicht viel mit Gemeinwohl zu tun haben könne. Denn sie lebt vom Verkauf von Arzneimitteln der Pharmaindustrie, die Gewinnmaximierung auf Kosten von Mensch und Umwelt betreibe.

Die Apotheke hat den gesetzlichen Auftrag, „die im öffentlichen Interesse gebotene Sicherstellung einer ordnungsgemäßen Arzneimittelversorgung der Bevölkerung" (der bis ins kleinste Detail in weiteren Paragrafen gesetzlich geregelt ist). Das Berufsfeld ist das Sozialwesen, der Umgang mit kranken Menschen erfordert Sozialkompetenz und kostet mitunter enorm viel Zeit, wenn man den gesetzlichen Auftrag ernst nimmt. Apothekerinnen bzw. Apotheker sind aber auch Kaufleute, die ihren Betrieb ökonomisch erfolgreich führen müssen, um am Markt bleiben zu können.

Auch im Apothekenwesen bricht sich der Kapitalismus Bahn. Die Politik widersetzt sich nur schwach oder unterstützt sogar den Trend hin zu Internetapotheken, in deren Hintergrund große Konzerne ihre Fäden ziehen. Die

A. Binder (✉) · A. Binder
St. Rochus-Apotheke, Steinheim, Deutschland
E-Mail: annegret_binder@sankt-rochus-apo.de

© Springer Fachmedien Wiesbaden GmbH, ein Teil von Springer Nature 2022   191
T. Rosenthal und B. Fittkau (Hrsg.), *Gemeinwohlökonomie im Gesundheitswesen*, Forum Gesundheitsmanagement,
https://doi.org/10.1007/978-3-658-37555-3_8

persönliche und individuelle Betreuung der Menschen durch die Apotheke vor Ort lässt sich nicht in Wirtschaftszahlen pressen, da sie ohne Berechnung erbracht wird. Ihr wird deswegen auch kein Wert zugemessen. Aber Apotheken sind eben nicht nur Logistikzentren zur Verteilung von Medikamenten. Sollte sich der Trend fortsetzen, dann wird das gut funktionierende und von der Bevölkerung sehr geschätzte System über kurz oder lang zumindest in der Fläche zusammenbrechen und der ländliche Raum wird noch unattraktiver werden.

2   Wer sind wir?

Unser Betrieb besteht aus einer Hauptapotheke und drei Filialen, die über drei Orte verteilt angesiedelt sind. Alle vier sind eher klein bis mittelgroß, zusammen haben wir die Möglichkeit, am Markt zu bestehen. Wir sind zusammen 55 Mitarbeitende, etwa zu einem Viertel Apothekerinnen bzw. Apotheker, zu einem Viertel Pharmazeutisch-technische Assistenz (PTA), zu einem Viertel Pharmazeutisch-kaufmännische Angestellt (PKA) und zu einem Viertel Menschen in Ausbildung, Boten, Reinigungskräfte, Hausmeister und Analytik-Spezialisten.

Begonnen haben wir im Jahr 1987 und von Beginn an haben wir Apotheke nicht nur als einen Aufbewahrungsort für Arzneimittel und apothekenübliche Waren verstanden. Für uns ist die Apotheke ein Hort von Gesundheit in einem ganzheitlichen, umfassenden Sinn. Dazu gehören die Hilfestellung zur Heilung und Linderung von Krankheiten und Krankheitssymptomen, die Vorbeugung und Verhinderung von Krankheiten, die Stärkung des Gesamtorganismus, Körper, Geist und Seele, Ursachenforschung bei wiederkehrenden Krankheiten. Ferner versuchten wir schon von Anfang an, unsere Apotheke zu einem bestmöglichen Arbeitsplatz für unsere Mitarbeitenden zu machen und die durch den Betrieb der Apotheke verursachten Umweltauswirkungen so gering wie möglich zu halten.

3   Erste Berührung mit der Gemeinwohlökonomie

Der Samen der Gemeinwohlökonomie erreichte uns durch das gleichnamige Buch von Christian Felber (vgl. Felber, 2019), welches unsere Tochter uns im März 2016 schenkte. Wir haben es „verschlungen" und wussten: wir wollen den hier aufgezeigten Weg ausprobieren, eine erste Bilanz für unsere Apotheken erstellen und dabei überprüfen, ob das dargestellte Messsystem sich in der Praxis bewährt.

Uns war schon seit Jahren bewusst, dass unser Wirtschaftssystem in der bestehenden Form nicht mehr lange existieren kann. Aber wir hatten keine Idee, was wir gegen diese Entwicklung unternehmen könnten – außer im eigenen Einflussbereich möglichst nachhaltig zu handeln.

Im Augenblick steht das Geld im Mittelpunkt allen Wirtschaftens und wir leben auf Kosten der nachfolgenden Generationen. Es muss sich etwas ändern, das Geld muss wieder das Mittel zum eigentlichen Zweck werden, dem guten Leben für alle.

Fast allen Politikerinnen bzw. Politikern sind inzwischen die Zahlen bekannt, die die Überlastung der Ökosysteme der Welt beweisen sowie die Notwendigkeit von Maßnahmen beispielsweise zum Schutz des Klimas und der Böden bewusst machen. Ebenso, dass zunehmende soziale Probleme auf der Welt zu Unruhen, Flucht und Krieg führen. Firmen werden verpflichtet, Nachhaltigkeitsberichte zu veröffentlichen, auf Ebene der Vereinten Nationen (UN) werden Abkommen geschlossen, einzelne Länder versuchen, Vorbildfunktion zu übernehmen. Aber es scheitert daran, dass die wirtschaftlichen Interessen getrennt betrachtet und quasi in Konkurrenz zu den ökologischen und sozialen Zielen gesehen werden.

Die Gemeinwohlökonomie sprengt den bisherigen Denkrahmen. Hier sollen die Grundlagen des wirtschaftlichen Handelns grundlegend geändert werden: Geld verdienen darf nur noch möglich sein, wenn die sozialen und ökologischen Folgen des Handelns dem Gemeinwohl dienen. Wir hatten schon in vielen Bereichen am Gemeinwohl gearbeitet, dies aber weder so genannt noch die Ergebnisse gemessen und in einen Controlling-Prozess überführt. Demokratische Betriebsführung mit Einbeziehung der Mitarbeitenden in Entscheidungen war ebenso immer wieder Thema, genauso wie Transparenz, Umweltschutz und Nachhaltigkeit. Durch den Bilanzierungsprozess sahen wir die Chance, alle einzelnen Puzzleteile unserer Arbeit zu einem Gesamtbild zusammenzufügen.

Die Gemeinwohlökonomie möchte ein ethisches Wirtschaftsmodell etablieren. Das Wohl von Mensch und Umwelt wird zum obersten Ziel des Wirtschaftens. Dies trägt auch dem Ziel unseres Grundgesetzes (GG) Rechnung, das in § 14, Abs. 2 ausdrücklich das Wohl der Allgemeinheit nennt: „Eigentum verpflichtet. Sein Gebrauch soll zugleich dem Wohle der Allgemeinheit dienen." Nachhaltigkeit besteht aus den drei Bereichen Ökonomie, Ökologie und Sozialwesen. Bislang werden nur die Zahlen im Bereich Ökonomie erfasst und sind Grundlage der betrieblichen Steuern. Mit der Bilanzierung der sozialen und ökologischen Auswirkungen der Betriebe auf die Gesellschaft werden auch diese Bereiche transparent. Daraus ergibt sich die Grundlage für eine echte Steuerreform, die sich an den Zielen einer nachhaltigen Entwicklung der Gesellschaft orientiert.

4   Die Umsetzung in unserem Betrieb

Die Gemeinwohlökonomie orientiert sich am eigentlichen Zweck des Wirtschaftens – der Erfüllung unserer menschlichen Bedürfnisse. Dabei geht es vor allem um gelingende Beziehungen. Sie sind die Voraussetzung, um glücklich zu sein – sie sind Voraussetzung für das Gemeinwohl. Die Gemeinwohlökonomie möchte ein ethisches Wirtschaftsmodell etablieren. Ethik basiert auf Werten. Deswegen haben wir uns am Anfang des Prozesses damit beschäftigt, welche Werte uns besonders wichtig sind, bevor wir tatsächlich die Daten und Zahlen des Betriebes gesammelt und ausgewertet haben.

Uns war klar, dass wir die Bilanzierung nur unter Einbeziehung möglichst vieler Mitarbeiterinnen und Mitarbeiter erstellen können und wollen. Zum Auftakt haben wir alle Mitarbeitenden der vier Betriebsorte zu einer Infoveranstaltung eingeladen. Bei dieser Veranstaltung hat unsere Tochter einen Vortrag über Gemeinwohlökonomie gehalten, Annegret Binder hat über Tugenden und Werte, Albrecht Binder über Achtsamkeit und Entspannung gesprochen, welche wir im Betrieb und in der Freizeit fördern wollen.

Der erste Schritt unserer Arbeit war die Erstellung des neuen Leitbildes und die Festlegung der Werte unserer Betriebe. Dazu haben alle Mitarbeitende eine Liste mit etwa 100 Werten bekommen, aus denen sie je acht Werte für drei Lebensbereiche aussuchen sollten: das persönliche Umfeld, der Umgang im Team und der Umgang mit den Kundinnen und Kunden. Dann haben wir uns gemeinsam diese Auswahl angeschaut und uns auf 13 Werte geeinigt, die in allen drei Bereichen in unserem Team eine hohe Priorität hatten. Diese Werte haben wir dann mit je zwei bis drei Sätzen in Ich-Form beschrieben. Bei dieser Arbeit haben etwa achtzig Prozent der Mitarbeitenden in unterschiedlicher Intensität mitgearbeitet.

Diese Arbeit war für uns sehr ungewohnt, aber auch sehr wichtig. Im normalen Alltag, der eher geprägt ist von Konkurrenz und Geld, steht die Beschäftigung mit Werten nicht im Vordergrund. Es gab in unserem Betrieb bislang keine regelmäßige Beschäftigung mit der Frage, wie wir zusammen leben und arbeiten wollen. Unser Ziel ist es, nun jeden Monat bei der Teambesprechung einen der Werte besonders in den Blick zu nehmen und gemeinsam zu überlegen, wie wir diesen Wert in allen drei Bereichen leben können. Um das Ganze zu veranschaulichen haben wir das Symbol des Schiffes gewählt (Abb. 1).

Danach haben wir mit der Unternehmensberaterin Johanna Paul, die sich in ihrer Arbeit auf die Gemeinwohlökonomie spezialisiert hat, in einem kleineren Kreis exemplarisch verschiedene Punkte der Matrix bearbeitet. Die Menschen

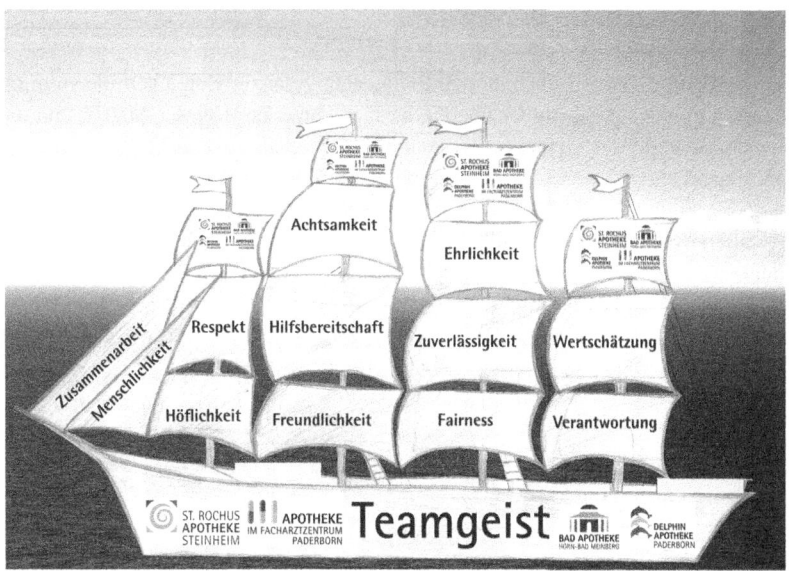

Abb. 1 Leitbild der St. Rochus-Apotheke. (Eigene Darstellung)

dieses kleineren Kreises waren dann die Multiplikatoren, die die Arbeit an unserem Gemeinwohlbericht in die einzelnen Betriebe gebracht und diese in unterschiedlichen Gruppen fortgesetzt haben.

Nach drei Monaten Arbeit in Kleingruppen haben wir dann alles aufgeschrieben und in Form gebracht. Das fertige Ergebnis wurde noch einmal an alle zum Gegenlesen, Berichtigen oder Ergänzen gegeben. Nach Einarbeiten aller Anregungen und Änderungsvorschlägen konnten wir Ende Oktober 2016 unseren ersten Gemeinwohlbericht zur Bilanzierung abgeben. Am 29. November fand unser Audit statt und am 20. Dezember 2016 erhielten wir unser Zertifikat.

Im Januar und Februar 2017 luden wir an drei Terminen in Steinheim, Bad Meinberg und Paderborn Vertreterinnen bzw. Vertreter der Presse, der Politik, des Gesundheitswesens, Freunde und Bekannte ein, um die Bilanz und die Gemeinwohlökonomie vorzustellen. Diese Veranstaltungen wurden gerade in Steinheim und Bad Meinberg mit großem Interesse aufgenommen. In Steinheim legte die Veranstaltung den Grundstein für den Bilanzierungsprozess der Stadtverwaltung, der im Jahr 2020 abgeschlossen wird.

5   Was ist nun diese Bilanz?

Die Betriebe berichten über ihre Aktivitäten in zwanzig Bereichen die in einer Matrix aufgelistet sind. In der oberen, waagerechten Zeile dieser Matrix sind die vier Grundwerte der Gemeinwohlökonomie aufgelistet, die sich an universellen Menschenrechten orientieren: Menschenwürde, Solidarität und Gerechtigkeit, Ökologische Nachhaltigkeit sowie Transparenz und Mitentscheidung. Diese vier Wertebereiche betrachtet man in Bezug auf die Berührungsgruppen eines jeden Unternehmens: Lieferantinnen bzw. Lieferanten, Eigentümerinnen bzw. Eigentümer und Finanzpartnerinnen bzw. Finanzpartner, Mitarbeitende, Kundinnen bzw. Kunden und Mitunternehmen, Gesellschaftliches Umfeld. Daraus ergibt sich die Gemeinwohlmatrix mit zwanzig Indikatoren.

6   Wie schafft man das im Alltag?

Oft sind die kleinen Dinge die schwierigsten. Solange es weder eine Verpflichtung zur Erstellung eines Gemeinwohlberichtes gibt noch ein allgemeingültiges Format, muss eine hohe intrinsische Motivation im Betrieb vorhanden sein. In allen Bereichen wächst der bürokratische Aufwand ständig an, die Apotheken sind da keine Ausnahme. Immer mehr Dinge müssen dokumentiert werden, erfordern Aufmerksamkeit und wirken aufgrund des oft nicht auf den ersten Blick erkennbaren Nutzens ermüdend. In diesem Setting die Begeisterung dafür zu schaffen, dass weitere Daten zusammengetragen und ausgewertet werden, die noch nicht einmal vom Gesetzgeber gefordert werden, ist nicht einfach. Nebenher ist die Aufgabe nicht zu schaffen. Bei uns ist die Arbeit am Gemeinwohlbericht reguläre Arbeitszeit, die allerdings in der Regel am Abend stattfindet, nachdem die Apotheke geschlossen hat. Die dabei anfallenden Überstunden werden an anderen Tagen durch Freizeit ausgeglichen.

7   Wer macht das im Betrieb?

Bei den bisherigen beiden Berichten haben wir versucht, möglichst viele Mitarbeitende in den Prozess der Erstellung zu integrieren. Zum einen, um die Arbeit auf mehr Schultern zu verteilen, vor allem aber auch, um bei möglichst vielen Mitarbeitenden ein Bewusstsein zu schärfen oder zu schaffen für die Sinnhaftigkeit dieser Aufgabe und die Verantwortung jeder einzelner Person gegenüber diesem Thema im Beruf und auch im privaten Bereich. Wir glauben, dass die Aufgabe von zwei Verantwortlichen schneller zu erledigen wäre, dafür aber die Beschäftigung mit dem Thema Nachhaltigkeit bei vielen Mitarbeitenden nicht stattfände.

8 Erkenntnisse aus der ersten Bilanz

Schon bei der ersten intensiveren Beschäftigung mit den Fragen zur Bilanz stellten wir fest, dass das Thema Nachhaltigkeit nicht nur wesentlich umfangreicher ist als von uns gedacht, sondern dass wir einige Bereiche gar nicht richtig im Blick hatten. Der Blickwinkel verändert sich deutlich, ob man seinen Betrieb von außen betrachtet und definiert, welches Handeln für die Gesellschaft hilfreich ist. Transparenz und Mitbestimmung für das gesellschaftliche Umfeld beispielsweise – an den Nutzen dieser Bereiche hatten wir bislang nicht gedacht.

Auf den ersten Blick schienen uns einige Indikatorbereiche wichtiger als andere. Für die Nachhaltigkeitsberichterstattung sind sie alle gleich wichtig und die eigene Einschätzung entpuppte sich eher als persönliche Vorliebe, weil man auf den entsprechenden Bereich schon vorher beispielsweise im Privaten mehr Wert gelegt hatte. Deswegen haben wir nach Abschluss der ersten Bilanz den Bereichen besondere Aufmerksamkeit geschenkt, die bei uns bislang nicht so im Fokus standen und in denen wir konsequenterweise dann in der ersten Bilanz auch wenig Punkte bekamen. Zwei Beispiele sind die Indikatoren E4 (bzw. E5): Transparenz und gesellschaftliche Mitentscheidung und E3 (bzw. E4): Reduktion ökologischer Auswirkungen.

Die erste Bilanz haben wir noch nach einem anderen Bilanzierungsrahmen geschrieben als dem heute gültigen. Der neue Berichtsstandard der Bilanz 5.0 (aktuelle Matrix) ist wesentlich konkreter und detaillierter als der alte Standard. Das machte es im Betrieb einerseits klarer, welche Fakten eine Rolle spielen. Aber die Anforderungen sind gleichzeitig auch gewachsen. In der Bilanz 4.1 (frühere Matrix) hieß der Indikator E5: Gesellschaftliche Transparenz und Mitbestimmung (vgl. St. Rochus Apotheke, 2016, 2017; Wittke, 2019).

Hier der Auszug aus unserem Gemeinwohlbericht zu diesem Indikator (unsere Antworten sind der besseren Lesbarkeit wegen kursiv):

E5 (frühere Matrix): Gesellschaftliche Transparenz und Mitbestimmung

Unsere Werte in diesem Bereich: Achtsamkeit, Fairness, Zusammenarbeit

E5.1 Transparenz

Wir haben bislang weder einen Nachhaltigkeitsbericht noch eine Gemeinwohlbilanz veröffentlicht.

Dieses ist der erste Gemeinwohlbericht, den wir erstellen. Nach einer allgemeinen Informationsveranstaltung, an der die meisten Angestellten teilnahmen (für die anderen wurde es als Video aufgenommen und zugänglich gemacht), haben wir in mehreren Runden mit vielen verschiedenen Mitarbeitenden ein neues Leitbild erarbeitet und uns dafür mit den uns besonders wichtigen Tugenden und Werten auseinandergesetzt.

Dann fand eine Schulung mit Frau Paul aus Berlin statt, an dem Mitarbeitende aus drei von vier Apotheken vertreten waren. Die Informationen wurden, wie einzelne Indikatoren bearbeitet werden, weitergegeben und in den Apotheken einzelne Punkte stichpunkthaft ausgearbeitet.

Meine Frau und ich haben anschließend alles ausformuliert und ergänzt. Daraufhin wurde der erste Vorschlag für den Gemeinwohlbericht in unserer Cloud veröffentlicht, durch alle Interessierten gelesen und ergänzt. Es war und ist uns wichtig, dass dieser Bericht mit größtmöglicher Transparenz und unter Beteiligung unserer Mitarbeiterinnen bzw. Mitarbeiter geschrieben wird.

Unseren Gemeinwohlbericht werden wir nach der Auditierung an prominenter Stelle auf unseren Homepages veröffentlichen. Wir sind stolz darauf, dass wir die ersten Apotheken bundesweit sind, die diesen Bericht verfassen.

E5.2 Mitbestimmung

Bei Selbsthilfegruppen, Seniorenkreisen, Landfrauen oder anderen werden auf Wunsch Vorträge zu verschiedensten Themen gehalten.

Für die Mitarbeitenden der Altenheime, die wir beliefern, werden Fortbildungen und Vorträge gehalten.

*Bei verschiedenen Vereinen des Gesundheitswesens (z. B. Deutscher Diabetiker Bund, Förderverein **Krankenhaus und Notfallversorgung Steinheim e. V.) sind einzelne Apotheken Mitglied.*** ◀

Für diesen Bericht zum Indikator E5 haben wir nur 10 % der möglichen Punkte erhalten. Es war quasi ein blinder Fleck auf der Nachhaltigkeitsbrille. Wir hatten vorher weder im Blick, dass unser Handeln auch transparent für das gesellschaftliche Umfeld sein sollte noch haben wir uns Gedanken gemacht darüber, ob und wie wir uns punktuell oder regelmäßig Anregungen und Vorschläge einholen, die dann in unsere Planung und das Handeln einfließen. Alleine schon die Frage, wie transparent wir als Unternehmen sein wollen, ist sehr spannend. Jeder Mensch hat dazu eine andere Meinung und unter gemeinwohlbezogenen Gesichtspunkten muss letztendlich eine Entscheidung getroffen werden für einen Weg zwischen totaler Transparenz und kompletter Abschottung.

Im Nachgang an die erste Bilanz haben wir uns die Kriterien für den Indikator angesehen und dabei festgestellt, dass allein die Veröffentlichung des extern bilanzierten Gemeinwohlberichtes schon zu einem deutlich besseren Abschneiden führt. Interessant ist auch, dass wir in der Diskussion zu diesem Indikator gegenüber dem ersten Bericht ganz andere Werte für besonders wichtig empfunden haben.

Hier der Text zum entsprechenden Indikator (jetzt E4) aus dem zweiten Bericht (unsere Antworten sind der besseren Lesbarkeit wegen kursiv):

E4 (aktuelle Matrix): Transparenz und gesellschaftliche Mitentscheidung

Unsere Werte in diesem Bereich: Respekt, Ehrlichkeit, Verantwortung

E4.1 Transparenz
Berichtsfragen
Welche wichtigen oder kritischen Informationen werden für die gesellschaftlichen Berührungsgruppen erfasst?
Wir erstellen einen Gemeinwohlbericht.
In welcher Form wird darüber berichtet (Umfang und Tiefe, Art der Publikation)?
Veröffentlichung auf der Homepage
Wird der Bericht durch eine unabhängige Stelle kritisch überprüft?
Externes Audit
Wie einfach ist der Bericht für die Öffentlichkeit zugänglich?
Internetzugang
Verpflichtender Indikator
Veröffentlichung eines Gemeinwohl-Berichts oder gleichwertige gesellschaftliche Berichterstattung
Ja, seit 2015

E4.2 Gesellschaftliche Mitbestimmung

Berichtsfragen

Wie können Bürgerinnen bzw. Bürger in Dialog treten und sich an einem offenen, macht- und sanktionsfreien Argumentationsaustausch beteiligen?

Täglich im direkten Gespräch oder telefonisch oder per email

Wie können gesellschaftliche Berührungsgruppen legitime Interessen gegenüber dem Unternehmen vertreten?

Täglich im direkten Gespräch oder telefonisch oder per email

Wie werden die Ergebnisse des Dialogs dokumentiert, und wie fließen sie in die Entscheidungsfindung ein?

In unseren Teamgesprächen werden alle Anregungen und Verbesserungsvorschläge von Kundinnen bzw. Kunden diskutiert und das Ergebnis protokolliert

Verpflichtende Indikatoren

Anteil der Mitentscheidung der Berührungsgruppen (in Prozent der relevanten Entscheidungen, je nach Mitbestimmungsgrad)

Das hat für Apotheken keine praktische Relevanz

Ist eine institutionalisierte Infrastruktur des Dialogs (z. B. Ethikforum, Ethikkomitee) vorhanden: ja/nein?

Das hat für Apotheken keine praktische Relevanz

E4.3 Negativaspekt: Förderung von Intransparenz und bewusste Fehlinformation

Berichtsfragen

Welche Informationen über das Unternehmen entsprechen nicht der unternehmensinternen Realität? Wo gibt es wesentliche Differenzen und wieso?

Keine

Inwiefern wird durch das Unternehmen die öffentliche Meinung direkt oder indirekt durch Fehlinformationen beeinflusst?

Gar nicht

Worin widersprechen die Veröffentlichungen des Unternehmens dem wissenschaftlich gesicherten Forschungsstand oder der allgemeinen Erklärung der Menschenrechte?

Gar nicht ◀

Neben der Veröffentlichung des Gemeinwohlberichtes haben wir uns außerdem überlegt, bei welchen Entscheidungen unser gesellschaftliches Umfeld mitbestimmen kann und wie wir das organisieren können. Hierzu haben wir 2018 eine Neuerung eingeführt, die die Vergabe unserer Spendengelder betrifft.

Unsere Kundinnen bzw. Kunden können Förderprojekte vorschlagen und jede Kundin bzw. jeder Kunde bekommt beim Einkauf einen Holztaler, den sie in eine von drei Spendenröhren stecken darf. Die Spendenzwecke ändern sich jedes Quartal, sodass wir maximal zwölf Projekte pro Jahr fördern. Wir haben schon immer viel getan für das soziale Umfeld, aber dies nie nach außen dokumentiert und die Kundinnen bzw. Kunden auch nie einbezogen.

Auch im Bereich E3 (Reduktion der ökologischen Auswirkungen) haben wir in der ersten Bilanz nur 10 % der möglichen Punkte bekommen. Wir waren bestimmt bewusst und gut unterwegs. Aber wir haben es nie dokumentiert und schon gar nicht wirklich langfristig geplant.

Hier der Text zu dem Indikator aus der ersten Bilanz (unsere Antworten sind der besseren Lesbarkeit wegen kursiv):

E3 (frühere Matrix): Reduktion ökologischer Auswirkungen

Unsere Werte in diesem Bereich: Achtsamkeit, Respekt, Verantwortung

E3.1 Absolute Auswirkungen

Wir haben bisher noch keine Datenerfassung zu unserem ökologischen Fußabdruck der Apotheken. So haben wir auch keinen Vergleich zu Branchendurchschnitten. Mit unseren Maßnahmen im Bereich Energie (Umstellung der Beleuchtung auf LED, neueste Computeranlage, eigene Photovoltaikanlage mit Direktverwertung des Stroms, Elektrofahrzeuge, ökologischer Büroeinkauf etc.) stehen wir sicher im Branchenvergleich sehr gut da.

Die Energiekosten sind 2015 gegenüber 2014 von 23.000 € auf 18.100 € gefallen – eine Senkung um über 20 %, wobei in den Energiekosten die Kosten für Heizung gleich geblieben sind, die etwa 50 % ausmachen.

Unser Ziel für die kommenden beiden Jahre bis zur nächsten Bilanz ist es, auch mit Zahlen zu hinterlegen, dass wir besser als der Branchendurchschnitt sind und möglichst noch Verbesserungspotentiale zu finden.

Abgelaufene Medikamente werden in Deutschland seit etwa zehn Jahren nicht mehr über Apotheken in Sondermüllverbrennungsanlagen sondern von den Kundinnen bzw. Kunden über den Hausmüll entsorgt. Die Umstellung liegt darin begründet, dass die offene Deponierung von Hausmüll verboten wurde und die Entsorgung des Restmülls grundsätzlich über Müllverbrennungsanlagen erfolgt.

Auch heute noch geben einige Kundinnen bzw. Kunden ihren Arzneimüll lieber in unserer Apotheke ab, dann übernehmen wir die Entsorgung für diese Kundinnen bzw. Kunden.

E3.2 Relative Auswirkungen

Bezüglich Stand und Technik liegen wir auf den vorderen Plätzen, sind also besser als der Branchenschnitt, da wir in den letzten Jahren sehr viel in diesem Bereich investiert haben (siehe Einführung in den Bericht sowie die Punkte C3.2 und D3.1).

E3.3 Management und Strategie

Da unsere Primärleistungen Dienstleistungen sind, entstehen dort erst einmal keine schädlichen Umweltwirkungen.

Im Bürobereich kaufen wir alle Büroartikel und Bürotechnik bei der Firma Memo. Dort werden alle Produkte vor der Aufnahme ins Sortiment hinsichtlich ökologischer, sozialer, ökonomischer und qualitativer Kriterien sorgfältig geprüft. Viele Produkte tragen anerkannte Umweltzeichen und Labels wie den Blauen Engel, FSC (Forest Stewardship Council) oder Nordic Swan. Die eigenen Memo Markenprodukte erfüllen höchste Standards in Sachen Nachhaltigkeit.

Wir haben bei dem Wettbewerb 2016, Büro & Umwelt vom B.A.U.M. teilgenommen und haben in der Kategorie „Unternehmen mit bis zu 500 Mitarbeitern" eine Auszeichnung erhalten, die Preisverleihung findet aber erst am 25. Oktober 2016 statt.

Wir haben einen Leitfaden zur Büroökologie ausgearbeitet.

In Sachen Verkehr haben wir zwei E-Autos und ein normales Auto, welches in Zukunft auch ersetzt werden soll. Wir bemühen uns, grundsätzlich so wenig wie möglich zu fahren. Botendienste der St. Rochus-Apotheke werden zum allergrößten Teil über einen Kurierdienst abgewickelt, der täglich zwölf feste Touren im Umkreis von 10 km rund um Steinheim fährt. Bei der Großhandelbelieferung haben wir uns bei der Anzahl der Belieferungen pro Tag beschränkt.

Strom beziehen wir in drei Filialen Ökostrom von Greenpeace Energie. Auf einer Apotheke haben wir eine Solaranlage, deren Strom wir fast komplett selber nutzen. Wir achten auf sparsamen Energieverbrauch – Licht wird nur angemacht, wenn es nötig ist, wir benutzen abschaltbare Steckdosen und schalten die meisten Computer über Nacht aus.

Eine Zertifizierung im Umweltbereich besitzen wir nicht. ◀

Um in diesem Indikatorbereich nachhaltiger zu werden, haben wir die Grundlagen für eine regelmäßige CO_2-Bilanz erstellt, mit der wir die Auswirkungen unseres Betriebes über die Zeit zeigen und weitere Maßnahmen planen. Jetzt haben wir festes Zahlenmaterial, auf das wir eine Planung aufbauen können. Diese Investition in die Grundlagen hat unsere Punktzahl verdoppelt.

Da noch keine Zahlen für vergleichbare Betriebe vorliegen, können wir weiterhin nicht zeigen, wo wir im Verhältnis zu anderen Betrieben stehen.

Hier die entsprechende Passage aus unserem zweiten Bilanzbericht (unsere Antworten sind der besseren Lesbarkeit wegen kursiv):

E3 (aktuelle Matrix): Reduktion ökologischer Auswirkungen

Unsere Werte in diesem Bereich: Achtsamkeit, Verantwortung

E3.1 Absolute Auswirkungen/Management und Strategie

Berichtsfragen

Welche negativen Umweltwirkungen haben die betrieblichen Herstellungs- bzw. Arbeitsprozesse? Dabei sind vor allem die folgenden definierten Standardwirkungskategorien und deren Auslöser zu beachten:

- klimawirksame Emissionen (CO_2, N_2O, CH_4 ...)
  | *siehe CO_2-Bilanz*
- Feinstaub und anorganische Emissionen
  | *keine Emissionen*
- Emissionen von Chlorfluorkohlenwasserstoffen
  | *keine Emissionen*
- Emissionen, die zur Versauerung beitragen (NOx, SOx, CO_2)
  | *keine Emissionen*
- Emissionen, die die fotochemische Bildung von Ozon fördern
  | *keine Emissionen*
- ionisierende Strahlung
  | *keine Emissionen*
- Emission bzw. Verwendung toxischer Stoffe
  | *keine Emissionen*
- Düngung in der Landwirtschaft (Eutrophierung)
  | *keine Emissionen*
- Landverbrauch
  | *nicht durch uns*
- Wasser- und Mineralienverbrauch (Ressourcenerschöpfung)
  | *Wasser nur im üblichen Rahmen des Apothekenbetriebes für Toiletten, Spülwasser und Trinkwasser*

Welche Daten zu den – im jeweiligen Unternehmen relevanten – Umweltwirkungen Emissionen, Lärm, Abfall, Verbrauchsgüter sowie Energie-, Wasser- und Stromverbrauch (Umweltkonten) werden erhoben und veröffentlicht?
Wir erstellen eine CO_2-Bilanz.

Verpflichtende Indikatoren
Entsprechend dem Tätigkeitsfeld des Unternehmens sind relevante Umweltkonten zu berichten: Umweltkonto I gemessen in

Ausstoß klimawirksamer Gase	kg
Transporte (und dessen CO_2-Äquivalent)	km bzw. kg
Benzinverbrauch (und dessen CO_2-Äquivalent)	Liter bzw. kg
Stromverbrauch (und dessen CO_2-Äquivalent)	kWh bzw. kg
Gasverbrauch (und dessen CO_2-Äquivalent)	kWh bzw. kg
Heizenergie (in Bezug auf die jeweilige Durchschnittstemperatur)	kWh/°C
Verbrauch von Trink- und Regenwasser	m^3
Chemikalienverbrauch (giftig, ungiftig)	0 kg
Papierverbrauch	kg
Einsatz von sonstigen Verbrauchsmaterialien	kg
Kunstlichteinsatz	Lumen, kwh

Schadstoffemissionen und sonstige Umweltwirkungen entsprechend der jeweiligen Standardwirkungskategorie.

Die jeweiligen Messwerte sollten auf betrieblich relevante Kenngrößen umgelegt werden (z. B. kg CO_2 pro mitarbeitender Person oder bezogen auf den Umsatz). Die Bezüge können dann zur Überprüfung der Erreichung des Ziels „Reduzierung" genutzt werden.

Wir erstellen eine CO_2-Bilanz (beginnend mit dem Jahr 2015), die uns gleichzeitig als Grundlage für Verbesserungsvorschläge dient. Bezogen auf die einzelnen Mitarbeitenden ist der CO_2-Ausstoß unseres Betriebes von 2015 auf 2016 um 33 % gesunken. Bei der Erstellung lassen wir uns von einem Fachmann unterstützen. Die Detailzahlen liegen in der Apotheke vor.

Die deutliche Senkung hat mehrere Gründe:

* *Umzug des Seminarzentrums in Steinheim aus den Räumen der alten St. Rochus-Apotheke in einen gemeinschaftlich genutzten Raum im Fitness-Park.*
* *Umstellung des Stromanbieters auf Greenpeace Energie in Bad-Meinberg*
* *Umstellung auf LED-Beleuchtung in allen Apotheken*
* *Neue Heizungsanlage in Steinheim*

Ziel für den nächsten Berichtszeitraum ist die weitere Absenkung der echten CO_2-Emissionen durch Umstellung auf Ökostrom im Facharztzentrum Paderborn und Umstellung von Fahrten zur Arbeitsstelle auf Fahrrad und öffentlichen Nahverkehr.

E3.2 Relative Auswirkungen
Berichtsfragen
Wie groß sind die ökologischen Auswirkungen der Herstellprozesse im Vergleich

… zum Branchenstandard bzw. Stand der Technik?
Darüber können wir keine Aussage treffen
… zu Mitunternehmen im selben Geschäftsfeld bzw. in der Region?
Darüber können wir keine Aussage treffen

Verpflichtender Indikator
relevante Vergleichswerte bezüglich Umweltkonten oder Wirkungskenngrößen (siehe E3.1) in der Branche bzw. Region
  gibt es nicht

E3.3 Negativaspekt: Verstöße gegen Umweltauflagen sowie unangemessene
Umweltbelastungen
Berichtsfragen
Welche Betriebsgenehmigungen und zugehörende Betriebsauflagen gibt es, und sind die Auflagen eingehalten?
Alle Auflagen werden eingehalten
Wie wird die Einhaltung der relevanten Gesetze und Verordnungen überwacht? Werden diese eingehalten, oder sind Rechtsverstöße bekannt?
Externe Überwachung durch die Gesundheitsbehörden und die Kreise.

Welche Beschwerden bzw. Kontroversen mit Anrainerinnen bzw. Anrainer bezüglich ökologischer Belastungen liegen vor?
keine
Welche Kontroversen mit anderen Stakeholdern (z. B. zivilgesellschaftliche Initiativen, Nichtregierungsorganisationen) gibt es?
keine
Wie ist der technische oder gesetzliche Standard vor Ort in Bezug auf andere Standorte des Unternehmens zu bewerten?
optimal ◀

9   Die Bilanz als Controlling-Tool

Im Jahr 2019 haben wir unsere zweite Bilanz für die Folgejahre 2016 und 2017 erstellt und ebenfalls extern auditieren lassen. Und im Laufe des Jahres 2020 soll die Bilanz für die Jahre 2018 und 2019 folgen.

Im Gemeinwohlbericht wird wie in jedem anderen Bericht zur Corporate Social Responsibility (CSR) beschrieben, welche Leistung ein Betrieb in Hinblick auf Ökologie und Sozialwesen erbringt. Im Gemeinwohlbericht werden diese Ergebnisse zusätzlich extern bewertet. Durch die Bewertung wird die Gemeinwohlbilanz zur Basis für ein Controlling- und Steuerungselement mit den vier Schritten Planung, Durchführung, Kontrolle und Steuerung für alle Bereiche der Nachhaltigkeit, das sowohl die Performance eines Betriebes über die Zeit als auch die Vergleichbarkeit von Betrieben derselben Branche ermöglicht.

Die Gemeinwohlbilanz schafft Transparenz. Da immer über dieselben zwanzig Indikatoren berichtet werden muss, der Bericht extern begutachtet wird und dort nach einem Audit die Punkte vergeben werden, kann man die Entwicklung eines Betriebes in Bezug auf Nachhaltigkeit unbestechlich abbilden. Dies ist ein entscheidender Vorteil gegenüber anderen Nachhaltigkeitsberichten, die weder über alle Bereiche berichten noch eine Bewertung zur Folge haben. Zudem ist jeder Betrieb verpflichtet, seinen auditierten Bericht zu veröffentlichen. Beim Gemeinwohlbericht ist für jeden Laien schon an der Punktzahl der Bilanz erkennbar, wieviel der Betrieb zum Gemeinwohl beiträgt und wie sich dieses Engagement über die Zeit verändert.

Vergleichbarkeit entsteht auch zwischen unterschiedlichen Betrieben und zwar unabhängig von der Branche. Man kann innerhalb einer Branche ein Nachhaltigkeitsranking erstellen, aber auch sehen, welche Branchen mehr zum Gemeinwohl beitragen als andere. Nach der Philosophie der Gemeinwohlökonomie müssten dann die Steuersätze für weniger nachhaltig arbeitende Betriebe höher werden, um einen wirklich steuernden Effekt auszulösen.

10 Gemeinwohlökonomie in der Gesellschaft – eine weitere Aufgabe

Die Gemeinwohlökonomie sprengt den bisherigen Denkrahmen. Hier sollen die Grundlagen des wirtschaftlichen Handelns grundlegend geändert werden: Geld verdienen darf nur noch möglich sein, wenn die sozialen und ökologischen Folgen des Handelns dem Gemeinwohl dienen. Dazu ist ein Schritt notwendig, der den Einsatz für das Sozialwesen und die Ökologie für Wirtschaftsunternehmen von der lästigen Pflicht zum erstrebenswerten Ziel macht. Dieser Schritt ist eine grundlegende Änderung der Steuergesetzgebung.

Wenn die Ergebnisse dann die Grundlage für die betrieblichen Steuern sind, dann ist der Zusammenhang für jeden Betriebswirt klar begreiflich und eine Ausrichtung der Betriebe auf ökologisches und soziales Handeln eine zwingende Notwendigkeit, um wirtschaftlich zu überleben. Die Gemeinwohlökonomie ist deswegen vor allem auch eine politische Bewegung, die die Wirtschaft wieder an den angestammten Platz setzen möchte. Die Wirtschaft ist ein Mittel zum Erreichen der verfassungsmäßigen Ziele, unter anderem des Gemeinwohls.

Im Privaten werden wir nach langen Jahren der politischen Abstinenz wieder aktiv und stellen fest, dass die Zeit reif ist für die Transformation. Wir werben in Gesprächen mit Politikerinnen bzw. Politiker sowie Unternehmerinnen bzw. Unternehmer, in Workshops bei der Volkshochschule und gesellschaftlichen Gruppen für die Gemeinwohlökonomie – und haben mit der Gründung der Stiftung „Gemeinwohlökonomie Nordrhein-Westfalen" ein Instrument geschaffen, das unseren Einfluss auf die gesellschaftliche Entwicklung exponentiell steigert. Wir bewerben uns für Fördermittel, mit deren Hilfe wir Projekte ins Leben rufen, die dabei helfen, das Thema Nachhaltigkeit besser in der Gesellschaft zu verankern sowie weitere Firmen und Kommunen bei der Erstellung einer Gemeinwohlbilanz unterstützen.

Wir setzen uns aber auch dafür ein, dass der Prozess der Bilanzierung durch die Entwicklung und Verwendung strukturierter Fragebögen und Datenbank-Tools schneller und effektiver wird. Für uns ist es ein Ziel, dass irgendwann einmal die wichtigsten Daten im Alltag quasi nebenher miterfasst werden können und dann nur noch relativ wenig Zeit aufgewendet werden muss für die Endfassung des Berichtes vor der Abgabe zum Audit.

Wenn Nachhaltigkeit in der Bevölkerung erst einmal breit verankert und als Selbstverständlichkeit anerkannt ist, dann können wir dazu übergehen, die Erstellung des Berichtes von Spezialisten erledigen zu lassen oder sogar nach außen abzugeben. Schließlich erstellen wir unsere Finanzbilanz ja auch nicht selber.

11   Zusammenfassung

Unsere Sicht auf das Thema Nachhaltigkeit hat sich seit dem Beginn der Beschäftigung mit dem Thema Gemeinwohlökonomie nach und nach stark verändert. Vorher haben wir im Privaten und im Betrieb an verschiedenen Stellen versucht, nachhaltig zu leben und zu arbeiten. Allerdings haben wir das nicht geplant und keine Ziele gesetzt. Nach der ersten Bilanz gab es Ziele für den Betrieb und die Änderung griff zunehmend auf den privaten Bereich bei uns und unseren Mitarbeitenden. Die letzte Entwicklung ist, dass wir unser Engagement auf die Gesellschaft ausdehnen und uns im gesellschaftspolitischen Raum engagieren. Mit unserem Bekenntnis zur Gemeinwohlökonomie haben wir sowohl unser Handeln im Betrieb als auch den persönlichen Einsatz für unsere Gesellschaft grundlegend überdacht und verändert. Der Einsatz für die Gemeinwohlökonomie macht für Firmen Sinn, weil man seine Ziele ausrichtet an den Bedürfnissen aller Berührungsgruppen – man erlebt die Arbeit als wertebasiert und sinnstiftend.

Im Betrieb bedenken wir bei Entscheidungen grundsätzlich alle drei Nachhaltigkeitsbereiche. Wo wird das Produkt hergestellt und unter welchen Bedingungen? Ist der Anbieter eine internationale Aktiengesellschaft oder europäischer Mittelstand? Beschäftigt sich der Handwerksbetrieb mit dem Thema Nachhaltigkeit, schreibt womöglich eine Gemeinwohlbilanz? Wie wollen wir unser Handeln in der Öffentlichkeit kommunizieren? Wie wollen wir unsere Kundinnen und Kunden einbinden? Nach fast vier Jahren Erfahrung können wir sagen, dass die Bilanzierung einen umfassenden Überblick über den betrieblichen Output in allen Bereichen der Nachhaltigkeit gibt – und gleichzeitig ein effektives Steuerungsinstrument ist für das Nachhaltigkeitsmanagement. Wir bringen unsere Erfahrungen in Arbeitskreise ein und wollen die Bilanzierung besser in den betrieblichen Alltag integrieren. Vielleicht ist die Bilanzierung von zwei Verantwortlichen schneller zu erledigen als es mit unserer Methode geschieht, dafür fände aber die Beschäftigung mit dem Thema Nachhaltigkeit bei vielen Mitarbeitenden nicht in dem Maße statt. Hier wird jeder Betrieb seinen eigenen Weg finden. Und manche werden die komplette Bilanzierung sogar an externe Büros auslagern.

Der Einsatz für die Gemeinwohlökonomie im gesellschaftspolitischen Raum fällt ebenfalls leicht, weil man nur sehr wenig Widerstand erfährt. Nachhaltigkeit ist inzwischen als Notwendigkeit anerkannt und mit der Bilanzierung aller gesellschaftlichen Gruppen (Unternehmen, Kommunen, Vereine) lässt sich der Weg zum nachhaltigen Leben auf diesem Planeten auch gut steuern. Für unsere Gesellschaft halten wir deswegen die Einführung der Gemeinwohlökonomie für einen dringend notwendigen Schritt, weil wir sehen, dass dadurch der soziale Zusammenhalt und die ökologische Situation auf der Welt besser werden können.

Deswegen haben wir uns als persönliches Ziel gesetzt, in unserem Rahmen in Politik und Wirtschaft möglichst effektiv für die Änderung unserer Wirtschaftsordnung in Richtung Gemeinwohlökonomie einzutreten. Dieses kann dann gesellschaftspolitische Wirkung zeigen, wenn wir weitere Firmen und in der Folge politische Gremien für diese Arbeit begeistern können.

Literatur

ApoG [Apothekengesetz]. (2019). Apothekengesetz in der Fassung der Bekanntmachung vom 15. Oktober 1980 (BGBl. I S. 1993), das zuletzt durch Artikel 18 des Gesetzes vom 9. August 2019 (BGBl. I S. 1202) geändert worden ist. www.gesetze-im-internet.de/apog/BJNR006970960.html.

Drosdowski, G. (Hrsg.). (1983). *Duden: Deutsches Universalwörterbuch*. Bibliographisches Institut.

Felber, C. (2019). *Gemeinwohl-Ökonomie* (4. Aufl.). Piper.

St. Rochus Apotheke. (2016). Gemeinwohlbilanz (2015–2016)

St. Rochus Apotheke. (2017). Gemeinwohlbilanz (2016–2017).

Wittke, N. (2019). Gemeinwohl-Audit-Bericht. St. Rochus Apotheke Berichtszeitraum: 01.01.2016 – 31.12.2017.

Apotheke am Goetheplatz – eine kleine Apotheke mit großen Ideen

Anja Thijsen

1 Von der Idee zur Gemeinwohlbilanz

Im Jahr 2007 übernahm ich in Nienburg/Weser die 1978 gegründete, am Rande der Innenstadt gelegene Apotheke am Goetheplatz. Der Vertrieb von Arzneimitteln und anderen apothekenüblichen Waren und Dienstleistungen verbunden mit der entsprechenden, umfassenden Beratung der Kundinnen bzw. Kunden und Patientinnen bzw. Patienten ist das Tagesgeschäft. Persönliche Betreuung und optimale Versorgung werden dabei in meinem kleinen Unternehmen großgeschrieben.

Das funktioniert am besten mit kompetenten und zufriedenen Mitarbeiterinnen bzw. Mitarbeitern, die gerne zur Arbeit kommen und stets in dem Bewusstsein handeln, im Rahmen eines hochwertigen Arbeitsplatzes eine hochwertige Leistung zu erbringen.

Darüber hinaus lege ich schon bei der Personalauswahl großen Wert auf nachhaltiges und gemeinwohlorientiertes Denken und Handeln: Beispielsweise engagieren sich alle in meiner Apotheke Tätigen überdurchschnittlich im ehrenamtlichen oder familiären Bereich. Diese Haltung sollte sich soweit möglich auch in der Unternehmensphilosophie widerspiegeln.

Als der Initiator der Bewegung der Gemeinwohlökonomie (GWÖ) in Nienburg mir 2017 das Konzept der GWÖ und die Wege zur Bilanzierung vorstellte, rannte er bei mir offene Türen ein und konnte mich sofort überzeugen mitzumachen. Ich entschied mich, die nötigen Schritte für eine Gemeinwohlbilanz zu

A. Thijsen (✉)
Nienburg, Deutschland
E-Mail: apo-goetheplatz@web.de

© Springer Fachmedien Wiesbaden GmbH, ein Teil von Springer Nature 2022   211
T. Rosenthal und B. Fittkau (Hrsg.), *Gemeinwohlökonomie im Gesundheitswesen,* Forum Gesundheitsmanagement,
https://doi.org/10.1007/978-3-658-37555-3_9

gehen. Im Herbst 2018 war der Zertifizierungsprozess abgeschlossen und es lag die erste Bilanz nach den Kriterien der Gemeinwohlökonomie vor (vgl. Thijsen, 2018). Grundlage der Bilanz ist ein umfassender Bericht, der in regelmäßigen Abständen erneuert und jeweils in eine aktualisierte Bilanz gefasst wird.

Die übliche finanzielle Bilanz stellt den tatsächlichen Wert eines Unternehmens nur sehr verkürzt dar. Für Vieles ist eine Bewertung, die zu einer aussagekräftigen, vergleichbaren Messzahl führt, derzeit nicht gebräuchlich. Die Bilanz nach der Gemeinwohlökonomie ist der Finanzbilanz hier einen großen Schritt voraus, denn sie bietet die Möglichkeit der Bewertung aller gesellschaftlich relevanten Bereiche eines Unternehmens.

Im Gesundheitssektor geht es ganz besonders um Vertrauen. Vertrauen der Kundinnen bzw. Kunden und Patientinnen bzw. Patienten zu den Arztpraxen und Apotheken sowie Vertrauen aller Beteiligten zu den Gesundheitsprodukten. Ideelle und ethische Werte spielen eine große Rolle und gewinnen angesichts der aktuellen gesellschaftlichen Diskussionen zunehmend an Bedeutung. Mit der Bilanz können wir nun einen Großteil unseres Handelns als Apotheke in eine messbare Form überführen und öffentlich darstellen, was wir neben dem reinen „Geldverdienen" alles für die Menschen, für unseren Ort und die Gesellschaft bewirken.

2 Erstellung der Bilanz

Bei der Erstellung der ersten Bilanz haben wir uns für das Peer-Group-Verfahren entschieden. Das bedeutet, dass wir uns mit zwei weiteren Unternehmen aus anderen Branchen zusammen auf den Weg zur Bilanzierung gemacht haben. Die insgesamt acht ganztägigen Treffen der Unternehmerinnen und Unternehmer wurden von einer qualifizierten Beraterin der Gemeinwohlökonomie begleitet und moderiert. Inhaltlich ging es bei den Begegnungen um das strukturierte Erarbeiten und gegenseitige Bewerten von vorgegebenen Kriterien.

Die Gemeinwohlökonomie stellt dafür eine Matrix mit den vier übergeordneten Werten zur Verfügung:

· Menschenwürde
· Solidarität und Gerechtigkeit
· ökologische Nachhaltigkeit
· Transparenz und Mitentscheidung

Diese Werte werden jeweils gegenüber fünf Berührungsgruppen bewertet. Zu diesen insgesamt 20 Matrixbereichen werden Berichte erstellt, die zu einer bestimmten Punktzahl führen. Maximal können 1000 Punkte erreicht werden.

Die branchenübergreifende Zusammenarbeit war fruchtbar und hat zudem viel Freude bereitet. Wir bekamen die Gelegenheit, auch in gänzlich andere Betriebe einen tiefen Einblick zu bekommen, wie es sonst kaum möglich ist – und konnten Anregungen für die eigene Tätigkeit mitnehmen.

An der Erstellung der Bilanztexte hat das ganze Apothekenteam mitgearbeitet, sodass jede Mitarbeiterin ihre Sicht und ihren speziellen Arbeitsbereich reflektieren und darstellen konnte. Die Folge ist ein tiefer gehendes Selbstverständnis der eigenen Arbeit und der Stellung der Apotheke im öffentlichen Raum. Dieses Vorgehen hat sich zudem positiv auf unser Betriebsklima ausgewirkt.

Neben den vielen positiven Aspekten bedeutet die detaillierte Arbeit an der Bilanz jedoch auch einen finanziellen und personellen Einsatz. Eine Förderung aus öffentlichen Mitteln wäre hier wünschenswert. Die Bewegung der Gemeinwohlökonomie strebt genau das mittelfristig an, sei es in Form von Zuschüssen durch Bund, Länder und Gemeinden oder durch Vorteile bei der Besteuerung der betreffenden Unternehmen bzw. bei Ausschreibungen (z. B. könnten die Hürden, die es für viele kleine Firmen bedeutet, wenn sie sich auf den Weg zur Bilanzierung nach der Gemeinwohlökonomie begeben, gesenkt werden).

3 Ergebnisse der Bilanz

Die Bewertungsmatrix der GWÖ ist für alle bilanzierenden Institutionen und Firmen einheitlich. Bei der Bearbeitung und Bewertung der einzelnen Punkte werden Stärken und Grenzen des einzelnen Unternehmens, aber auch der betreffenden Branche deutlich.

Im Folgenden werden die Ergebnisse unserer Bilanz nach Berührungsgruppen geordnet dargestellt und erläutert.

Berührungsgruppe: Lieferantinnen und Lieferanten
Fairness im Umgang mit unseren Lieferantinnen bzw. Lieferanten und Geschäftspartnerinnen bzw. Geschäftspartnern ist für uns selbstverständlich. Den Großteil an zugekauften Produkten stellen Arzneimittel, welche zu Lasten von Krankenkassen verordnet werden. Auf deren Auswahl haben wir als Apotheke nur begrenzten Einfluss. Die ärztliche Verordnung gibt aufgrund des gesundheitlichen Zustandes der Patientin oder des Patienten und entsprechender Leitlinien den Wirkstoff, die Stärke, die Arzneiform und die Menge vor, während die gesetzliche

Krankenkasse durch den Abschluss von Rabattverträgen mit den Herstellern das Medikament bestimmt, welches von ihr erstattet wird.

Die Erstattungsrichtlinien der privaten Krankenkassen lassen etwas mehr Spielraum bei der Auswahl des abgegebenen Medikaments als die der gesetzlichen Kassen. Durch die festgelegte Abfolge sind Apotheken in ihrem Handeln deutlich stärker der Fremdbestimmung unterworfen als andere Unternehmen. Dieses wurde in den Treffen der Peer-Group sehr deutlich und war uns als Apothekenmitarbeiterinnen im Vorfeld nicht so stark bewusst. Bei den frei verkäuflichen Produkten haben wir als Apotheke mehr Einfluss und können unsere Kompetenz bei der Beratung eher einbringen. Hochwertige pflanzliche Erzeugnisse spielen eine große Rolle bei unseren Empfehlungen.

Label und andere Kennzeichnungen, die Auskunft über Nachhaltigkeit oder andere derartige Gesichtspunkte geben, sind bei Arzneimitteln nach dem Arzneimittelgesetz derzeit nicht erlaubt. Es sind nur Angaben zulässig, die direkt mit der Wirkung in Zusammenhang stehen und für die gesundheitliche Aufklärung der Patientinnen und Patienten wichtig sind (vgl. Gesetz über den Verkehr mit Arzneimitteln, 2020).

Im Pharmabereich besteht meiner Meinung nach gegenüber anderen Branchen ein starker Nachholbedarf. Viele Waren des täglichen Bedarfs wie Lebensmittel oder Kleidung und auch langlebige Güter können auf Nachhaltigkeit und Fairness geprüft erworben werden. Bei Medikamenten ist dies derzeit nicht transparent möglich, erfordert von Kundinnen und Kunden deshalb blindes Vertrauen. Gerade Arzneimittel und Medizinprodukte sind Waren besonderer Art und tragen zur Gesundung und zum Erhalt der Lebensqualität bei. Dass bei deren Entwicklung, Herstellung und Lieferung auch Mensch und Natur unnötig zu Schaden kommen können, ist ein großer Widerspruch (vgl. Baars et al., 2019). Immer wieder gibt es Berichte, dass die Produktion unter unwürdigen Bedingungen stattfindet. Die Öffentlichkeit ist hoch sensibilisiert dafür und es gibt politische Instrumente, dieser Praxis entgegenzuwirken. Am einzelnen Produkt ist es aber für die Endverbraucherin und den Endverbraucher leider nicht erkennbar. Jeder sollte die Freiheit haben, sich auch bei Medikamenten für ein nachhaltiges und korrekt produziertes Produkt entscheiden zu können.

Der Einfluss der Krankenkassen auf die Auswahl des konkret durch uns abgegebenen Arzneimittels ist sehr weitgehend. Dies hat uns auf die Idee gebracht, bei zehn gesetzlichen Krankenkassen, bei denen viele unserer Patientinnen und Patienten versichert sind, nachzufragen, inwiefern Gesichtspunkte der Nachhaltigkeit bei der Auswahl der Rabattvertragspartnerinnen und Rabattvertragspartner eine Rolle spielen. Die Antworten waren sehr heterogen. Einige Kassen berücksichtigen momentan nur rein ökonomische Gesichtspunkte, bei anderen spielen Nachhaltigkeitskriterien explizit während der Ausschreibung eine Rolle. Gesetzliche Standards werden durchweg eingehalten. Sehr erfreut sind wir, dass bereits eine Krankenkasse eine Bilanz nach der Matrix der Gemeinwohlökonomie erstellt hat (BKK ProVita).

Es ist anzumerken, dass durch die Politik der Rabattverträge Intransparenz bei den tatsächlich bezahlten Arzneimittelpreisen herrscht. Die Patientinnen und Patienten erfahren zum Großteil nur die Listenpreise. Dabei treten auch absurde und den Kundinnen bzw. Kunden kaum vermittelbare Situationen auf: Zum Beispiel gibt es so preiswerte Arzneimittel, dass die Krankenkassen keine Zuzahlung erheben. Hat dieselbe Krankenkasse hingegen einen Rabattvertrag mit einem Hersteller eines analogen Präparates abgeschlossen, welches einen höheren Listenpreis hat, müssen die Patienten Zuzahlung leisten, obwohl sie das von ihrer Krankenkasse bevorzugte Präparat beziehen.

Viele Hersteller von Pharmaka verhalten sich im vollen Bewusstsein ihrer Marktmacht. Dies zeigt sich zum Beispiel bei der Preisgestaltung und ist auch bei gezielter Direktvermarktung, bei der die Großhändler umgangen werden, zu bemerken. Darauf können wir als lokale Apotheke sehr wenig Einfluss nehmen.

Wir beziehen alle Verkaufswaren hauptsächlich bei nahegelegenen pharmazeutischen Großhandlungen. Nur Spezialwaren kaufen wir direkt ein. Dies spart Wege und reduziert Verpackungsmüll. Zunehmend spielen Lieferengpässe auch bei Arzneimitteln eine Rolle, sodass wir auch hier auf Direktbezug ausweichen müssen. Die Lieferfähigkeit hat sich während der Covid-19-Pandemie weiter verschlechtert. Glücklicherweise wurde in letzter Zeit durch Verhandlungen der Spielraum, welche Medikamente von den jeweiligen Kostenträgern übernommen werden, deutlich erhöht. Dies hat die zeitnahe Versorgung der Patientinnen bzw. Patienten und die Handlungsfähigkeit der Apotheken auch in dieser Ausnahmesituation aufrechterhalten.

Bei anderen Waren und Dienstleistungen, die wir für unseren Geschäftsbetrieb benötigen, bevorzugen wir ortsansässige, zuverlässige Firmen mit freundlichen, kompetenten Mitarbeiterinnen und Mitarbeitern.

Das Verhalten unserer direkten Zuliefererinnen bzw. Zulieferer evaluieren wir durch Gespräche mit Mitarbeiterinnen und Mitarbeitern der entsprechenden Firmen. Bei Gelegenheit führen wir Gespräche mit Führungskräften über die Firmenpolitik bezüglich sozialer Verantwortung und Nachhaltigkeit. Fallen Missstände auf oder gibt es Ideen für Verbesserungen, wird dies ebenfalls thematisiert. Verhandlungen finden auf Augenhöhe statt, ebenfalls besprechen wir Reklamationen und nutzen Fehler nicht wissentlich aus.

Berührungsgruppe: Eigentümerinnen bzw. Eigentümer und Finanzpartnerinnen bzw. Finanzpartner

Bei deutschen Apotheken sind nur die Geschäftsformen „eingetragener Kaufmann bzw. eingetragene Kauffrau" und „Offene Handelsgesellschaft (OHG)" erlaubt, jeweils mit kompletter persönlicher Haftung. Als Eigenmittel steht somit nur Privateigentum der Inhaberinnen bzw. Inhaber zur Verfügung. Eine Eigentumsbeteiligung von weiteren Personen ist nicht möglich.

Die langfristige Finanzierung meiner Apotheke erfolgte neben einer direkten Abzahlung an die Voreigentümerin über ein endfälliges Darlehen bei der ortsansässigen Sparkasse, welches mittlerweile abgelöst ist. Eine Apotheke bringt viel Bargeldgeschäft mit sich, auch deshalb wurde eine Bank vor Ort gewählt. Kurzfristige Verbindlichkeiten entstehen durch die deutlich frühere Rechnungsstellung der Lieferanten in Bezug auf die Zahltermine des Abrechnungszentrums und werden durch einen Dispokredit bei der Sparkasse finanziert.

Die Sparkasse Nienburg versteht sich laut eigenen Angaben als regionales Wirtschaftsunternehmen mit der Aufgabe, die geld- und kreditwirtschaftliche Versorgung der Bevölkerung, der mittelständischen Wirtschaft sowie der öffentlichen Hand zu sichern, die finanzielle Eigenversorgung der Bürgerinnen bzw. Bürger zu stärken und die Entwicklung der Region zu fördern. Finanzielle Rücklagen sind derzeit bei pharmazeutischen Großhändlern und meiner Hausbank angelegt und stärken somit meine Geschäftspartner.

Die Versicherungen der Apotheke sind bei der VGH (Niedersachsen) angesiedelt. Von dieser Gesellschaft liegen ein aktueller Nachhaltigkeits- und ein Umweltbericht vor. Der Mittelüberschuss aus laufender Geschäftstätigkeit dient im Großen und Ganzen zur Deckung meines Lebensunterhalts und dem meiner Familie. Derzeit sind keine größeren Finanz-Investitionen geplant. Ein finanzieller Puffer wird immer vorgehalten, um kurzfristig auf Gesetzesänderungen und andere Auflagen bzw. geänderte Rahmenbedingungen reagieren zu können. Dieser Puffer konnte zum Beispiel sofortige personelle Einschnitte abwenden, die sonst nötig gewesen wären, um den Umsatzverlust durch die Schließung einer Arztpraxis zu kompensieren.

Die gewählte Finanzierungsstruktur mit einem endfälligen Darlehen und daraus resultierendem niedrigen Eigenkapitalanteil zum Zeitpunkt der gemeinwohlökonomischen Bilanzierung hatte einen Punktabzug zur Folge. Dies ist individuell zu sehen und kann nicht als branchentypische Schwäche betrachtet werden. Dagegen sind die alleinige Verantwortung für die Finanzierung durch den oder die Inhaberinnen bzw. Inhaber und der Ausschluss von Beteiligungen branchentypisch.

Deutliches ökologisches Verbesserungspotential durch eigene finanzielle Investitionen ist momentan kaum zu erreichen. Die Heiz- und Wärmedämmung der Räumlichkeiten liegt in der Hand des Vermieters und sind Inhalt fortlaufender Gespräche. Die Beleuchtung wird sukzessive auf LED (Leuchtdiode) umgestellt. Die bereits vorhandenen Leuchtmittel (Energiesparlampen und Leuchtstoffröhren) nutzen wir bis zu deren Verschleiß, um Entsorgung zu vermeiden. Durch stetig wachsende Datenbanken sind immer leistungsstärkere Rechner notwendig, die zum Teil auch nachts laufen müssen, damit Updates durchgeführt werden können und die aktuellen Daten morgens bei Geschäftsbeginn zur Verfügung stehen.

Berührungsgruppe: Mitarbeitende
Apotheken bieten qualifizierte und relativ sichere Arbeitsplätze mit angemessenem Lohnniveau und einem guten Image in der Bevölkerung. In meiner Apotheke sind insgesamt acht Mitarbeiterinnen beschäftigt. Außer mir als Inhaberin, mit einer Anwesenheitszeit von ca. 50 h pro Woche in der Apotheke, arbeiten alle Teilzeit. Das entspricht umgerechnet etwa fünf Vollzeitstellen. Alle Mitarbeiterinnen arbeiten in einem Anstellungsverhältnis mit schriftlichem Arbeitsvertrag. Die Verträge der pharmazeutischen Mitarbeiterinnen sind in Anlehnung an den Bundesrahmentarifvertrag für Apothekenmitarbeiter gestaltet. Als kleines Unternehmen sind wir in der Lage, alle betrieblichen Belange ohne einen Betriebsrat oder eine ähnliche Einrichtung einvernehmlich klären zu können.

Unser Team ist qualifiziert, motiviert und einsatzbereit. Alle Mitarbeiterinnen legen Wert auf eine freundliche und zugleich produktive Arbeitsatmosphäre. Dazu gehören insbesondere gegenseitige Wertschätzung und Unterstützung. Diese Punkte haben sich bei drei intensiven Teambesprechungen in 2017 herauskristallisiert. Daneben ging es bei den Besprechungen um die Belange des Tagesgeschäfts, um die Zukunftsperspektive der Apotheke und die gewünschte Arbeitsplatzqualität von allen Mitarbeitenden. Eine reibungslose Zusammenarbeit und die Identifikation mit der Apotheke sind für unseren Unternehmenserfolg besonders entscheidend. Dies ist allen Mitarbeiterinnen bewusst.

In unserem Unternehmen ist die Kundenfrequenz oft nicht planbar, sodass unterschiedliche Arbeitsbelastungen anfallen. Oft müssen umgehend wichtige Entscheidungen getroffen werden. Die Belastung durch Stress ist deshalb ebenso zu betrachten, wie Gefährdungen durch Unfälle oder gesundheitsschädliche Stoffe. Dem wird in einer schriftlichen, jährlich aktualisierten Gefährdungsbeurteilung, an der die Mitarbeitenden partizipieren, Rechnung getragen. In der Gefährdungsbeurteilung sind auch Schutzmaßnahmen aufgeführt. Verbesserungen der Arbeitsbedingungen werden, soweit möglich, zügig umgesetzt. Zusätzliche Sicherheit bietet die regelmäßige Ersthelferschulung aller pharmazeutischen Mitarbeiterinnen. Zur Stressprävention trägt bei, dass die Mitarbeitenden über die ihnen übertragenen Aufgaben und Arbeitszeiten mitentscheiden können, soweit es betrieblich und rechtlich möglich ist.

Betriebliche Maßnahmen, die zur gesunden Ernährung der Mitarbeitenden beitragen, sind ein tägliches gemeinsames Frühstücksangebot inklusive Obst und Gemüse sowie das Angebot an Heißgetränken und lokalem Mineralwasser. Beides wird den Mitarbeiterinnen kostenfrei zur Verfügung gestellt. Beim gemeinsamen Frühstück werden viele regionale Produkte und Bioprodukte angeboten. Auch eigene Produkte von Mitarbeitenden wie selbstgezogenes Obst und Gemüse sowie Marmelade sind oft mit dabei. Fundiertes Wissen über gesunde Ernährung ist bei jedem Mitarbeitenden vorhanden. Die Mehrzahl der Mitarbeitenden ist regelmäßig sportlich aktiv und es findet gegenseitige Ermunterung dazu statt.

Die Kreisstadt Nienburg ist Mittelpunkt einer ländlich geprägten Umgebung mit unzulänglichen Verbindungen im öffentlichen Personennahverkehr (ÖPNV). Die Arbeitswege werden mit dem Auto (50 %), mit dem Bus (12 %), dem Fahrrad (25 %) und zu Fuß (13 %) zurückgelegt.

Die aufgezählten betrieblichen Maßnahmen und Einrichtungen bewirken eine hohe Arbeitszufriedenheit, einen geringen Krankenstand und eine lange Betriebszugehörigkeit von durchschnittlich 14 Jahren. Innerbetriebliche Arbeitsunfälle sind innerhalb der letzten zehn Jahre nicht vorgekommen.

Bei der Entscheidung über die Einstellung von Mitarbeitenden haben Religion, Herkunft, sexuelle Orientierung, Alter und Geschlecht bisher keine Rolle gespielt. Die nötige berufliche Qualifikation und das sichere Beherrschen der deutschen Sprache sind die zentralen Einstellungskriterien. Zudem muss der Neuzugang ins bestehende Team passen und persönliche Eigenschaften wie Zuverlässigkeit, Belastbarkeit und Geduld mitbringen. Auf diskriminierende Äußerungen wird mit sachlichen Argumenten reagiert.

Diversität bietet für uns als Unternehmen viele Vorteile. Durch verschiedene Muttersprachen, unterschiedliche Lebensalter, Charaktere und Lebensgeschichten können wir auf unsere Kundinnen bzw. Kunden und Patientinnen bzw. Patienten sehr gut eingehen. Bewerbungen von männlichen Kollegen kamen in den letzten Jahren leider nicht vor, sodass wir ein reines Frauenteam sind. Männliche Praktikanten bewerben sich ab und an und können bei uns, gerne ihr Praktikum absolvieren. Zeiten der Aus- und Weiterbildung werden bei uns generell auf die Arbeitszeit angerechnet.

Viele Mitarbeiterinnen haben Kinder und Enkel, die betreut werden müssen. Diese dürfen mit in die Apotheke kommen, wenn keine andere Betreuungsmöglichkeit besteht oder sie ihre Familienangehörigen besuchen wollen. Bei leichteren gesundheitlichen oder anderen Beeinträchtigungen kommen alle Mitarbeitenden in der Regel zur Arbeit. Die Verteilung der Arbeitsaufgaben im Team wird gegebenenfalls der jeweiligen Einschränkung entsprechend angepasst.

Die Entlohnung der pharmazeutischen Mitarbeiterinnen orientiert sich am Tarifvertrag. Die Orientierung am Tarifvertrag bietet rechtliche und auch gerechte Sicherheit, da am Tarifvertragsabschluss viele Fachleute mit unterschiedlichen Interessenlagen mitwirken. In Abhängigkeit vom Unternehmenserfolg wird ein prozentualer Aufschlag zum Tarifgehalt gezahlt. Neben Apothekerinnen bzw. Apothekern hat die pharmazeutisch-technische Assistenz (PTA) und andere Berufsgruppen meines Erachtens einen ebenso hohen Anteil am Erfolg einer Apotheke und sollten deshalb auch entsprechend am Gewinn beteiligt werden. Sie erhalten in meiner Apotheke derzeit den gleichen prozentualen Aufschlag zum Tariflohn wie die Apothekerinnen. Mitarbeiterinnen, deren Aufgaben und Qualifikationen nicht im Tarifvertrag geregelt sind (z. B. Reinigung, Botendienst), erhalten eine Vergütung über Mindestlohn. Ergänzend werden Zusatzleistungen gewährt wie Fahrtkostenzuschuss, Weihnachts- und Geburtstagsgeschenke.

Bei der Einteilung der Arbeitsaufgaben und Arbeitszeiten finden persönliche Wünsche, Fähigkeiten und Vorstellungen Berücksichtigung soweit es betrieblich möglich ist. Der Stundenarbeitsplan hängt in der Apotheke sichtbar aus. Abweichungen von der tatsächlichen Arbeitszeit vom Stundenplan (Überstunden, Urlaub) werden auf Viertelstunden gerundet erfasst. Überstunden, bezogen auf die wöchentliche Arbeitszeit, sind teilweise bei Ausfall von Mitarbeiterinnen nötig und werden durch Freizeit ausgeglichen. Den Zeitpunkt entscheidet die Mitarbeiterin unter Berücksichtigung betrieblicher Erfordernisse.

Für die Sicherstellung der betrieblichen Abläufe, insbesondere für die Versorgung der Patientinnen bzw. Patienten und Kundinnen bzw. Kunden, ist die persönliche Anwesenheit in der Apotheke unabdingbar. Der Tausch von Arbeitszeiten unter Mitarbeiterinnen gleicher Qualifikation ist selbständig möglich. Heimarbeit ist selten (z. B. Selbststudium von Fachliteratur und Gesetzen).

Alle Mitarbeiterinnen sind gesellschaftlich (Familie, Ehrenamt, Freundeskreis) sehr aktiv. Die Festlegung der Wochenarbeitszeit und die Aufteilung der Teilzeiten werden jeweils individuell von der Inhaberin zusammen mit den Mitarbeiterinnen unter Berücksichtigung privater Belange entschieden. Ein Änderungswunsch kann jederzeit eingebracht werden, allerdings betrifft es dann auch viele andere Mitarbeitende, da der komplette Einsatzplan überarbeitet werden muss. Die festgelegten Zeiten werden eingehalten, sodass eine zuverlässige Planung des Privatlebens und des Ehrenamts möglich ist. Spontane Vertretungen werden nur im Notfall (eigene Krankheit, Krankheit von Eltern oder Kindern, Todesfall) angefragt. Dieses Modell hat sich bei uns in den letzten Jahren bewährt und wurde auf den Teambesprechungen bestätigt.

Bei der Auswahl neuer Mitarbeiterinnen bzw. Mitarbeiter haben alle eine Mitsprachemöglichkeit. Potentiell neue Mitarbeitende wird nach dem Vorstellungsgespräch dem gesamten Team vorgestellt und die Mitarbeitenden werden nach ihrer Meinung gefragt. Die Meinung wird berücksichtigt. Die endgültige Entscheidung liegt bei der Inhaberin.

Die betriebliche Ausrichtung und das Angebot werden in den Teambesprechungen intensiv diskutiert. Alle Mitarbeitenden werden gehört und können ihre Meinung einbringen. Soviel Mitspracherecht wie gesetzlich möglich wird eingeräumt. Eigene Ideen und Projekte können, wenn es wirtschaftlich und rechtlich möglich ist, selbständig umgesetzt werden. Hier sind z. B. die optische Gestaltung der Arbeitsräume und der Schaufenster sowie die Entscheidung über das Kosmetikangebot zu nennen. Die Mitarbeitenden können sich Arbeiten, die nicht umgehend erledigt werden müssen, frei einteilen. Hierunter fallen z. B. die Bearbeitung von Lager- und Kontrolllisten, die Herstellung von Arzneimitteln auf Vorrat (Defektur) und das Lesen von Fachzeitschriften. Die Dokumentation wird den gesetzlichen Vorgaben entsprechend in Zusammenarbeit von der Leitung und den verantwortlichen Mitarbeitenden entwickelt z. B. bei Herstellungsprozessen.

Die Besprechung des Jahresurlaubs erfolgt gemeinsam am Jahresbeginn. Änderungen im Jahreslauf können unbürokratisch nach Absprache umgesetzt werden. Die endgültige Entscheidung bei pharmazeutischen Fragestellungen liegt bei der verantwortlichen Apothekerin. Dies ist gesetzlich so festgelegt: PTA arbeiten „unter Aufsicht" eines Apothekers bzw. einer Apothekerin. Die endgültige wirtschaftliche Entscheidung liegt bei mir, da ich hier das Hauptrisiko trage und von allen Mitarbeiterinnen auch die größte Erfahrung habe. Wissen um die eigenen Kompetenzen und Entscheidungsbefugnisse sind bei jedem Mitarbeitenden vorhanden.

Betriebliche Kenngrößen werden in den Teambesprechungen vorgestellt. Eine weiterführende Auskunft ist auf Nachfrage möglich. Unter meiner Führung gab es bislang immer viel Transparenz und Mitbestimmung. Dadurch konnten und können Ideen und Erfahrungen von allen Teammitgliedern in das Unternehmen einfließen und Prozesse optimiert werden.

In vielen Apotheken sind flache Hierarchien üblich und hochengagierte und qualifizierte Mitarbeitende tätig. Ohne diese Mitarbeiterinnen und Mitarbeiter ist eine Präsenzapotheke nicht überlebensfähig. Außerdem ist die Berührungs-gruppe Mitarbeitende im Gegensatz zu Lieferantinnen bzw. Lieferanten ein Bereich, der stark durch die Leitung beeinflusst werden kann. In diesem Punkt der gemeinwohlökomischen Bilanz sind Apotheken sehr gut aufgestellt.

Berührungsgruppe: Kundinnen bzw. Kunden und Mitunternehmen
Das oberste Ziel unserer Geschäftstätigkeit ist die Gesundheit und Zufrieden-heit unserer Patientinnen bzw. Patienten und Kundinnen bzw. Kunden. Der Wunsch der Kundinnen und Kunden hat unter Berücksichtigung der gesetzlichen Regelungen Priorität. Dies bezieht sich sowohl auf die ordnungsgemäße, verläss-liche Versorgung mit Arzneimitteln als auch auf andere Dienstleistungen. Wir empfehlen gute, preiswürdige Arzneimittel und leisten freundliche, kompetente Beratung auf Augenhöhe. Wir tragen dazu bei, dass die Menschen sich mit Gesundheitsfragen aktiv auseinandersetzen, und unterstützen einen im positiven Sinn kritischen Umgang mit Arzneimitteln. Bei speziellen Fragestellungen geben wir untereinander die Beratung an besonders geschulte Kolleginnen ab. Unsere Apotheke hat einen hohen Anteil an Stammkunden und, bedingt durch die Lage, nur wenige Kunden, die zufällig vorbeikommen.

Wir bieten für alle unsere Kundinnen bzw. Kunden und Patientinnen bzw. Patienten Kundenkarten an, mit der Möglichkeit, Verkäufe zu speichern. Auf dieser Datengrundlage ist eine besonders fundierte und intensive Betreuung und Beratung möglich. Wir pflegen gute Kontakte zu den umliegenden Ärztinnen bzw. Ärzten und können eventuell auftauchende Probleme mit Arzneimitteln in Zusammenarbeit mit den Arztpraxen in der Regel zügig lösen. Es gibt keinen Verkaufszwang und eine kulante Regelung von Retouren. Bei speziellen Anfragen werden andere Dienstleister (Apotheken, Sanitätshäuser) empfohlen. Zu besonderen Anlässen (z. B. runden Geburtstagen) gibt es handgeschriebene Karten. Im Todesfall wird an die Familie des verstorbenen Kunden eine hand-geschriebene Trauerkarte versendet. Auch ein persönliches Gespräch versuchen wir jederzeit zu ermöglichen, wenn die betriebliche Situation es zulässt.

Menschen mit Behinderungen, starken gesundheitlichen Einschränkungen oder sprachlichen Barrieren haben es oft schwerer, Dienstleistungen in Anspruch zu nehmen. Apotheken bieten hier einen niederschwelligen Zugang bei Gesund-heitsproblemen und medizinischen Fragen. Unsere Apotheke hat einen barriere-freien Zugang und genug Platz für Gehhilfen, Kinderwagen und Rollstühle. Wir bieten die Möglichkeit, sich im Verkaufsraum zu setzen und auch sitzend bedienen zu lassen. Durch unseren Botendienst liefern wir benötigte Arznei-mittel und andere Waren zweimal täglich nach Hause oder an den Arbeitsplatz. Beratung (auch telefonisch) ist bei uns in mehreren Sprachen möglich.

Wir kooperieren gerne mit den umliegenden Apotheken. Der gesetzliche Rahmen bietet allerdings wenig Spielraum, beispielsweise ist eine gemeinsame Nutzung von Geräten, Literatur und Materialien im Gegensatz zu anderen Branchen leider sehr schwer umzusetzen. Überregionale Zusammenarbeit findet im Moment nur begrenzt statt, da uns hierfür vor allem die zeitlichen Ressourcen fehlen. Für eine schnelle Versorgung der Patientinnen und Patienten mit dringend benötigten Arzneimitteln oder anderen Produkten und Dienstleistungen arbeiten wir mit nahegelegenen Apotheken zusammen. Wir erkundigen uns in der Regel telefonisch, wo das Präparat verfügbar ist und teilen dies den Patientinnen bzw. Patienten mit. Auch wir helfen gerne anderen Apotheken mit vorrätigen Produkten aus. Zum Teil gibt es unter Kolleginnen bzw. Kollegen verschiedener Apotheken persönlichen und fachlichen Erfahrungsaustausch (z. B. bei komplexen Rezepturen). Bei Bedarf können Notdienste unter den Apotheken in Nienburg getauscht werden. Die ortsansässigen Apotheken haben auf eine von drei angebotenen täglichen Liefertouren vom Großhändler verzichtet. Dies kommt unter anderem der Umwelt zugute.

Bei Arzneimitteln, Hilfsmitteln und Medizinprodukten gibt es wenn überhaupt wenige umweltschonende Alternativen beziehungsweise fehlt die Transparenz, um dies erkennen zu können. Bei Arzneimitteln erfolgt eine Zulassung nur bei einer positiven Nutzen- Risikobewertung. Durch gute und vorausschauende Lagerpflege reduzieren wir verfallene Arzneimittel auf ein Minimum und vermeiden zusätzliche Liefer- bzw. Abholwege.

Zunehmend gewinnen ökologische Aspekte auch bei der Entwicklung von Medikamenten (z. B. die vollständige biologische Abbaubarkeit von Wirkstoffen) an Bedeutung. Bekannt ist die Belastung der Gewässer durch Arzneimittelrückstände und deren Metaboliten (vgl. Janning, 2008).

Ebenso bekannt sind die Folgen der Verwendung von Mikroplastik in Kosmetikprodukten. Eine Kollegin hat die von uns angebotenen Kosmetikserien daraufhin geprüft und in Gesprächen mit den Herstellern auf die Problematik hingewiesen. Aufgrund der Herstellerangaben können nur Fachleute anhand von meist abgekürzten Bezeichnungen erkennen, ob Mikroplastik enthalten ist. Um dem Verbraucher eine Produktwahl unter diesem Gesichtspunkt zu ermöglichen, ist der Gesetzgeber gefordert, zumindest eine eindeutige Deklaration vorzuschreiben. Anzustreben ist jedoch ein Verbot der Beimischung solcher Bestandteile.

Die Umverpackungen bei Arzneimitteln und die Beipackzettel enthalten wichtige Informationen und können kaum reduziert werden. Die Primärverpackungen, oft aus Kunststoff- und Metallmaterialien gefertigt, dienen dem Schutz des Medikaments und stellen eine lange Haltbarkeit sicher. Ökologische

Alternativen mit den gleichen Eigenschaften sind vermutlich schwierig zu finden. Der Nachhaltigkeitsansatz beschränkt sich heute meist auf eine Förderung des Recyclings.

In unserer Apotheke gibt es keinen Verkaufszwang und ein maßvoller Konsum wird angeregt. In den Beratungsgesprächen werden alternative Behandlungsmethoden und Empfehlungen in Richtung eines gesunden Lebenswandels angesprochen. Auch ein Abraten von unnötigen Käufen kommt vor. Müll und übermäßiger Arzneimittelkonsum werden vermieden. Auch durch die menschliche Ausscheidung von Wirkstoffen gelangen diese über unser Abwassersystem in unsere Gewässer. Die Entsorgung abgelaufener bzw. alter Medikamente muss inzwischen nicht mehr über die Apotheken erfolgen, dennoch bieten wir dies an und führen sie einer fachgerechten Entsorgung zu. Die anfallenden Entsorgungsgebühren trägt die Apotheke.

Wünsche und Meinungen unserer Patientinnen bzw. Patienten und Kundinnen bzw. Kunden sind uns wichtig. Alle drei Jahre führen wir eine Befragung der Kundinnen und Kunden mittels Fragebögen durch. Wer möchte, kann sich daran beteiligen. Im persönlichen Gespräch können jederzeit Anregungen und Wünsche geäußert werden. Diesen kommen wir gerne nach, soweit es die strengen gesetzlichen Regelungen und die übrigen Gegebenheiten zulassen. Beispielsweise nehmen wir bestimmte Produkte fest in unser Lager auf. Wir erhalten häufig Erfahrungsberichte von Kundinnen und Kunden, auf die wir uns in unseren kommenden Beratungen beziehen können.

Bei nahezu allen angebotenen Waren sind die Inhaltsstoffe vollständig deklariert. Die Preisbildung bei verschreibungspflichtigen Arzneimitteln ist gesetzlich geregelt und liegt bei einem Gremium, zu dem Patientenvertreterinnen und Patientenvertreter hinzugezogen werden. Auch bei anderen Produktgruppen, die zu Lasten der gesetzlichen Krankenkassen abgegeben werden, gibt es bindende vertragliche Regelungen. Allerdings ist als Folge der Rabattverträge keine absolute Preistransparenz gegenüber den Patientinnen bzw. Patienten gegeben.

Kritisch sehe ich, dass Methoden zur gezielten Mehrabgabe von Medikamenten sowohl von manchen Apotheken als auch von der Industrie vorangetrieben werden, um den Umsatz und Gewinn zu steigern. Das geht soweit, dass die Industrie Schulungen mit dem Ziel anbietet. Der Mehrverkauf von Medikamenten und ähnlichen Waren nur zur Erzielung eines besseren betriebswirtschaftlichen Ergebnisses steht meines Erachtens dem Gemeinwohl entgegen. Es entsteht sowohl auf Seiten der Mitarbeitenden als auch auf Seiten der Kundinnen und Kunden zusätzlicher Druck allein durch die Verpflichtung Zusatzverkäufe zu tätigen. Arzneimittel sind Waren besonderer Art und haben selbst in niedrigen

Mengen starken Einfluss auf Lebewesen. Ein sorgsamer, gezielter und sparsamer Umgang mit Wirkstoffen ist zum Erhalt und zur Verbesserung unserer Lebensqualität sowie von Natur und Umwelt äußerst wichtig.

Zudem können die Wirkstoffe unerwünschte Effekte haben (z. B. Nebenwirkungen). Wenn der Einsatz von Arzneimitteln nicht zwingend notwendig ist, können diese Nebenwirkungen den Nutzen weit übersteigen. Zudem benötigt jedes Arzneimittel in der Herstellung und Lieferkette den Einsatz von Ressourcen und kann bei der Entsorgung und Freigabe die Umwelt, insbesondere unsere Gewässer, belasten. Eine Entkopplung der Vergütung der Beratung von der Abgabe der Präparate würde die Qualität der Versorgung verbessern und die Umwelt entlasten. Durch eine Vergütung der Beratungsleistung könnte den negativen Folgen der unnötigen Mehrabgabe entgegengewirkt werden – ohne betriebswirtschaftliche Einbußen hinnehmen zu müssen.

Berührungsgruppe: Gesellschaftliches Umfeld
Unser Unternehmen ist regional tätig. Die gesellschaftlichen Berührungsgruppen des Gemeinwesens sind vor allem die Bewohner und Gäste der Stadt Nienburg/ Weser und angrenzender Gemeinden, wobei die Patientinnen und Patienten der umliegenden Arztpraxen eine große Rolle spielen. Weitere spezielle Berührungsgruppen unserer Apotheke sind gesundheitsbezogene Selbsthilfegruppen, Ärztinnen bzw. Ärzte, Institutionen der Altenpflege, Krankenkassen sowie Behörden und Gremien, die gesetzliche Regelungen festlegen.

Neben der ordnungsgemäßen Versorgung mit Arzneimitteln als Hauptaufgabe deckt die Apotheke den Bedarf der Bevölkerung an medizinischen Hilfsmitteln (wie z. B. Kanülen und Bandagen sowie anderen apothekenüblichen Waren). Verschreibungspflichtige und apothekenpflichtige Arzneimittel sowie ärztlich verordnete Hilfsmittel und Verbandsmaterialien bilden etwa 95 % unseres Umsatzes. Diese Produkte wurden entwickelt zur Wiederherstellung und Erhaltung der Gesundheit von Menschen. Für einige Menschen wäre ein Leben ohne Medikamente nicht möglich. Damit erfüllen wir in erster Linie die Grundbedürfnisse nach Lebenserhaltung, Gesundheit und Wohlbefinden sowie nach Schutz und Sicherheit. Nach dem aktuellen Stand von Wissenschaft und Technik sind Arzneimittel immer mit dem Risiko von Nebenwirkungen behaftet. Manchmal sind auch diese Begleitwirkungen therapeutisch nutzbar. Als hemmenden Nutzen bzw. Pseudonutzen verstehen wir vermeidbare Medikamente sowie unvermeidbare Nebenwirkungen. Außerdem wäre durch einen gesünderen Lebensstil manche Anwendung vermeidbar. Negativnutzen sind für uns vermeidbare Nebenwirkungen und Suchtentwicklungen.

Als Präsenzapotheke können wir persönliche Beratung bieten und auf zwischenmenschlicher Ebene eine Vertrauensbasis schaffen. Die verständnisvolle und einfühlsame Kommunikation mit den Kundinnen bzw. Kunden lässt diese sich aufgehoben und gut versorgt fühlen. Mitunter ist es für uns möglich, Beistand in schwierigen Lebenssituationen zu leisten. Wir ermöglichen Anwenderinnen bzw. Anwendern in den eher diskreten Produktbereichen Inkontinenzversorgung und Verhütungsmittel letztlich mehr Freiheit und Autonomie.

Gerade bei Frauen können wir zur Steigerung der Selbstbestimmung und des Selbstbewusstseins beitragen und z. B. Stigmatisierungen durch ein schlechtes Hautbild abmildern. Wir sind in der Lage, Rezepturen selbst zu entwickeln und auf individuelle Anforderungen abzustimmen.

Auch im Sinne des Gesundheitsentwicklungsziels der Vereinten Nationen (UN) bilden Apotheken einen essentiellen Baustein für die Sicherstellung einer guten Gesundheitsversorgung. Wir fördern die Gleichberechtigung der Geschlechter und ermöglichen Information und Bildung im Gesundheitsbereich (z. B. durch das Anbieten von Praktikumsplätzen). Kürzlich haben wir einen „Tag der offenen Tür" durchgeführt. Unsere Apotheke ist barrierefrei zugänglich und behinderte Personen erfahren alle nötige Unterstützung. Verständigung ist in verschiedenen Sprachen möglich, bei uns in erster Linie Deutsch, Englisch, Russisch, Albanisch und Plattdeutsch.

Vor-Ort-Apotheken sind ein wichtiger Bestandteil der lokalen Infrastruktur und können über den beruflichen Rahmen und die gesetzlichen Vorgaben hinaus wichtige soziale Funktionen erfüllen. Bei uns sind während der Öffnungszeiten vielfältige unentgeltliche Hilfestellungen und Dienstleistungen an der Tagesordnung: Entsorgung von Altmedikamenten, Postannahme für Nachbarn, Abgabe von Pflastern und Taschentüchern, Auskünfte zu Wegen und anderen Einrichtungen in der Stadt, Anrufe (Taxi), um nur einige zu nennen. Wird jemand vom Regen überrascht, kann ihm mit einem unserer Leih-Regenschirme geholfen werden. Wir ermöglichen anderen Einrichtungen und Firmen die Auslage von Flyern und das Anbringen von Postern und informieren dadurch die Bevölkerung vor Ort. Gemeinnützige Vereine erhalten regelmäßig finanzielle Zuwendungen.

Ehrenamtliches Engagement wird bei uns ausdrücklich begrüßt und betrieblich unterstützt. Die Hälfte der Mitarbeiterinnen betätigt sich ehrenamtlich im Sportverein, in der Schule und im Naturschutz. Diese Tätigkeiten schulen Kinder und Erwachsene im Umgang mit der Umwelt und der eigenen Gesundheit und dienen damit auch zukünftigen Generationen. Insgesamt kommen durchschnittlich 25 Wochenstunden an ehrenamtlichen Tätigkeiten zusammen. Zwei Vorstandsposten in Vereinen und die Wahl in verschiedene Schulgremien bestätigen das Engagement und die Fähigkeiten unserer Mitarbeiterinnen.

Mit unserer alltäglichen Geschäftstätigkeit sind keine speziellen Emissionen oder Lärmbelästigungen verbunden. Im Zusammenhang mit der Herstellung von individuellen Arzneimitteln entstehen geringe Mengen Abfall, die gesondert entsorgt werden müssen. Wir achten darauf, durch Einsatz von physikalischen Verfahren und Mikroverfahren die Chemikalienmengen gering zu halten. Nicht verbrauchte Arzneimittel bilden ein weiteres Aufkommen von unternehmensspezifischen Abfällen.

Restabfälle und Verpackungsmüll des Apothekenbetriebs werden selbstverständlich getrennt entsorgt. Wir verwenden brauchbare Verpackungen weiter und erwerben keine Polsterstoffe und Kartons. Den Einsatz von Plastiktragetaschen konnten wir durch gezieltes Ansprechen der Kunden und die Erhebung eines kleinen Geldbetrages innerhalb der letzten zwei Jahre drastisch senken. Seit mehr als zehn Jahren setzen wir hochwertige, optisch ansprechende Tragetaschen ein und regen zur Weiterverwendung an (z. B. als Geschenkverpackung). In der Apotheke wird zudem auch Kaffeesatz nicht entsorgt, sondern im Garten als Dünger verwendet.

Als Verbrauchsgüter fallen bei uns hauptsächlich Büromaterialien wie z. B. Papier, Kleber, Stifte oder Farbpatronen an. Wir minimieren den Verbrauch von Ressourcen und verwenden z. B. einseitig bedrucktes Papier für interne Zwecke weiter, selbstverständlich unter Wahrung des Datenschutzes. Allerdings haben wir wachsende Dokumentationsaufgaben, die in der Branche üblicherweise noch auf Papier erfolgen. Das unnötige Papieraufkommen für Werbezwecke, das uns ungefragt ereilt, versuchen wir durch Umleitung auf E-Mail, Rückfaxe und Annahmeverweigerung von Briefen zu begegnen. Ein großes Papiervolumen bedeuten die Kundenzeitungen, bei denen wir eine feste Mindestabnahmemenge haben. Diese ließ sich auch nach Gesprächen mit dem Verlag nicht verringern. Allerdings konnten wir die Entsorgungsmenge durch bessere Präsentation der Zeitungen im Laden erheblich senken.

Die wesentlichen Stromverbraucher sind bei uns die Hardware für Datenverarbeitung, Beleuchtung und Kühlung. Die vorhandene Anzahl an PC-Arbeitsplätzen ist auf aktuellem technischem Stand und wird für die betrieblichen Abläufe benötigt. Eine Reduzierung ist nicht ohne Einbußen bei unserer Arbeitsleistung möglich. Unseren Strombedarf decken wir durch Ökostrom. Auch den hauptsächlich für Reinigungszwecke anfallenden betrieblichen Wasserverbrauch behalten wir immer im Blick.

Die Heizung und vor allem die Außendämmung der Räumlichkeiten schätzen wir als nicht optimal ein. Seit der Betriebsübernahme vor 13 Jahren stehen wir dazu in Kontakt mit dem Vermieter. Wir konnten lediglich leichte Besserungen bezüglich der Dämmung erreichen. Nach unserer Einschätzung sind weitere

Verbesserungen möglich. Dies ist aber außerhalb unseres direkten Einflusses und bei insgesamt ca. 25 m Schaufensterfront wohl auch für den Vermieter eine erhebliche Investition. Immerhin ist das Raumklima durch Maßnahmen des Vermieters verbessert worden.

Ein eigener PKW für betriebliche Fahrten und Botenlieferungen wurde nicht angeschafft. Dafür wird der Kleinwagen der Inhaberin mitgenutzt. Durch vorausschauende Logistik, gute Führung des Warenlagers und Optimierung von Fahrstrecken werden unnötige Wege vermieden. Das Ausliefern von Medikamenten auf den Arbeitswegen der Mitarbeitenden spart zusätzlich Fahrkilometer. Die Anschaffung eines Elektroautos wurde aus Kostengründen bislang noch nicht realisiert.

Die Arbeit von Apotheken ist in Deutschland gesetzlich stark reglementiert. Die Reglementierung ist sehr weitreichend und betrifft die Ausstattung, Öffnungszeiten und Räumlichkeiten genauso wie Werbung und Sortiment. Die entsprechenden Gesetze und Verordnungen sind frei zugänglich. Eine starke Einflussnahme ist damit für jede wahlberechtigte Bürgerin bzw. jeden wahlberechtigten Bürger z. B. mit seiner Wahlentscheidung für den Bundestag möglich oder auch durch die Wahl seiner Krankenkasse.

Knapp 90 % unseres Umsatzes ist von Ärztinnen bzw. Ärzten durch Verschreibung oder Empfehlung initiiert. Die Auswahl des entsprechenden Medikaments, Hilfsmittels oder Medizinprodukts wird zusätzlich bei den gesetzlichen Krankenkassen mittels Rabattverträgen beeinflusst. Soweit es die Gesetzeslage zulässt, wird in unserer Apotheke der Wille der Patientinnen bzw. Patienten und Kundinnen bzw. Kunden bei der Auswahl des Präparats berücksichtigt. Der Einfluss der Berührungsgruppen auf die Arbeit der Apotheken und somit auf den geschäftlichen Erfolg ist außerordentlich hoch (ca. 95 %).

Einflussnahme auf unsere Apotheke ist natürlich auch durch persönliche, telefonische oder schriftliche Kontaktaufnahme möglich. Auf seriöse Anfragen von Kundinnen bzw. Kunden, Ärztinnen bzw. Ärzten, Lieferantinnen bzw. Lieferanten und anderen Personen antworten wir gerne und ehrlich. Falsche Informationen wurden und werden nach bestem Wissen und Gewissen nicht verbreitet.

4   Ausblick und Ziele

Im Zuge fortschreitender Digitalisierung und Globalisierung sind auch tief greifende Umstrukturierungen im Gesundheitswesen und im Bereich der niedergelassenen Apotheken wahrscheinlich. Unsere an sozialer Verantwortung orientierten Ziele sind, die anstehenden Veränderungen unter Berücksichtigung der gemeinwohlökonomischen Kriterien zu meistern und bestenfalls auf die Entwicklungen Einfluss zu nehmen, um auch in Zukunft eine umfassende und reibungslose Versorgung der Bevölkerung zu gewährleisten bei gleichzeitigem Erhalt von qualifizierten Arbeitsplätzen in einem niveauvollen Arbeitsumfeld.

Schließlich möchte ich den Gedanken der Gemeinwohlökonomie im eigenen Umfeld und darüber hinaus publik machen und (soweit möglich) in zivil-gesellschaftlichen und berufspolitischen Gremien mitarbeiten oder meinen Mit-arbeiterinnen diese Arbeit ermöglichen.

Die Idee der Gemeinwohlökonomie kam 2016 nach Nienburg und in den Folgejahren erweiterte sich der Kreis der an dieser Idee Interessierten. Neben meiner Apotheke legte 2017 ein weiteres Unternehmen eine gemeinwohlöko-nomische Bilanz vor. Die Aktivitäten der Interessierten im Landkreis Nienburg/ Weser mündeten Anfang 2019 in die Gründung einer GWÖ-Regionalgruppe als Verein (nienburg.ecogood.org). Unter anderem mit Unterstützung der Wirt-schaftsförderung von Stadt und Landkreis werden Informationsveranstaltungen durchgeführt. Inzwischen ist die Regionalgruppe auf knapp 30 Mitglieder angewachsen, die für eine ethische Wirtschaft werben – und weitere Unter-nehmen haben sich auf den Weg zur gemeinwohlökonomischen Bilanz begeben. Der Gedanke der Gemeinwohlökonomie verbreitet sich erfolgreich in unserer Region, weil er den Menschen mit seinen Bedürfnissen in den Mittelpunkt des wirtschaftlichen Handelns stellt.

Literatur

Baars, C., Kuch, E., Adelhardt, C., & von der Heide, B. (2019). Tödliche Supererreger aus Pharmafabriken. https://www.tagesschau.de/ausland/antibiotika-113.html. Zugegriffen: 20. Okt. 2020.

Gesetz über den Verkehr mit Arzneimitteln | AMG. (2020). https://www.gesetze-im-inter-net.de/amg_1976/ . Zugegriffen: 20. Okt. 2020.

Janning, M. (2008). Pharma-Müll. Wie Medikamente die Umwelt belasten. https://www.stern.de/gesundheit/pharma-muell-wie-medikamente-die-umwelt-belasten-3859334.html. Zugegriffen: 20. Okt. 2020.

Thijsen, A. (2018). Gemeinwohlbilanz Apotheke am Goetheplatz.

Gemeinwohlökonomie in der Kassenarztpraxis – eine Bestandsaufnahme

Andreas Neubauer

1 Einleitung

Das Gesundheitswesen in Deutschland hat den Anspruch, einen solidarischen und menschlichen Umgang mit all seinen Mitgliedern zu pflegen. Seit 1983 bin ich in diesem Gesundheitswesen tätig, startete als Zivildienstleistender in einem Kreiskrankenhaus, studierte Medizin an verschiedenen Universitäten in Deutschland, England und der Schweiz, konnte in dieser Zeit viele verschiedene Einrichtungen und vor allem sehr viele Menschen als Patientinnen bzw. Patienten und Mitarbeiterinnen bzw. Mitarbeiter im Gesundheitswesen erleben. Unterstützt wurde mein Studium durch das Evangelische Studienwerk Villigst. Nach der Facharztausbildung zum Internisten 1998 gründete ich zusammen mit meinem Freund und Kollegen Michael Hüller eine Arztpraxis, wir betreuen viele Patienten aller Altersstufen und aus allen gesellschaftlichen Bereichen.

Allein im Zeitraum unserer Praxistätigkeit hat sich das Gesundheitswesen parallel zur übrigen Gesellschaft dramatisch verändert: Begriffe wie Markt, Effizienz oder Konkurrenz werden inzwischen auch hier selbstverständlich verwendet und auch umgesetzt, Gewinnorientierung wird erstrebenswert und überlebenswichtig. Durch Zentralisierung und eine zunehmend digitalisierte Bürokratie bekommen Regulierung und Kontrolle eine völlig neue Qualität. Die gewünschte Umformung der medizinischen Behandlung in durch Algorithmen, Schematisierung und Formalisierung geprägte Leitlinien und industrielle Prozesse führt zu einer Verdrängung der Werte der Medizin. Zuwendung,

A. Neubauer (✉)
Fridolfing, Deutschland
E-Mail: andreas@neubauer.ph

© Springer Fachmedien Wiesbaden GmbH, ein Teil von Springer Nature 2022
T. Rosenthal und B. Fittkau (Hrsg.), *Gemeinwohlökonomie im Gesundheitswesen*, Forum Gesundheitsmanagement,
https://doi.org/10.1007/978-3-658-37555-3_10

Sorgfalt, Geduld und Demut können nicht quantifiziert und formalisiert werden, standardisierte Kommunikation im Rahmen der gesetzlichen Aufklärungspflicht kann keine integrativen Gespräche ersetzen. Personalintensive Kontaktzeit zum Patienten ist ineffizient und wird als Verschwendung von Ressourcen behandelt. Die industrielle und produktionstechnische Umformung der Medizin sieht Phänomene der nicht restlosen Planbarkeit und Unverfügbarkeit als Störungen im Betriebsablauf.

Als Landarztpraxis nehmen wir an der medizinischen Grundversorgung teil und haben über die Kassenärztliche Vereinigung Kollektivverträge mit allen gesetzlichen Krankenkassen. Aufgrund der zunehmenden Strangulierung durch Bürokratie im Arbeitsalltag erschien die zusätzliche freiwillige Erstellung einer Bilanz zunächst abschreckend. Bis zu diesem Zeitpunkt hatte in Deutschland noch keine Arztpraxis eine Gemeinwohlbilanz erstellt. Motiviert durch das Beispiel einiger Unternehmen aus verschiedenen Sparten, die strukturierte Unterstützung und Planung der Bilanzerstellung im Rahmen eines Workshops, starteten wir im Oktober 2016. Diese erste Bilanz sollte über die sonst übliche betriebswirtschaftliche Analyse hinaus (eine Bilanzierung im fiskalischen Sinn muss unsere Praxis nicht erstellen) unseren aktuellen Stand in einer Gemeinwohlbilanz beschreiben und auch unsere Solidarität mit der Idee der Gemeinwohlökonomie (GWÖ) zeigen. Die Bilanz ist eine Zustandsbeschreibung für das Jahr 2016, die zu weiterer Diskussion und Entwicklung beitragen soll.

Schon aus unserer Berufung heraus sehen wir eine sehr enge Übereinstimmung mit den Zielsetzungen der Gemeinwohlökonomie und wollen unseren medizinischen, sozialen und wirtschaftlichen Beitrag zum Gemeinwohl leisten. Im Praxisalltag zeigt sich deutlich, dass die Bereitschaft zur Auseinandersetzung mit den Ideen der Gemeinwohlökonomie und zur praktischen Umsetzung sehr unterschiedlich ausfällt. Wir sehen die Bilanz deshalb zunächst als Beschreibung des Status quo und hoffen, dass sich die Mitarbeitenden im Zuge der schrittweisen Umsetzung der Werte der Gemeinwohlökonomie gemeinsam mit uns auf den Weg Machen (Abb. 1).

In Anlehnung an die Matrix der Gemeinwohlökonomie werden Teile der Bilanzierung beschrieben und diskutiert, insbesondere in Hinblick auf branchenspezifische Aspekte. Dies wird anhand der sogenannten Berührungsgruppen geschehen: Lieferantinnen bzw. Lieferanten, Eigentümerinnen bzw. Eigentümer und Finanzpartnerinnen bzw. Finanzpartner, Mitarbeitende, Kundinnen und Kunden, Mitunternehmen, Gesellschaftliches Umfeld, wobei jede Berührungsgruppe in Bezug auf die Werte Menschenrechte, Solidarität und Gerechtigkeit, ökologische Nachhaltigkeit sowie Transparenz und Mitentscheidung hin

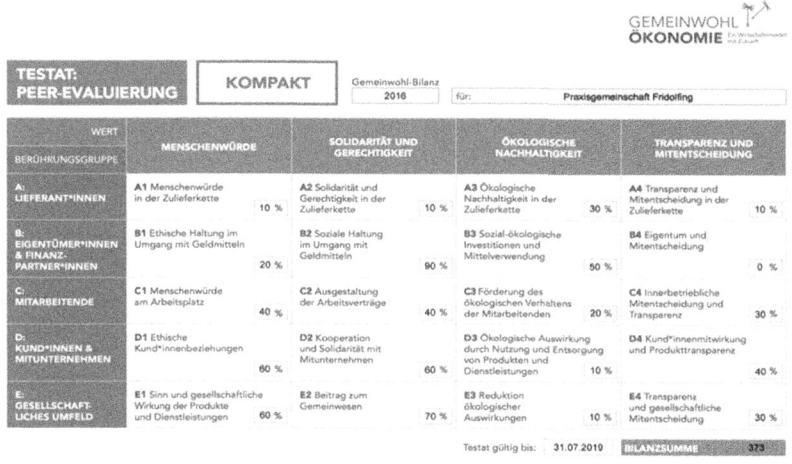

Abb. 1 Bilanzierung und Bewertung der Praxisgemeinschaft (Praxisgemeinschaft Fridolfing, 2016: 7)

untersucht werden (Abbildung). Daraus werden für diesen Beitrag Details exemplarisch herausgegriffen und kritisch bewertet.

2 Berührungsgruppen

Berührungsgruppe A: Lieferantinnen und Lieferanten
Im Testat sind unsere Punktzahlen in der Berührungsgruppe Lieferantinnen und Lieferanten sind fast durchgehend sehr niedrig, was schlicht daran liegt, dass wir kaum Informationen über die geforderten Kriterien Menschenwürde, Solidarität und Gerechtigkeit, ökologische Nachhaltigkeit und Transparenz erhalten konnten. Der Medizinsektor ist streng reguliert, die Regularien schließen jedoch nicht die oben genannten Kriterien ein. Unsere Einflussmöglichkeiten auf die überregional und global agierenden Unternehmen sind naturgemäß sehr begrenzt. Viele Unternehmen (z. B. aus dem Bereich der Pharmaindustrie, Elektronik) produzieren fast nur noch in Indien und China, Informationen über den Ursprung der Rohstoffe, Produktionsbedingungen und Transportwege waren für uns nicht erhältlich. Die

Selbstauskünfte (z. B. im Code of Conduct) sind kaum zu verwerten, solange sie nicht detailliert dokumentiert und kontrolliert werden.

Menschenwürde in der Lieferkette Wir pflegen langfristige und kooperative Beziehungen zu unseren Lieferanten. Falls Verletzungen der Menschenwürde bekannt würden, wäre das für uns ein Grund den Lieferanten zu wechseln. Die örtlichen Lieferanten sind uns alle persönlich bekannt und vertrauenswürdig.

Solidarität und Gerechtigkeit in der Lieferkette Der gesetzliche Rahmen zur Durchführung ärztlicher Leistungen wie auch die Bezahlung ist sehr streng reguliert. Um den Bedürfnissen unserer Patientinnen und Patienten gerecht zu werden geht unser Engagement häufig über die gesetzlich geforderten Leistungen hinaus. Eine systematische Evaluierung der Zulieferer bzgl. Solidarität und Gerechtigkeit erfolgt bislang nicht, sie werden jedoch kritisch hinterfragt. Konsequenzen für die Auswahl der Lieferantinnen bzw. Lieferanten bei Nichtachtung werden gezogen, sofern dies berufsrechtlich und organisatorisch möglich ist.

Ökologische Nachhaltigkeit in der Lieferkette Wir achten auf ökologisch hergestellte Produkte bei unseren Lieferantinnen und Lieferanten, wobei diese Kategorie bei den medizinischen Lieferantinnen bzw. Lieferanten kaum evaluierbar ist. Erfüllt eine medizinische Lieferantin bzw. ein medizinischer Lieferant diese Kriterien, so wird er bei vergleichbarer Qualität bevorzugt.

Transparenz und Mitentscheidung in der Zulieferkette Die Zulieferkette beschränkt sich auf Büroverbrauchsmaterialien, Kommunikationsinfrastruktur, Labordienstleistungen, Reinigung, Heizung, Strom, Berufskleidung, Verpflegung der Angestellten und Versicherungen. Unsere Unternehmensphilosophie wird im persönlichen Rahmen und auch im öffentlichen und politischen Raum offen dargestellt (Gemeinderat, Kreistag).

Eine Evaluierung bestehender Zulieferer zu Transparenz und Mitentscheidung geschieht bislang nicht systematisch. Im engeren Umfeld (dörfliche Struktur, kleine Geschäfte) sind die Strukturen, das Geschäftsgebaren und die Unternehmensziele zumindest teilweise bekannt, die bestehenden und zukünftigen Geschäftsbeziehungen werden dadurch kritisch bestimmt und auch kommuniziert. Die entfernten Zulieferer werden Schritt für Schritt evaluiert (persönliche Kontaktaufnahme, öffentlicher Auftritt) und es wird gegebenenfalls nach Alternativen gesucht (Stromanbieter, Versicherungen, Berufsbekleidung, Labor, Kommunikation).

Berührungsgruppe B: Eigentümerinnen bzw. Eigentümer und Finanzpartnerinnen bzw. Finanzpartner

Ethische Haltung im Umgang mit Geldmitteln Es ist uns bewusst, dass wir zu einem sehr großen Teil aus den Solidarbeiträgen der Versicherten bezahlt werden und wir versuchen deshalb, auch diese Mittel zum größtmöglichen Nutzen der Patienten einzusetzen.

Soziale Haltung im Umgang mit Geldmitteln Es bestehen keine Schulden, aus dem Gewinn werden Rücklagen gebildet und ein Teil an die Gesellschafter ausgeschüttet. Unsere Konten haben wir bei der örtlichen Sparkasse und Raiffeisenbank, es bestehen keine Kredite und Aktienanlagen. Eine Neuverschuldung ist nicht geplant.

Ökologische Investitionen und Mittelverwendung Zurückhaltende und schonende Verwendung von EDV-Hardware (ökologische und soziale Bilanz in der Herstellung der meisten Geräte), Bevorzugung von Herstellern, die z. B. Kinderarbeit bei der Gewinnung von seltenen Erden ausschließen. In den vergangenen Jahren hat sich die Auswahl an Anbietern von Medizinprodukten (zertifizierte EDV, medizinische Geräte) zunehmend monopolisiert, sodass Alternativen kaum oder nicht vorhanden sind. Wie in fast allen Lebensbereichen werden die Produktzyklen immer kürzer, die Reparierbarkeit von Geräten ist meist nicht gegeben, die technischen Anforderungen in Verbindung mit bürokratischen, steuerrechtlichen und datenschutzrechtlichen Vorschriften werden immer strenger, was zu einer Unmenge an Elektroschrott führt.

Eigentum und Mitentscheidung Wir sind eine Berufsausübungsgemeinschaft (BAG) im Rahmen der Sozialgesetzgebung und damit Vertragspartner zum einen der Patientinnen und Patienten (ein Behandlungsvertrag kommt mit dem Beginn einer Behandlung zustande) und zum anderen der gesetzlichen Krankenkassen.

Die beiden persönlich haftenden Gesellschafter Dr. Hüller und Dr. Neubauer sind alleinige Besitzer der Gemeinschaftspraxis (vier in Teilzeit angestellte Ärzte) mit einem Anteil von je 50 %, die Gewinnverteilung erfolgt ebenfalls zu gleichen Anteilen. Die Kinderarztpraxis ist eine eigenständige Gemeinschaftspraxis mit den Gesellschafterinnen Dr. Angelika Lenz und Dr. Katharina Kurz-Hüller.

Die Unternehmensform ist jeweils eine GbR (Gesellschaft bürgerlichen Rechts), alternativ wäre aktuell nur eine GmbH (Gesellschaft mit beschränkter Haftung) möglich. Die Bestimmungen des Sozialgesetzbuches (vor allem SGB IV – XI) regeln im Detail den Arztberuf im Bereich der kassenärztlichen

Medizin innerhalb der gesetzlichen Krankenversicherung und auch im privatärztlichen Bereich (Standes- und Berufsrecht, Kassenärztliches Recht), daneben gilt selbstverständlich das Verwaltungs- und Strafrecht. Im Rahmen dieser Bestimmungen ist festgelegt, dass in einer Arztpraxis, die in Vertragsbeziehung mit der Kassenärztlichen Vereinigung steht, die Vertragsärzte für alle fachlichen und organisatorischen Vorgänge persönlich haften. Diese Haftung kann nicht delegiert werden. Aus diesem Grund ist die Möglichkeit der Mitentscheidung der Mitarbeitenden in unserer Praxis begrenzt.

Wir versuchen, die Motivation und das Zugehörigkeitsgefühl zu fördern, sind aber aus den genannten Gründen und aufgrund negativer Erfahrungen mit den Institutionen stark eingeschränkt. Durch die massiv zunehmende Ökonomisierung des Medizinsektors gewinnt die marktwirtschaftliche Orientierung mit allen Auswüchsen zunehmend Raum, was wiederum reaktive Regulierungen zufolge hat (z. B. das Gesetz zur Bekämpfung der Korruption im Gesundheitswesen). Die persönliche, „heilende" Beziehung zwischen Patientin bzw. Patient und Ärztin bzw. Arzt wird zunehmend formalisiert, reguliert und standardisiert – mit der Folge (und auch dem erwünschten Ziel) der Schaffung einer geschäftsmäßigen Kundenbeziehung.

Berührungsgruppe C: Mitarbeitende

Menschenwürde am Arbeitsplatz In unserer Praxis besteht eine geringe Fluktuation, die durchschnittliche Betriebszugehörigkeit (ohne Azubis) beträgt ca. neun Jahre. Jährlich erhalten wir etwa zwei bis vier Initiativbewerbungen. Die Krankheitsquote ist gering, Vergleichszahlen liegen uns nicht vor. Die meisten Mitarbeiterinnen arbeiten nach einer Elternpause in Teilzeit in der Praxis weiter.

Die Mitarbeitenden sollen sich im Unternehmen wohl fühlen und sich mit der Philosophie identifizieren können. Wir versuchen, das Arbeitsklima und die Arbeitsbedingungen möglichst positiv zu gestalten. Aufgrund des stark schwankenden Patientenaufkommens (z. B. starke ansteigende Zahl an Akutpatienten vor allem im Winter) bedeutet das oft eine große Anstrengung.

Regelmäßig werden medizinische Fachangestellte ausgebildet (bislang elf erfolgreiche Lehrabschlüsse). Nach Wunsch und Möglichkeit werden die Auszubildenden nach der Lehrzeit übernommen. Der Dienstplan wird nach Möglichkeit entsprechend der Bedürfnisse der Mitarbeitenden erstellt. Regelmäßig erfolgen Teambesprechungen. Praxisfeiern und Betriebsausflüge.

Die Mitarbeitenden werden zu eigenverantwortlichem Handeln und zur Selbstorganisation ermuntert. Fehlermeldungen (von intern und extern) werden

gesammelt und in der Regel im Plenum besprochen. Es gibt Kompetenz-
bereiche, jedoch keine formale Hierarchie unter den medizinischen Fachangestellten. Die Mitarbeitenden werden nach Möglichkeit entsprechend ihrer Talente
und Stärken eingesetzt. Im Rahmen des strukturierten Qualitätsmanagements
wurden detaillierte Arbeitsplatzbeschreibungen erstellt. Es gibt Beauftragte
für Qualitätsmanagement, Geräte, Hygiene und für Sicherheit. Fort- und
Weiterbildungsmaßnahmen werden gefördert.

Entsprechend der vermutlich zu einem großen Teil strukturell und traditionell
bedingten hohen Anteil von Frauen im sozialen Bereich sind auch in unserer
Praxis die meisten Mitarbeitenden weiblich, die beiden Geschäftsführer der
Erwachsenenpraxis männlich. Regelmäßig werden externe arbeitsmedizinische
Untersuchungen durchgeführt und im Rahmen des Qualitätsmanagements auf
mögliche Gesundheitsgefährdungen hingewiesen. Die Mitarbeitenden werden
zu gesundheitsförderndem Verhalten ermuntert (zu Fuß oder mit dem Fahrrad
zur Praxis) und ungleiche Belastungen der einzelnen Mitarbeiterinnen bzw. Mitarbeiter versuchen wir zu vermeiden. Getränke, Brotzeit, Obst und Gemüse (zum
größten Teil Bioqualität oder regional) werden kostenfrei zur Verfügung gestellt.
Es gibt keine Kantine.

Ausgestaltung der Arbeitsverträge Die Spreizung im Verdienst beträgt
zwischen dem niedrigsten und dem höchsten monatlichen Nettoverdienst ca. 4
(1420 € – 5700 €). Der „lebenswürdige Verdienst" (living wage family) für
Deutschland liegt bei 1428 €. Zwei Verträge waren zeitlich befristet (einer davon
als Schwangerschaftsvertretung), beide werden unbefristet verlängert. Es gibt
keine Zeitarbeitenden. Die definierte Wochenarbeitszeit beträgt 40 h. Lediglich
fünf angestellte Mitarbeiterinnen (ohne Auszubildende) arbeiten in Vollzeit, die
übrigen in individuellen Arbeitszeitmodellen (von Minijob bis 30 h/Woche). Die
Arbeitsverträge werden entsprechend der geltenden Tarifverträge abgeschlossen.
Die Ausgestaltung der Arbeitsbedingungen und Arbeitsplatzbeschreibungen
werden darüber hinaus nicht explizit im Arbeitsvertrag festgelegt, sondern mit
den Arbeitnehmerinnen und Arbeitnehmern flexibel ausgestaltet. Die Arbeitszeit
wird in Dienstplänen geregelt, die regelmäßig von den Geschäftsführern erstellt
werden und sich möglichst nach den Wünschen der Mitarbeitenden und den
betrieblichen Anforderungen richten. Die Arbeitszeit muss dokumentiert werden.

Überstunden fallen in der Regel nicht an und werden gegebenenfalls in Freizeit ausgeglichen.

Es gibt in der Praxisgemeinschaft keinerlei Diskriminierungen hinsichtlich des
Geschlechts oder der sexuellen Orientierung.

Förderung des ökologischen Verhaltens der Mitarbeitenden. Wir motivieren regelmäßig zur Benutzung des Fahrrades. Ein ÖPNV (Öffentlicher Personennahverkehr) existiert fast nur in Form von Schulbussen, die zu unpassenden Zeiten und sehr selten (2–3 Mal täglich) fahren. Mehrere Mitarbeitende (vor allem Ärztinnen bzw. Ärzte) kommen aus der weiteren Umgebung. Aufgrund der sehr ländlichen Struktur ist eine signifikante Änderung der ökologischen Auswirkung der Fahrten zur Arbeit nicht zu erwarten. Wir haben ein Dienstfahrrad für Fahrten innerhalb des Ortes. Regelmäßig weisen wir auf die Notwendigkeit ökologischen Handelns hin, der Einkauf sollte nach ökologischen und biologischen Kriterien bei örtlichen Firmen stattfinden (möglichst verpackungsfrei oder Mehrwegverpackung).

Innerbetriebliche Mitentscheidung und Transparenz Die medizinische Entscheidungskompetenz obliegt laut Standesrecht den Ärztinnen bzw. Ärzten und die rechtliche Verantwortung den Praxisinhabern. Im System der gesetzlichen Gesundheitsversorgung sind damit faktische Grenzen der Mitbestimmung durch angestellte Ärztinnen bzw. Ärzte und nicht ärztliche Mitarbeiterinnen bzw. Mitarbeiter gesetzt, da die persönliche juristische Verantwortung und Haftbarkeit für alle medizinisch Tätigkeiten und die gesamte Abrechnung mit den gesetzlichen Krankenkassen immer bei den Vertragspartnern (bei meinem Kollegen und mir) liegt.

Unter den medizinischen Fachangestellten gibt es keine formale Hierarchie, in den verschiedenen Kompetenzbereichen erfolgt die Arbeit eigenverantwortlich, sie organisieren auch im Wesentlichen den Praxisablauf. In regelmäßigen Plenumssitzungen werden Praxisorganisation und Probleme diskutiert, eine zeitnahe Problembesprechung und Problemlösung ist jederzeit möglich.

Qualifikations- und Weiterbildungsmaßnahmen werden gefördert und bezahlt. Besonders qualifizierte medizinische Fachangestellte (Versorgungsassistenz in der Hausarztpraxis, nicht ärztliche Praxisassistenz) führen selbständig Hausbesuche durch. Die in der Ausbildung befindlichen medizinischen Fachangestellten und die Assistenzärztinnen und Assistenzärzte sollen eine möglichst gute Ausbildung erhalten. Im Rahmen des strukturierten Qualitätsmanagements wird versucht, alle organisatorischen Strukturen darzustellen und allen Mitarbeitenden transparent zu machen.

Berührungsgruppe D: Kundinnen bzw. Kunden und Mitunternehmen

Ethische Kundenbeziehungen Als Arztpraxis sind wir zuerst dem Wohl unserer Patientinnen bzw. Patienten und unserer Mitarbeitenden verpflichtet. Patientinnen und Patienten sind für uns keine Kunden, die nur eine bezahlte Dienstleitung in Anspruch nehmen, sondern es muss ein Vertrauensverhältnis als Grundlage für eine medizinische Behandlung bestehen.

Dieser ethischen Beziehung steht ein Behandlungsvertrag gegenüber, der durch den gesetzlichen und sozialrechtlichen Rahmen definiert wird. Unsere Vergütung erfolgt für die Patientinnen und Patienten, die in der gesetzlichen Krankenkasse versichert sind, sehr intransparent, da eine Budgetierung besteht und die meisten Leistungen pauschal über die Kassenärztliche Vereinigung mit den Kassen abgerechnet werden. Auch für uns ist diese Abrechnung sehr komplex und oft kaum nachvollziehbar, zudem sind mehrere Positionen volatil im Rahmen des Gesamtbudgets. Nur Privatpatienten bekommen eine Auflistung der erbrachten Leistungen, die sie dann bei ihrer Krankenkasse selbst zur Erstattung einreichen können.

Ein kranker Mensch muss sich sicher sein können, dass die Behandlung nach seinen Bedürfnissen und nicht aus ökonomischem Interesse erfolgt. Ökonomischen und organisatorischen Einschränkungen unterliegen jedoch auch wir. Privatpatientinnen bzw. Privatpatienten und Kassenpatientinnen bzw. Kassenpatienten werden nicht unterschiedlich behandelt (z. B. bei der Terminvergabe). Öffentlichkeitswirksame Publikationen erfolgen nur in lokalen Medien (z. B. Zeitung des Krankenhauses Fridolfing) oder bei Ankündigung von neuen Mitarbeiterinnen und Mitarbeitern sowie bei Urlaubszeiten. Eine Marketingstrategie existiert nicht, es gibt keine variablen Lohnbestandteile. Ein Großteil unserer Patientinnen und Patienten ist benachteiligt und wird individuell betreut.

Kooperation und Solidarität mit Mitunternehmen Als Teil des öffentlichen Gesundheitswesens kooperieren wir zu jeder Zeit mit anderen Arztpraxen und Krankenhäusern in Form von gemeinsam organisierten Notdiensten, Vertretungen, Zuweisungen, Beratungen, Fortbildungen und gemeinsamen Patientenbehandlungen. Auf örtlicher Ebene gibt es eine sehr gute Kooperation und einen respektvollen Wettbewerb, um eine gute Patientenversorgung zu gewährleisten.

Arbeitskräfte werden zum Teil gemeinsam mit anderen Arztpraxen angestellt (und bei Bedarf auch zeitweise ausgeliehen – beispielsweise bei Krankheitsfällen). Technische Untersuchungen werden bedarfsweise weitervergeben (z. B. Endoskopien, Ultraschalluntersuchungen). Regelmäßig werden Urlaubs- und Krankheitsvertretungen für andere Praxen geleistet, Patientinnen und Patienten werden nicht abgeworben. Finanzielle Unterstützung für Mitunternehmen wurde bislang nicht gewünscht oder gewährt.

Mitwirkung der Kundinnen bzw. Kunden und Produkttransparenz Diese Nomenklatur ist nach unserem Berufsverständnis nicht anwendbar. Die Bedürfnisse und das Wohl der Patientinnen und Patienten zu erfüllen ist unser Auftrag und unser höchstes Ziel. Im Rahmen der extrem regulierten kassenärztlichen Medizin und darüber hinaus versuchen wir, eine medizinische Behandlung auf dem aktuellen Stand der Wissenschaft anzubieten und dabei den individuellen Bedürfnissen der Patientinnen bzw. Patienten und Angehörigen zu entsprechen. Regelmäßig werden Befragungen von Patientinnen bzw. Patienten durchgeführt, deren Ergebnisse und individuelle Anregungen bzw. Kritik werden diskutiert – und wenn möglich sinnvoll umgesetzt.

Die Patientinnen und Patienten sehen wir nicht als Kunden, sie sollen sich sicher sein können, dass ihr Wohl und nicht unser finanzieller Vorteil die Behandlung bestimmt. Wir richten uns nach den geltenden medizinischen Standards und Leitlinien. Diagnostik und Therapie werden jedoch mit den Patientinnen und Patienten individuell abgestimmt; wir sind kein Produktionsbetrieb, der nach schematischen Algorithmen arbeitet. Wir wollen Vertrauenspersonen sein und die Patientinnen und Patienten können Geduld, Sorgfalt und Zugewandtheit erwarten.

Die Vergütung durch die Krankenkassen erfolgt für die gesetzlich versicherten Patientinnen und Patienten intransparent (sie bekommen keine Quittung) – und ist auch für uns oft nur schwer nachvollziehbar. Die meisten Leistungen werden pauschaliert vergütet, die Abrechnung durch die Kassenärztliche Vereinigung erfolgt ca. vier Monate nach der elektronischen Einreichung der Abrechnungsunterlagen durch uns. Patientinnen bzw. Patienten, die privat versichert sind, erhalten eine Rechnung. Die Rechnungsstellung erfolgt streng nach der Gebührenordnung für Ärzte.

Berührungsgruppe E: Gesellschaftliches Umfeld

Sinn und gesellschaftliche Wirkung der Produkte bzw. Dienstleistungen Unsere Tätigkeit soll unserem Auftrag und Bestreben entsprechend dem Wohl der Patientinnen bzw. Patienten sowie dem Gemeinwohl dienen, unnötige Ausgaben und Materialaufwand für Patienten und Krankenkassen sollen vermieden werden. Als große Landarztpraxis leisten wir zusammen mit den anderen medizinischen Berufen einen wichtigen Anteil an der medizinischen Grundversorgung unserer örtlichen Bevölkerung, zusätzlich werden auch spezialisierte fachärztliche Leistungen angeboten, was den Patientinnen bzw. Patienten oft weite Wege erspart und eine umfassende Betreuung ermöglicht.

Die Praxis ist von Montag bis Freitag rund um die Uhr telefonisch erreichbar, am Wochenende existiert ein ärztlicher Notdienst, an dem auch wir teilnehmen.

Wir sind sozialrechtlich an eine leitlinien- und sozialgesetzkonforme Ausübung unserer medizinischen Leistungen gebunden. Darüber hinaus bemühen wir uns immer, jeden einzelnen Menschen individuell entsprechend seiner Bedürfnisse zu behandeln. Wir kennen meist die ganze Familie und ihre sozialen Verhältnisse. Neben der sogenannten Schulmedizin werden auch eine psychosomatische Grundversorgung, Naturheilverfahren, Homöopathie und Neuraltherapie angeboten. Wir besprechen verschiedene Behandlungsmethoden und respektieren die Entscheidung jeder einzelnen Patientin bzw. jedes einzelnen Patienten, wie sie bzw. er behandelt werden möchte – soweit sich dies im rechtlichen Rahmen befindet. Wenn sich die Patientin oder der Patient trotz unserer Bemühungen bei uns nicht wohlfühlt, so respektieren wir selbstverständlich ihren bzw. seinen Wunsch nach Wechsel des Therapeuten oder der Praxis.

Die politische Ausrichtung der Heilberufe zielt gegenwärtig nicht darauf, wie Verschwendung vermieden kann, sondern sie erzieht die Akteure eher dazu, wie man Umsatzsteigerung erreicht. Eine prosoziale Einstellung, die häufig Grundlage eines Berufswunsches im medizinischen Sektor war, muss dabei als hinderlich gelten, da sie den Betrieb nur aufhält. Damit verliert die ärztliche Betreuung ihren ursprünglichen und eigentlichen Sinn: es findet eine Transformation der sozialen Zielsetzung in eine betriebswirtschaftliche Logik statt.

In diesem System werden Kontaktzeit, Sprechzeit, Zuwendungszeit im Verhältnis zu technischen Eingriffen betriebswirtschaftlich unrentabel. Das widerspricht der Gemeinwohlorientierung und der Patientenorientierung, da Eingriffe nicht zwangsläufig den Patienten nützen, jedoch unabhängig vom Nutzen zulasten der Allgemeinheit Umsatz und Kosten generieren. Pharmaindustrie und Medizintechnik sind wichtige und notwendige Bestandteile der modernen Medizin, sie sollen jedoch keinen direkten Einfluss auf eine therapeutische Entscheidung haben.

Neben der „heilenden Medizin" werden auch berufsgenossenschaftliche Vorsorgeuntersuchungen, Infektionsschutzbelehrungen oder Führerschein- und Taucheruntersuchungen durchgeführt. Individuelle Gesundheitsleistungen (IGEL), das heißt Leistungen, deren Kosten von den Krankenkassen nicht übernommen werden und somit von den Patientinnen bzw. Patienten getragen werden müssen, führen wir nur auf Wunsch der Patientin bzw. des Patienten durch. Eine aktive Bewerbung erfolgt nicht.

Sozialmedizinische Aspekte spielen bei Gesundheit eine große Rolle, was wir bei der Betreuung der Patientinnen und Patienten berücksichtigen. Wir möchten den Patientinnen und Patienten dabei helfen, sich zu einer gesunden und achtsamen Lebensführung zu motivieren. Die Eigenverantwortlichkeit für die Gestaltung des Lebens soll gestärkt werden, ohne eine möglicherweise notwendige Hilfestellung zu vernachlässigen.

Aufgrund der aktuellen Gegebenheiten muss jedoch davon ausgegangen werden, dass durch Produktion und Anwendung von vielen Medikamenten und von Medizintechnik die Biosphäre negativ beeinflusst wird. Dies stellt in unserem Kontext nur einen sehr geringen Anteil dar, der von uns kaum beeinflusst werden kann.

Beitrag zum Gemeinwesen Unsere Arbeit wird zu mehr als 85 % durch die Solidargemeinschaft der gesetzlichen Krankenkassen vergütet, wir sind uns unser Verantwortung für einen sorgsamen Umgang mit den Geldern bewusst. Wir empfangen keine Subventionen und keine Zahlungen durch Lobbys. Die Fortbildungsverpflichtungen werden regelmäßig erfüllt, dabei werden (wo immer möglich und erkennbar) Veranstaltungen ohne Einfluss der Industrie bevorzugt.

Wir halten engen Kontakt mit dem Helferkreis für Geflüchtete (medizinische Beratung, Koordination und Versorgung) und unterstützen die ehrenamtlichen Aktivitäten des Eine-Welt-Ladens, die Aktivitäten der Fair-Trade-Gemeinde, der Kirchen vor Ort, den Sportverein und Musikverein sowie den Förderverein des örtlichen Gemeindekrankenhauses.

Im Rahmen der ärztlichen Selbstverwaltung engagieren wir uns im ärztlichen Qualitätszirkel und bei der Organisation bzw. beim Betrieb wichtiger Versorgungsstrukturen (ärztlicher Bereitschaftsdienst, Bereitschaftspraxis). Auf politischer Ebene sind wir als Gemeinderäte und als Kreisrat gewählt.

In diesem Rahmen und außerhalb der Gremien setzen wir uns regelmäßig mit sozial-, umwelt- und gesundheitspolitischen Themen auseinander und veranstalten bzw. beteiligen uns aktiv an demokratischen Aktionen (Podiumsdiskussionen, Informationsveranstaltungen). Regelmäßige Spenden gehen an Ärzte ohne Grenzen, Plan, Diakonie, Kulturverein Magazin3 Bad Reichenhall oder Arbeiterwohlfahrt. Wir sind Mitglied im VCD (alternativer Verkehrsclub Deutschlands).

Reduktion ökologischer Auswirkungen Bedeutendster Faktor ist die Fahrt der Patientinnen und Patienten zur Praxis. Es resultiert ein hoher CO_2-Ausstoss, der für uns nicht kalkulierbar ist. Die meisten kommen aus einem Radius von ca. 10 km um die Praxis, die weiteste Entfernung beträgt ca. 430 km. Ein Rufbussystem (Variobus) kann angefordert werden, funktioniert jedoch leider öfter nicht und wird nur von Patientinnen und Patienten ohne eigenes Fahrzeug benutzt. Wir motivieren die Patientinnen bzw. Patienten im persönlichen Gespräch zu ökologischer und gesundheitsfördernder Fortbewegung und versuchen, die Anzahl der Praxisbesuche so gering wie möglich zu halten. Alle Mitarbeitenden sind dazu angehalten, Energie und Verbrauchsmaterial möglichst wenig zu verbrauchen (Heizung, Licht, Papier, Wasser, Chemikalien).

Auflistung der Verbrauchsmaterialien (für das Jahr 2016):

Materialeinsatz: keine Produktion, lediglich Verbrauchsmaterialien
Papierverbrauch: 321 kg Recyclingpapier
Benzinverbrauch: ca. 240 l
Stromverbrauch: 19.606 kWh
Heizenergie: Hackschnitzelheizung vor Ort (ca. 43.000 kWh), Durchschnittstemperatur ca. 22°C.
Chemikalienverbrauch: ca. 44 kg medizinische Desinfektionsmittel
Giftige Chemikalien: Chemotherapeutika werden durch die onkologische Praxis am Ort entsorgt (entstehen nur in deren Vertretung)
Transporte: siehe Benzinverbrauch (entsteht durch Hausbesuche)
Schadstoffemissionen: keine

Transparenz und gesellschaftliche Mitentscheidung Als Landarztpraxis sind wir mitten im gesellschaftlichen Leben und auch im Fokus des Dorfes. Durch unser Handeln, Veröffentlichung auf unserer Internetseite und unsere sozialen bzw. politischen Aktivitäten wird unsere Haltung dargestellt. Das Verhältnis zur Patientin bzw. zum Patienten ist durch die ärztliche Schweigepflicht geschützt. Es werden regelmäßig Umfragen bei Patientinnen und Patienten durchgeführt und die Anregungen werden nach Möglichkeit umgesetzt.

Wir pflegen einen offenen und konstruktiven Umgang mit Altenheimen, Pflege- und Sozialdiensten, um für unsere Patientinnen bzw. Patienten das beste Ergebnis zu erreichen und bemühen uns, Probleme zu erkennen, anzusprechen und selbstkritisch damit umzugehen.

3   Resümee

Wir versuchen, die Idee der Gemeinwohlökonomie für unsere Praxis weiterzuentwickeln und unsere Mitarbeitenden dabei mitzunehmen. Ein wichtiger Aspekt ist dabei die Verbesserung der innerbetrieblichen Kommunikation, die im normalen Praxisalltag oft zu kurz kommt. Der grundsätzlich gut geregelte Ablauf wird sehr häufig durch unvorhergesehene Ereignisse strapaziert – und dadurch auch die Energie der Mitarbeitenden.

Die zunehmende Regulationswut und die Kontrollen im Namen der Qualitätssicherung (vor allem durch die Kassen und die Kassenärztliche Vereinigung) macht es uns oft sehr schwer, die Anliegen der Patientinnen und Patienten im Mittelpunkt zu behalten. Diese stehen der Gesundheitsmaschinerie oft hilflos gegenüber – wir versuchen Lotsen für unsere Patientinnen und Patienten zu sein. Dafür steht die weitere Qualifizierung zur Praxisassistenz, um selbständiger arbeiten zu können.

Die Achtsamkeit für ökologische Mittelverwendung wollen wie ebenfalls verbessern und vermehrt darauf achten (z. B. durch Umstellung auf Ökostrom und Anschaffung eines weiteren Elektroautos). Die verwendeten medizinischen Produkte (z. B. Liegeauflagen, Papierhandtücher) werden vollständig auf Recyclingqualität umgestellt, Berufskleidung wird ausschließlich bei Anbietern mit Fair-Wear-Siegel bestellt. Die neue Homepage 2020 der Praxisgemeinschaft wird barrierefrei werden.

Literatur

Praxisgemeinschaft Fridolfing. (2016). *Gemeinwohlbericht Praxisgemeinschaft Fridolfing.*

Zahnarztpraxis am Kreuzberg – auch um das Gemeinwohl zu mehren

Matthias Eigenbrodt

1 Erste Zahnarztpraxis in Deutschland arbeitet nach den Prinzipien der Gemeinwohlökonomie

Ohne das Zahnärztliche System würde das deutsche Bruttoinlandsprodukt (BIP) insgesamt um über 24 Mrd. € niedriger ausfallen. 513.000 Menschen arbeiten im Zahnärztlichen System (Zahnarztpraxen, Öffentlicher Gesundheitsdienst, stationäre Zahnmedizin, Versicherungen, Dentalindustrie und Zahntechnikbetriebe) (vgl. Bundeszahnärztekammer, 2019). Damit nimmt die Zahnmedizin einen nicht unerheblichen Stellenwert in der Gesundheitswirtschaft ein.

Laut einer Studie der Bertelsmann-Stiftung aus dem Jahr 2010 wünschen sich 88 % der Menschen in Deutschland und 90 % in Österreich ein neues Wirtschaftssystem (vgl. Bertelsmann Stiftung, 2010) Die meisten Bürgerinnen und Bürger wollen kein Wachstum um jeden Preis und misstrauen den Selbstheilungskräften der Märkte. Der Kapitalismus sorgt weder für einen sozialen Ausgleich in der Gesellschaft noch für den Schutz der Umwelt oder einen sorgfältigen Umgang mit den Ressourcen. Die Menschen sind an langfristigen Zielen interessiert. Nachhaltigkeit, Umwelt und Soziales liegt vielen Bürgerinnen und Bürgern mehr am Herzen, als Politiker glauben. Die Gemeinwohlökonomie (GWÖ) ist ein Gegenmodell, was die Wünsche dieser Menschen viel stärker berücksichtigt.

Mich hat am meisten eine Aussage aus dem Neuen Testament (Evangelium nach Lukas 16,3) motiviert, auf dieses Gegenmodell der Gemeinwohlökonomie

M. Eigenbrodt (✉)
Zahnarztpraxis am Kreuzberg, Berlin-Kreuzberg, Deutschland
E-Mail: eigenbrodt@zahnarztpraxis-am-kreuzberg.de

© Springer Fachmedien Wiesbaden GmbH, ein Teil von Springer Nature 2022   243
T. Rosenthal und B. Fittkau (Hrsg.), *Gemeinwohlökonomie im Gesundheitswesen,* Forum Gesundheitsmanagement,
https://doi.org/10.1007/978-3-658-37555-3_11

zu setzen: „Ich sage euch: Verschafft euch Freunde mit dem Mammon, dem Geld, das zur Ungerechtigkeit verleitet." Diese Aussage ist an mich als Mensch und Unternehmer gerichtet. Handle ich so, dass der Gewinn nicht nur ein paar Wenigen zugutekommt, sondern dass er dem Wohl aller dient?

Selbst die Bundeszahnärztekammer vertritt nicht nur die gesundheits- und professionspolitischen Interessen des zahnärztlichen Berufsstandes, sondern „ist dabei dem Gemeinwohl verpflichtet" (Bundeszahnärztekammer, 2020). Diese Selbstverpflichtung wird in drei Aufgabengebieten näher erläutert (vgl. Bundeszahnärztekammer, 2020):

- Förderung einer fortschrittlichen und auf wissenschaftlichen Erkenntnissen basierende Zahnheilkunde, die den Patienten in den Mittelpunkt stellt.
- Stärkung der Prävention und Gesundheitsförderung.
- Verbesserung der (zahn-)medizinischen Versorgung der Bevölkerung.

Wünschenswert wäre eine externe Bilanzierung nach den Kriterien der Gemeinwohlökonomie, um konkrete Ergebnisse dieser Selbstverpflichtung zu messen.

Als erste Zahnarztpraxis in Deutschland führen wir unser Unternehmen nach den Prinzipien der Gemeinwohlökonomie. Bei diesem alternativen Wirtschaftsmodell wird Erfolg daran gemessen, wie viel ein Unternehmen zum Wohl der Allgemeinheit beiträgt. Konkret: Wie nachhaltig, fair, solidarisch, gerecht und partizipativ arbeiten wir in unserer Praxis?

Herkömmlich meint wirtschaftliches Denken zumeist die Fixierung auf Gewinnmaximierung und ständiges wirtschaftliches Wachstum. Nicht so in der Gemeinwohlökonomie. Die stellt dieses Wirtschaftsmodell infrage – und auf den Kopf. Die Gemeinwohlökonomie setzt voraus, dass ein Unternehmen auch eine Verantwortung für sein (direktes) Umfeld hat. In der Theorie heißt das, nicht ein möglichst großer Finanzgewinn ist die Maxime, sondern die Steigerung des Gemeinwohls über die Umsetzung von sozialen und ethischen Aspekten in der Betriebsführung. In der Zahnarztpraxis bedeutet das, sich mit folgenden Fragen auseinanderzusetzen: Wie sehen die Arbeitsbedingungen in meiner Praxis aus? Welche Mitspracherechte haben die Mitarbeiterinnen und Mitarbeiter? Welche Kriterien werden beim Einkauf von Elektronik, Papier, PKW, Energie und bei den Gebäuden angelegt? Wird bei der Praxisführung ökologische Nachhaltigkeit sichergestellt? Wird soziale Gerechtigkeit gefördert?

Die Frage, ob Profitmaximierung um jeden Preis und grenzenloses Wachstum den Menschen guttut, hat mich und meine Frau schon lange beschäftigt. Auch in der Zahnmedizin wird dieses Thema derzeit befeuert durch Investoren, die zahnmedizinische Versorgungszentren (Z-MVZ) kaufen. Milliardenschwere

Fremdinvestoren haben den deutschen Dentalmarkt für sich entdeckt. Private-Equity-Gesellschaften und Holdings kaufen hunderte von Zentren in Deutschland um damit maximale Renditen zu erzielen – und dies, ohne die zahnmedizinische Versorgung zu verbessern (vgl. Woratschka, 2020). Investorengetriebene medizinische Versorgungszentren (I-MVZ) dienen nicht in erster Linie der optimalen Patientenversorgung, sondern dem Shareholder Value. Diese Tatsache zeigt sich der Kassenzahnärztlichen Bundesvereinigung (KZBV) zufolge darin, dass im Zeitraum von Anfang 2017 bis Mitte 2018 die abgerechneten Punkt-mengen in investorengetriebene medizinische Versorgungszentren deutlich höher lagen als in zahnärztlichen Einzelpraxen (vgl. Zahnärztliche Mitteilung, 2020).

Statt für die Rendite begeistern wir uns für die Ideen der Gemeinwohl-ökonomie. Inwieweit unser Unternehmen zum Allgemeinwohl beiträgt, wird anhand einer Bilanzierung festgestellt. Hierfür musste sich unsere zehnköpfige Praxis anhand eines Fragenkatalogs der Gemeinwohlmatrix einer detaillierten Untersuchung unterziehen. Die Kriterien zur Bilanzierung sind Nachhaltigkeit, Gerechtigkeit, Menschenwürde, Solidarität und demokratische Mitbestimmung. Nach diesen Aspekten wurde die Praxis schon zweimal bis ins Kleinste durch-forstet. Das erste Mal wurde dieser Prozess von einer Peer-Group 2015 begleitet. 2018 war es neben der Peer-Group von klein- und mittelständischen Unter-nehmerinnen bzw. Unternehmer (KMU) auch ein externes Audit mit Bewertung durch einen Experten bzw. Berater der Gemeinwohlökonomie.

Dafür wurde in unserer Kreuzberger Zahnarztpraxis alles hinterfragt. Jedes Detail unserer unternehmerischen Denk- und Arbeitsweise wurde durchleuchtet. Alles wurde umgekrempelt, jeder Arbeitsschritt und Vorgang skelettiert. Da blieb kein Stein auf dem anderen. Von Januar bis Juni 2018 unterzogen wir uns dem notwendigen Procedere, die Jahre 2015 bis 2017 mit den Matrixkriterien zu untersuchen. Am Ende des Prozesses steht dann die Gemeinwohlbilanz (vgl. Eigenbrodt, 2018).

Ergebnis: Wir kommen auf 428 von 1000 möglichen Punkten. Immerhin eine Steigerung von 48 Punkten zur letzten Bilanz 2015. Wir scheinen auf einem guten Weg zu sein. Allein die Tatsache, dass wir unseren letzten Bericht auf unserer Webseite veröffentlichen, bringt uns beim Untersuchungsindikator Transparenz einige Pluspunkte. Beispielhaft sollen zwei von 20 Bereichen (aus der Matrix) hier erläutert werden:

Bereich 1: Wie ethisch ist unser Beschaffungsmanagement?
Beim Untersuchungsindikator Ethik des Beschaffungsmanagements beispiels-weise geht es laut Handbuch der Gemeinwohlökonomie um die unternehmerische Verantwortung für die vorgelagerten Wertschöpfungsschritte. Ein Blick in

unseren Bericht offenbart: Unsere Praxis verwendet zu 100 % Ökostrom. Wir arbeiten mit keinem Dentallabor aus dem Billiglohn-Ausland zusammen, sondern haben ein eigenes Dentallabor mit einer angestellten Zahntechnikerin. Diese wurde aus einer prekären Situation in einen sozialversicherungspflichtigen Job transferiert. Das Labor ist im selben Gebäude, das garantiert kurze ökologische Wege.

Der Kaffee für Patientinnen bzw. Patienten und Mitarbeiterinnen bzw. Mitarbeiter ist aus fairem und ökologischem Anbau. Die digitale Röntgenanlage ist mit Speicherfolie versehen, das trägt zur geringstmöglichen Strahlendosis bei. In der Praxis wird möglichst doppelseitig gedruckt (das spart Papier) und ein Elektro-Auto wurde angeschafft. Trotzdem erledigt der Chef 95 % der Dienstfahrten ohnehin mit dem Praxisfahrrad. Büromaterial wird bei einem nachhaltigen Anbieter geordert. Recycling-Papier mit Ecolabel wird nicht nur zum Drucken beschafft, sondern auch zum hygienischen Händetrocknen. Durch Weiterentwicklung digitaler Prozesse versuchen wir Druckpapier zu vermeiden.

Bereich 2: Wie fair ist unsere Beschäftigungs- und Entgeltpolitik?
Der wohl wichtigste Faktor in unseren Zahnarztpraxen und im gesamten Gesundheitswesen ist der Mensch. Auch wenn der Fisch vom Kopf stinkt, bin ich ohne mein tolles Team „bewegungsunfähig". In Frankreich geht der Trend zu Ein-Behandler-Praxen. Das kann ich mir persönlich nicht vorstellen und liegt jenseits aller Prognosen für Deutschland. Sicher ist es schwieriger geworden, qualifizierte Mitarbeiterinnen und Mitarbeiter zu gewinnen, doch ohne sie wäre ich weniger als ein halber Zahnarzt. Leider gibt es zunehmend Zahnarztpraxen, die geschlossen werden, weil sie keine geeigneten Mitarbeiterinnen und Mitarbeiter finden können (Abb. 1).

In der Matrix der Gemeinwohlökonomie werden den Menschen verschiedene Punkte gewidmet. Ein Kriterium des Fragenkatalogs ist faire Beschäftigungs- und Entgeltpolitik. Unsere Mitarbeiterinnen und Mitarbeiter erhalten 20 % mehr als die Durchschnittsgehälter von zahnmedizinischen Fachangestellten (ZFA) in unserem Bundesland vorsehen. In Berlin gibt es schon seit Jahren keine Tarifverträge. Eine Betriebsrente bekommen alle Mitarbeiterinnen und Mitarbeiter, die die Probezeit hinter sich haben. Vier Mitarbeiterinnen bzw. Mitarbeiter bekommen eine Umsatzbeteiligung. Wirtschaftliche Folge: Im Benchmark liegen wir mit 39 % an Personalkosten um zehn Prozent höher als Zahnarztpraxen vergleichbarer Größe.

Im Bereich soziales Engagement konnte die Praxis damit punkten, dass sie Altgold- und Kaffee-Spenden für den Jemen sammelt (tearfund.de), den Allgemeinen Deutschen Fahrrad-Club (ADFC) mit einer Fördermitgliedschaft

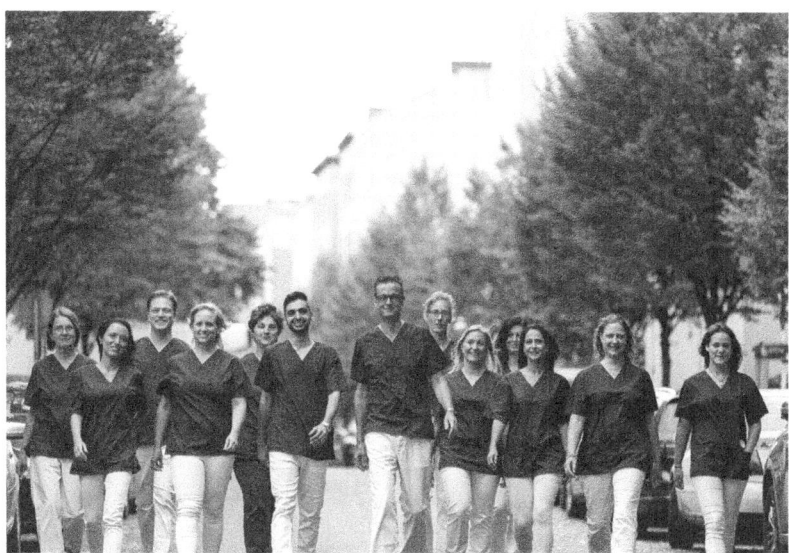

Abb. 1 Team der Zahnarztpraxis am Kreuzberg. (Eigens Bild)

unterstützt und ein Fördermitglied ist bei Rote Nasen Deutschland e. V. – Clowns im Krankenhaus.

Zudem erfüllt unsere Praxis keine der 17 Negativkriterien, die für die Bilanz mit einem Minus zu Buche schlagen. Zu derartigen Kriterien gehören etwa die Verhinderung eines Betriebsrats, Verstöße gegen Umweltauflagen, Dumping-preise oder eine exzessive Einkommensspreizung.

2   Wirtschaftliche Betriebsführung

Doch bei allem Altruismus, wie wirtschaftlich ist eine derartige Betriebsführung? Rechnet sich die Umstellung nach den Prinzipien der Gemeinwohlökonomie? Die Gefahr bleibt, dass man nicht mehr alle Rechnungen bezahlen kann, wenn die Kosten ausufern. Das versuchen wir unternehmerisch im Blick zu behalten.

Die gemeinwohlökonomische Bilanzierung bedeutet nicht nur relativ viel Arbeit, sondern auch eine Standortbestimmung. Wo stehen wir als Praxis und als Team? Wo gibt es noch Luft nach oben? Meine Überzeugung ist, dass die Aus-richtung nach der Gemeinwohlökonomie in einer Zahnarztpraxis uns allen helfen könnte, das manchmal schlechte Image eines monetär motivierten Zahnarztes positiv zu verändern.

Vorteil: Im Zuge der Umstellung habe ich – im Sinne der Gemeinwohlökonomie – meine Arbeitszeit auf eine 4-Tage-Woche reduziert. Das war aber nur durch die Einstellung einer Kollegin möglich. Die gewonnene Zeit für Familie, Freunde und Hobbys möchte ich nicht mehr missen. Mehr Kraft und Motivation für die Arbeit ist aber auch eine positive Nebenwirkung der Umstellung.

Allerdings man braucht Zeit, um für die Bilanz die Praxisstruktur zu durchleuchten. Zudem: Weniger arbeiten und seine Mitarbeiter besser bezahlen, bedeutet weniger Gewinn. Ob das ein Nachteil ist, muss jeder für sich selbst entscheiden.

3   Ehrliche Preispolitik

Für die Zukunft wünsche ich mir, dass der Preis nicht nur ein wichtiger Indikator für Qualität ist, sondern auch die Wahrheit über unseren Naturverbrauch. Unternehmen müssen den Verbrauch von Natur und idealerweise auch sozialer Aspekte einpreisen. Am Beispiel von Amalgamfüllungen wird das deutlich. Zahnärztliche Amalgamfüllungen bestehen zu ca. 50 % aus Quecksilber. Das Bundesinstitut für Arzneimittel und Medizinprodukte (BfArM) empfiehlt schon 2005, bei Schwangeren und Nierengeschädigten auf die Verwendung von Amalgam zu verzichten (vgl. Bundesinstitut für Arzneimittel und Medizinprodukte, 2005). Die Quecksilberverordnung der Europäischen Union (EU) von 2017 geht sogar noch einen Schritt weiter: Auch Stillende und Kinder unter 15 Jahren dürfen nicht mehr mit Amalgamfüllungen versorgt werden (vgl. Amtsblatt der EU, 2017). Im September 2020 gab die Behörde für Lebens- und Arzneimittel der Vereinigten Staaten (FDA) eine neue Leitlinie zur Verwendung von Amalgamfüllungen heraus. Die FDA empfiehlt unter anderem für Patienten mit neurologischen Erkrankungen wie Multipler Sklerose, Alzheimer und Parkinson sowie Patienten mit Nierenschäden und Frauen mit Kinderwunsch keine Amalgamfüllungen mehr zu verwenden (vgl. Shuren, 2020). Diese gesundheitlichen Aspekte sind sicher zu begrüßen, jedoch werden auch Umweltaspekte zu wenig berücksichtigt.

In der Europäischen Union werden jährlich etwa 70 t Quecksilber für Amalgam verwendet, wobei Zahnärzte die Hauptverbraucher darstellen. Schätzungen der Universität Freiburg gehen davon aus, dass sich insgesamt ca. 1300 bis 2200 t Quecksilber in den Zähnen von Einwohnern der EU befinden (vgl. Hylander et al., 2006). Sicher werden beim Entfernen von Amalgamfüllungen 95 % des Quecksilbers von Amalgamabscheidern zurückgehalten, aber diese wurden in der EU lange nicht flächendeckend eingesetzt. Die restlichen umweltschädlichen 5 % vergiften dann doch unsere Umwelt oder gelangen in die Nahrungskette. Vergleicht man den Schaden, den Amalgamfüllungen anrichten, dann spiegelt sich das im Preis für das Füllungsmaterial in keiner Weise wieder.

Auch im BIP sollte konsequenter unterschieden werden zwischen Ausgaben für die Verbesserung und Zerstörung der Umwelt. Wenn durch die Verschmutzung von Wasser und Böden Kosten entstehen, dann sollten diese Kosten konsequenterweise auch in die verursachenden Prozesse oder Stoffe eingepreist werden. Das klingt völlig logisch, ist aber leider ein Paradigmenwechsel für die Gesundheitswirtschaft.

4   Mensch vor Profit

Der Mensch soll im Mittelpunkt stehen, nicht der Profit. Das ist leichter gesagt als getan. Auch ich stehe, wie alle Zahnärzte, unter dem Druck von Umsatzzielen, Minutenpreisen und einer der höchsten Zahnarztdichten in Europa (vgl. Statista, 2020). In Berlin praktizierten im Jahr 2018 etwa 102 Zahnärztinnen bzw. Zahnärzte pro 100.000 Einwohner (vgl. Zahnärztekammer Berlin, 2019). In diesem Umfeld gute Leistungen zu erbringen wie etwa Beratungen, die nicht entsprechend honoriert werden, oder den Mitarbeitern echte Wertschätzung zu geben, bleibt eine Herausforderung.

Jedes Mal, wenn ich unseren Quartalsbericht und Controlling-Report bekomme, moniert mein Steuerberater, dass wir zehn Prozent mehr Personalkosten haben als vergleichbare Praxen in Deutschland. In der Tat sind Löhne die höchsten Abweichungen nach oben im Benchmark. Das sind mir meine Mitarbeiterinnen und Mitarbeiter aber auch wert. Aber die Gefahr bleibt, dass man nicht mehr alle Rechnungen bezahlen kann, wenn die Kosten ausufern.

Deutschlandweit mussten 2017 genau 41 Zahnarztpraxen Insolvenz anmelden. Zahnärztinnen und Zahnärzten gingen aber mehr als doppelt so häufig pleite wie Allgemeinmediziner und fast drei Mal häufiger als andere Fachärzte (vgl. Zahnärztliche Mitteilung, 2018). Ob diese vergleichsweise niedrige Quote nach der Corona-Krise so bleiben wird, ist vor dem Hintergrund fehlender Unterstützungsmaßnahmen für Zahnarztpraxen aus dem Gesundheitsministerium mehr als fraglich.

Der Anteil des Praxisteams am Wohl der Praxis ist nicht zu unterschätzen. Meine Mitarbeiterinnen und Mitarbeiter geben uns immer wieder Ideen für einen positiven Veränderungsprozess. Es macht Spaß, mit meinem Team zu überlegen, wie wir noch besser werden können. Das tun wir nicht nur in wöchentlichen

Teamsitzungen, sondern auch an Klausur-Wochenenden, wo wir uns mal mehr Zeit nehmen. Spaß an und bei der Arbeit ist ein wichtiger Faktor in der Gemeinwohlökonomie, der allerdings auch schwer messbar ist. Die Verantwortung und Herausforderung als Arbeitgeberin bzw. Arbeitgeber ist möglichst viele Faktoren aus dem Weg zu räumen, die die Motivation der Mitarbeiterinnen und Mitarbeiter negativ beeinflussen.

Gewinne erwirtschaften und das Wohl des Gemeinwesens zu verbessern als Unternehmer und Zahnarzt, erfordert nicht nur Idealismus, sondern ist auch zutiefst sinnstiftend.

Literatur

Amtsblatt der EU. (2017). Verordnungen (EU) 2017/852 des Europäischen Parlaments und des Rates vom 17. Mai 2017 über Quecksilber und zur Aufhebung der Verordnung (EG) Nr. 1102/2008. https://eur-lex.europa.eu/legal-content/DE/TXT/PDF/?uri=CELEX:320 17R0852&qid=1603546265600&from=EN.

Bertelsmann Stiftung. (2010). Bürger wollen kein Wachstum um jeden Preis. https://www. bertelsmann-stiftung.de/fileadmin/files/BSt/Presse/imported/downloads/xcms_bst_ dms_32005_32006_2.pdf. Zugegriffen: 20. Okt. 2010.

Bundesinstitut für Arzneimittel und Medizinprodukte|BfArM. (2005). *Amalgame in der zahnärztlichen Therapie*.

Bundeszahnärztekammer. (2019). Statistisches Jahrbuch 2018/2019, Zahnärztliches Satellitenkonto. https://www.bzaek.de/fileadmin/PDFs/df20/_Daten_Fakten_2020.pdf.

Bundeszahnärztekammer. (2020). Organisationstruktur. https://www.bzaek.de/ueber-uns/ organisationsstruktur.html. Zugegriffen: 20. Okt. 2010.

Eigenbrodt, M. (2018). *Gemeinwohlbericht Zahnarztpraxis am Kreuzberg*.

Hylander, L. D., et al. (2006). High mercury emissions from dental clinics despite amalgam separators. *Science of the Total Environment*. https://pubmed.ncbi.nlm.nih. gov/16054673/.

Shuren, J. E. (2020). FDA Issues recommendations for certain high-risk groups regarding mercury-containing dental amalgam (FDA 24.09.2020). https://www.fda.gov/news-events/press-announcements/fda-issues-recommendations-certain-high-risk-groups-regarding-mercury-containing-dental-amalgam.

Statista. (2020). Anzahl praktizierender Zahnärzte in ausgewählten europäischen Ländern in den Jahren 2015 bis 2017. https://de.statista.com/statistik/daten/studie/506743/ umfrage/durchschnittliche-anzahl-zahnaerzte-in-ausgewaehlten-europaeischen-laendern/. Zugegriffen: 20. Okt. 2010.

Woratschka, R. (2020). Immer mehr Großinvestoren in der Zahnmedizin. Fehlende Transparenz bei Versorgungszentren (Der Tagesspiegel vom 11.08.2020). https://www. tagesspiegel.de/wirtschaft/immer-mehr-grossinvestoren-in-der-zahnmedizin-fehlende-transparenz-bei-versorgungszentren/26084054.html. Zugegriffen: 20. Okt. 2010.

Zahnärztekammer Berlin. (2019). Zahnmedizinische Versorgung in Berlin (MBZ 4/2019). https://www.zaek-berlin.de/dokumente/mbz-aktuell/catalogs/MBZ_4_2019/pdf/complete.pdf. Zugegriffen: 20. Okt. 2010.

Zahnärztliche Mitteilung. (2018). 41 Zahnarztpraxen insolvent. https://www.zm-online.de/news/praxis/41-zahnarztpraxen-insolvent/. Zugegriffen: 20. Okt. 2010.

Zahnärztliche Mitteilung. (2020). I-MVZ Thema im Gesundheitsausschuss. https://www.zm-online.de/news/politik/i-mvz-thema-im-gesundheitsausschuss/. Zugegriffen: 20. Okt. 2010.

Praxisberichte zu Genossenschaften im Gesundheitswesen

Die Ärztegenossenschaft Nord eG – Erfahrungen mit dem Genossenschaftsmodell

Thomas Rampoldt, Laura Lüth und Lars Prinzhorn

1 Vorstellung und Entwicklung

Das Gesundheitssystem in Deutschland befindet sich in einem kontinuierlichen Wandel. Auslösende Faktoren sind der medizinische Fortschritt, die demografische Entwicklung der Bevölkerung, der steigende Wettbewerb und die Digitalisierung. Dabei geht es meist nicht um einen Wettbewerb der besten, im Sinne des Gemeinwohls und der bestmöglichen medizinischen Versorgung, als vielmehr darum, Kosten einzusparen, Effizienz zu steigern und ggf. Kapitalgebern und Investoren den Zugang zum Gesundheitssystem zu ermöglichen. Der Kostendruck zwingt auch Krankenkassen in einen Wettbewerb um die lukrativsten Versicherten. Gesetzliche Krankenkassen werben häufig mit Angeboten für diese Bevölkerungsgruppe, während chronisch Kranken Leistungen wegen übergebührlicher Belastung der Solidargemeinschaft verweigert werden. Im Mittelpunkt des Geschehens steht im deutschen Gesundheitswesen nicht mehr primär der Mensch mit seiner(n) Erkrankung(en), sondern vielmehr die Erkrankung eines Menschen in einer Kosten- und Nutzenbilanzierung.

T. Rampoldt (✉) · L. Lüth · L. Prinzhorn
Bahnhofstr., Bad Segeberg, Deutschland
E-Mail: thomas.rampoldt@aegnord.de

L. Lüth
E-Mail: laura.lueth@aegnord.de

L. Prinzhorn
E-Mail: lars.prinzhorn@aegnord.de

© Springer Fachmedien Wiesbaden GmbH, ein Teil von Springer Nature 2022   255
T. Rosenthal und B. Fittkau (Hrsg.), *Gemeinwohlökonomie im Gesundheitswesen,* Forum Gesundheitsmanagement,
https://doi.org/10.1007/978-3-658-37555-3_12

In einem Gesundheitssystem, das wie in Deutschland nicht aus einem Guss besteht, sondern in verschiedene Leistungssektoren aufgeteilt ist, führt der Wettbewerb folglich nicht zwingend zum besten Ergebnis für die Versicherten-gemeinschaft. Historisch gewachsen kennen wir in Deutschland die Bereiche der stationären Versorgung und ambulanten Versorgung, der Rehabilitation, der Pflege sowie einige weitere kleinere Versorgungsbereiche. Jeder Versorgungsbereich hat seine eigene Finanzierungsgrundlage und zum Teil sogar unterschiedliche gesetz-liche Grundlagen im Sozialgesetzbuch (SGB) – z. B. SGB V (ambulante und stationäre Versorgung) und SGB XI (Pflege). Diese Trennung der Sektoren führt zwangsläufig in ein „Spartendenken" der Bereiche, im Gegensatz zu einem ganz-heitlichen patientenorientierten sektorenverbindenden Versorgungsansatz.

Obwohl es sich bei der medizinischen Versorgung um eine übergeordnete gesellschaftliche Aufgabe für das Gemeinwohl handelt und somit auch der Daseinsvorsorge für die Bevölkerung zuzuordnen ist, sind die politischen Weichen zum Teil nicht entsprechend gestellt worden. Als Folge der Privatisierung zahlreicher Krankenhäuser finden beispielsweise unerwünschte „Marktverschiebungen" statt (weg vom notwendigen allgemeinen Ver-sorgungsbedarf hin zu wirtschaftlich attraktiven und häufig spezialisierten Leistungsgeschehen). Durch diese Mechanismen werden Versichertengelder der Solidargemeinschaft entzogen, um unter anderem Gewinn- und Rendite-erwartungen von Kapitalgesellschaften nachzukommen.

Die Privatisierung der Krankenhäuser sollte zu einer Entlastung der öffentlichen Kassen führen und Wettbewerb ins System bringen, um aus-ufernde Kostenstrukturen zu vermeiden. Auch wenn einige Ziele grundsätzlich erreicht wurden, haben wir heute mit begrenztem Leistungsumfang (wirtschaft-lich unattraktive Leistungen werden nicht angeboten) und Fachkräftemangel (unattraktive Arbeitszeiten bei unzureichender Vergütung) als Konsequenz hieraus zu kämpfen.

In der ambulanten medizinischen Versorgung sollte der Wettbewerb ebenso etabliert und forciert werden. Bis 1999 wurde die ambulante medizinische Ver-sorgung durch zwei Monopolisten organisiert. Auf der einen Seite standen die gesetzlichen Krankenkassen als Vertreter der Versichertengemeinschaft und auf der anderen Seite die Kassenärztlichen Vereinigungen (KV) als Vertreter der niedergelassenen Ärzteschaft. Auch wenn die Politik die Strukturen der medizinischen Versorgung durch sektorenübergreifende Kooperationen (z. B.: Integrierte Versorgung – §§ 140a ff. SGB V) verändern wollte, so konnten die Monopolisten Krankenkassen und KV dies blockieren, indem entsprechende Rahmenbedingungen für die Etablierung kooperativer Versorgungsmodelle schlicht nicht geschaffen wurden.

Als Ergebnis dieser Verweigerungshaltung öffnete Birgit Fischer als damalige Bundesgesundheits-ministerin das im SGB V festgeschriebene Monopol zwischen Krankenkassen und KV und ließ Verträge auch zwischen Ärztinnen bzw. Ärzten oder Gruppen von Ärztinnen bzw. Ärzten und Krankenkassen zu. Damit wurde im Norden die Grundidee einer ärztlichen „Parallelorganisation" zur Kassenärztlichen Vereinigung Schleswig-Holstein (KVSH) geboren.

2   Eine Idee gewinnt Gestalt

Gemeinsam mit den ärztlichen Berufsverbänden wurde von der KVSH eine Arbeitsgruppe etabliert, die mögliche Rechtsformen für eine solche Parallel-organisation prüfen sollte. Relativ schnell war klar, dass es eine Organisation werden sollte, die die Interessen der niedergelassenen Ärztinnen und Ärzte ins-besondere gegenüber den gesetzlichen Krankenkassen vertreten, aber auch dem aus der ärztlichen Freiberuflichkeit abzuleitenden Patientenwohl im Hinblick auf die Entwicklung der medizinischen Versorgung Geltung verschaffen sollte. Hier-bei stand von Anfang an der auf das Gemeinwohl zielende Versorgungsgedanke im Vordergrund und nicht die Rendite.

Es sollten keine Mitgliedsbeiträge erhoben werden. Die Ärztinnen und Ärzte sollten sich jedoch an der zu gründenden Rechtsform beteiligen können. Die Motivation zum Beitritt sollte sich nicht aus einem Renditeversprechen ergeben, sondern aus den Mitgliedervorteilen im Rahmen der Teilhabe an der Organisation erwachsen. Der Gedanke „Hilfe zur Selbsthilfe" stellte eine Verbindung zu den Überlegungen des Sozialreformers Friedrich Wilhelm Raiffeisen her, sodass die Rechtsform der eingetragenen Genossenschaft für die am 20. Mai 2000 gegründete Ärztegenossenschaft Schleswig-Holstein eG (ÄGSH) gewählt und die entsprechende Satzung verabschiedet wurde.

Noch in der Nacht zum 21. Mai 2000 wurde der Aufsichtsrat gewählt und der Vorstand benannt. Damit war die ÄGSH existent und (zwar noch nicht ein-getragen aber in Gründung) es wurde der Geschäftsbetrieb aufgenommen. Zu Beginn wurden, anfänglich noch in den Räumen der KVSH, Genossenschafts-anteile in Wert von € 500 pro Anteil von den gut 1200 Gründungsmitgliedern eingezogen. Mit hohem Eigenkapital ausgestattet aber noch ohne wirkliche Geschäftsidee, galt es in erster Linie die wirtschaftliche Sicherung des lang-fristigen Fortbestehens zu erreichen.

3   Die ersten wirtschaftlichen Aktivitäten

Auch bei diesen Überlegungen stand Friedrich Wilhelm Raiffeisen Pate, denn
die ersten Aktivitäten richteten sich auf die Organisation des gemeinsamen
Einkaufs. Die Idee war es, durch die Bündelung von Nachfrage günstige Ein-
kaufskonditionen für die Mitgliedspraxen zu erzielen und den Aufwand der
Ärztegenossenschaft durch Marketingzuschüsse der Kooperationspartnerinnen
bzw. Kooperationspartner zu refinanzieren. Schnell fanden sich Interessentinnen
bzw. Interessenten aus der Wirtschaft, die das Potential von Ende 2000 bereits
über 1600 Mitgliedern (alles Ärztinnen bzw. Ärzte und Psychotherapeutinnen
bzw. Psychotherapeuten aus der ambulanten Versorgung) für ihr Unternehmen
erkannt hatten. Angefangen bei Artikeln des Praxisbedarfs (z. B. Tupfer) über
technische Ausstattungen (z. B. Sonografie, EDV für die Praxis) bis hin zu Versicherungen wurden in den folgenden Monaten Kooperationsverträge mit aus-
gewiesenen Mitgliedervorteilen geschlossen.

Parallel zu diesen Aktivitäten wurden weitere Felder identifiziert, in denen
sich die ÄGSH betätigen sollte. Eines der Felder war der Arzneimittelmarkt. Als
Verordner von Arzneimitteln lösen Ärztinnen und Ärzte einen Vorgang aus, für
den sie möglicher Weise am Ende für unwirtschaftliche Verordnungsweise in
Regress genommen werden, ohne die Mechanismen zwischen der Verordnung
und dem Regress zu kennen, geschweige denn, die Verordnungskosten beeinflussen zu können. Um den Arzneimittelmarkt besser verstehen zu können, wollte
die ÄGSH daher Teil des Marktes werden. Ziel war es auch, den immer noch von
teuren Originalpräparaten dominierten Markt, um günstige Generika im unteren
Preisdrittel zu ergänzen. Dabei wurde die Verordnung eines Arzneimittels nicht
als Selbstzweck gesehen, vielmehr war Zielsetzung die Unterstützung der Ärztin
bzw. des Arztes in einer rationalen, rationellen und auf Arzneimitteltherapiesicherheit (AMTS) ausgelegten Therapie.

4   Die Tochterunternehmen der
       Ärztegenossenschaft

Schon im Dezember 2000 wurde daher die Q-Pharm AG als 100 %ige Tochter
der ÄGSH gegründet. Mit mehreren Partnerinnen und Partnern aus dem Arzneimittelmarkt wurden über ein „Mitvertriebsrecht" ab 2001 generische Arzneimittel (Arzneimittel mit abgelaufen Patenten, die im Sinne der Originalpräpate
„nachgebaut" und aufgrund der entfallenden Kosten z. B. für die Forschung zu

günstigeren Konditionen angeboten werden konnten) in Vertrieb gebracht und bundesweit in deutschen Apotheken abgegeben. Weitere Tochterunternehmen wurden 2005 mit der Ärztedienstleistungsgesellschaft GmbH & Co KG (ädg) und 2009 mit der mediageno Verlags GmbH gegründet.

Nachdem in Deutschland in den folgenden Jahren weitere Ärztegenossenschaften nach dem Muster der ÄGSH gegründet wurden, sollte die Zusammenführung des gemeinsamen Einkaufs über die ädg die Nachfrage über die Ländergrenzen hinaus bündeln. In den besten Zeiten hatte die ädg sieben Ärztegenossenschaften als Gesellschafter. Heute sind es mit der Ärztegenossenschaft Nord eG (äg Nord) und der Ärztegenossenschaft Niedersachsen/Bremen eG (ÄGNW) noch zwei Gesellschafter und der Schwerpunkt der Arbeit der ädg liegt im Bereich der Assekuranz.

Mit der mediageno sollte das Zeitalter der „neuen Medien" auch in Arztpraxen eingeläutet werden. Internetseiten für Arztpraxen mussten entstehen und die sozialen Netzwerke sollten mit Gesundheitsthemen bedient werden. Heute ist die mediageno eine 100 %ige Tochter der äg Nord und befasst sich im Schwerpunkt mit Webseitengestaltung für Arztpraxen und wesentliche Bereiche der Öffentlichkeitsarbeit der äg Nord.

5 Die Verschmelzung von ÄGSH und Ärztegenossenschaft Hamburg eG zur äg Nord

2012 geriet die Ärztegenossenschaft Hamburg eG (ÄGHH) unter starken wirtschaftlichen Druck. Im Dialog mit dem Vorstand der damaligen ÄGSH wurden Optionen zur Vermeidung der Insolvenz der ÄGHH diskutiert. Am Ende der Diskussion stand die Entscheidung, dass die Idee der Ärztegenossenschaft auch für Hamburg erhalten bleiben sollte und so wurde 2013 die Verschmelzung beider Organisationen zur heutigen äg Nord vollzogen.

Heute ist die äg Nord mit 29 Mitarbeiterinnen bzw. Mitarbeitern und einem Jahreshaushalt von gut 2 Mio. € zu einem kleinen mittelständigen Unternehmen herangewachsen und wird von der Gesundheitspolitik in Schleswig–Holstein neben der Ärztekammer und der KV als „dritte Kraft" im Gesundheitswesen im Norden anerkannt. Die Prozesslandkarte der äg Nord macht deutlich, dass sich über die 20 Jahre des Bestehens fünf Kernprozesse entwickelt haben, aus denen Mehrwerte für die Genossenschaftsmitglieder entwickelt werden (Abb. 1).

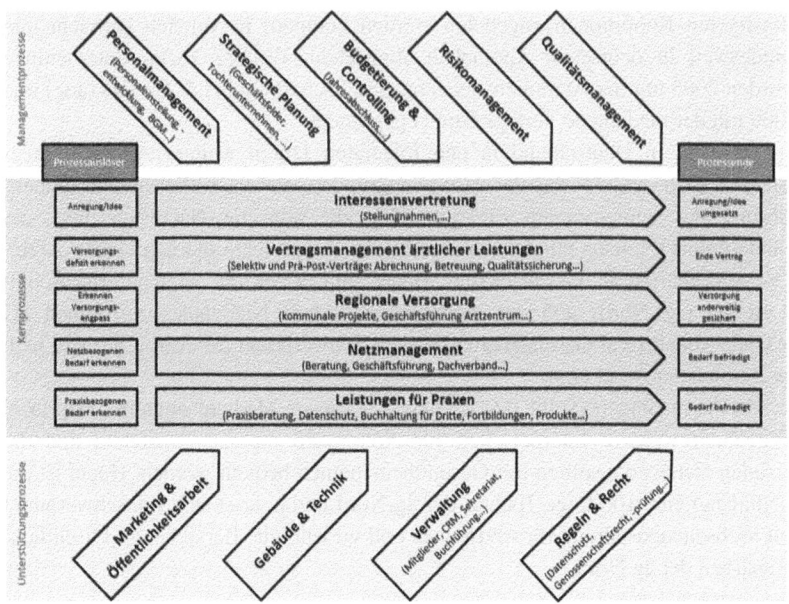

Abb. 1 Prozesslandkarte der äg Nord. (Eigene Darstellung)

6   Genossenschaftliche Ansätze im Gesundheitswesen

Das besondere an der Genossenschaftsidee ist der bei allen Aktivitäten auf den Mitgliedervorteil ausgerichtete Fokus. Es geht bei der Arbeit der äg Nord nicht darum, eine möglichst hohe Dividende für Mitglieder zu erwirtschaften, sondern vielmehr darum, die Mitglieder in ihrer Arbeit in der Patientenversorgung zu unterstützen und zwar bezogen auf den Praxisalltag und das Leistungsgeschehen. Ohne Mitgliedsbeitrag muss sich die Arbeit der Genossenschaft aber aus wirtschaftlichen Aktivitäten refinanzieren. Dabei sollte jedem Mitglied die Möglichkeit gegeben werden, die Geschicke der Genossenschaft mit ihrer bzw. seiner Stimme im urdemokratischen Sinne mitzugestalten.

Tatsächlich hat die äg Nord seit Gründung im Jahr 2000 noch nie Dividende an ihre Mitglieder ausgeschüttet, sondern immer erwirtschaftete Überschüsse in die Patientenversorgung reinvestiert. Auch in der Genossenschaft gibt es natürlich wirtschaftliche Risiken für die Mitglieder. Diese sind aber kalkulierbar, da sie sich auf den eingezahlten Genossenschaftsanteil (bei der äg Nord 500 €) und eine Nachschusspflicht (bei der äg Nord kraft Satzung begrenzt auf einen Genossenschaftsanteil) beschränken. Das Haftungsrisiko des einzelnen Mitglieds der äg Nord begrenzt sich auf 1000 €.

Unser Slogan „medizin verbindet. menschlich – politisch – wirtschaftlich", soll dabei besonders die Werteorientierung des Unternehmens herausstellen. Die Arbeitsergebnisse der äg Nord führen meist auch zu einer echten Verbesserung der Patientenversorgung. Mit der Etablierung innovativer Versorgungsideen sind häufig genug Mitgliedervorteile mit wirtschaftlicher Entlastung der gesetzlichen Krankenversicherung (GKV) verbunden. Der Politik gefällt dabei der Mut, mit dem die äg Nord innovative Versorgungsmodelle im Sinne des Patienten- und Gemeinwohls angeht.

Betrachtet man die Gesamtausrichtung der äg Nord, so ist sie nicht nur den Mitgliedern verpflichtet, sondern auch dem Gemeinwohl. Dies allein schon dadurch, wenn es weiterhin gelänge, den von seiner freien Entscheidung für das Patientenwohl getragenen Arztberuf zu erhalten. Dabei steht die wirtschaftliche Attraktivität bei gleichzeitiger Reduktion der nichtärztlichen, administrativen Aufgaben und die Fortentwicklung einer kooperativen Zusammenarbeit in der Fläche, insbesondere im ländlichen Raum, im Fokus. Ziel ist es, Lösungsansätze für die kommenden Herausforderungen eines bereits eingesetzten Strukturwandels im Gesundheitswesen mitzugestalten.

7 Neue Herausforderungen im Gesundheitswesen

Es gilt, rechtzeitig auf Veränderungen im Gesundheitswesen zu reagieren; besser noch, bereits im Vorwege Strukturen so anzupassen, dass sie den kommenden Veränderungen gerecht werden. Dies bedarf einer kontinuierlichen Beobachtung des „Gesundheitsmarktes" in all seinen Facetten. Es genügt nicht, sich hierbei auf die ambulante Versorgung, dem eigentlichen Tätigkeitsbereich der äg Nord, zu beschränken, denn z. B. Veränderungen im Bereich der Pflege oder in der stationären Versorgung können durchaus massive Konsequenzen für die ambulante medizinische Versorgung haben.

In den letzten zehn Jahren haben wir uns insbesondere den Herausforderungen einer immer älter werdenden Bevölkerung und damit einem zunehmenden medizinischen Versorgungsbedarf bei immer stärker spürbarem Fachkräftemangel zu stellen. Der zukünftige medizinische Versorgungsbedarf ist besonders abhängig von der Altersstruktur der Einwohnerinnen bzw. Einwohner einer

Tab. 1 Krankheitshäufigkeiten je 100.000 Versicherte[3] (Eigene Darstellung)

Krankheiten	2007	2030	Änderung
an Diabetes erkrankte Personen	5102–7906	6640–10.289	+30 %
an Demenz erkrankte Personen	1343	2202	+64 %
Neuerkrankungen Herzinfarkt (jährlich)	396	600	+52 %
Neuerkrankungen Schlaganfall (jährlich)	232	342	+48 %
Neuerkrankungen Krebs (jährlich)	577	766	+33 %
Neuerkrankungen ambulant erworbene Pneumonie (jährlich)	1499	2704	+80 %

Region und bestimmt damit wiederum die Krankheitshäufigkeit. In Schleswig–Holstein wird die Zahl der über 80jährigen bis 2030 um bis zu 70 % zunehmen.[1] Unterschiedliche Studien zu Krankheitsbildern älterer Personen ergaben übereinstimmend, dass parallel zum höheren Durchschnittsalter sowohl akute als auch chronische Erkrankungen zunehmen werden (Tab. 1).[2] Die immer älter werdende Bevölkerung ist sicher auch dem medizinischen Fortschritt zu verdanken. Diese positive Entwicklung geht jedoch einher mit einem sich ändernden Anspruch an eine ausgewogene Work-Life-Balance der in den Arbeitsmarkt eintretenden Generation junger medizinischer Fachkräfte. Zum Beispiel nimmt die absolute Zahl der an der ambulanten Versorgung teilnehmenden Ärzte kontinuierlich zu – und dennoch sinkt die für die Patientenversorgung zur Verfügung stehende Arbeitszeit.

Die ambulante ärztliche Versorgung wurde und wird noch heute getragen durch selbständig tätige Ärztinnen und Ärzte. Wie in anderen Berufsgruppen arbeiten selbständig tätige Ärztinnen und Ärzte häufig über 50 h die Woche, denn je höher der Arbeitseinsatz, desto größer der wirtschaftliche Erfolg und damit umso höher das eigene Einkommen. Diese Grundaussage wird jedoch zum Teil eingeschränkt von berufsspezifischen Regelungen, z. B. Honorarbudgets. Ein vernünftiges Einkommen ist zu rechtfertigen, denn im Gegensatz zum Angestellten trägt die bzw. der Selbständige das wirtschaftliche Risiko für seine Arbeit selbst.

---

[1] Vgl. Ministerium für Inneres, ländliche Räume, Integration und Gleichstellung des Landes Schleswig-Holstein: Annahme und Ergebnisse der Bevölkerungsvorausberechnung 2015 bis 2030 für Kreise und kreisfreie Städte in Schleswig-Holstein (März 2016:14).

[2] Vgl. Robert-Koch-Institut: Gesundheit in Deutschland (2015).

[3] Vgl. Stiftung IGSF: Schriftenreihe Band 122 „Gesundheit und Pflege in Schleswig-Holstein 2012" (April 2012:32 ff.).

Die Selbständigen haben Investitionen zu tätigen und tragen in der Regel auch die soziale Verantwortung für angestellte Mitarbeiterinnen und Mitarbeiter. Neben der eigentlichen Arbeit hat sich der Selbständige auch um die Auftragsbeschaffung sowie rechtliche Grundlagen (z. B. Datenschutz, Betriebsmedizin oder Ausbildung) zu kümmern.

Insbesondere die wirtschaftlichen Risiken der selbständigen Tätigkeit, aber auch die zahlreichen rechtlichen Auflagen scheuen viele in den Arbeitsmarkt neu eintretende Ärztinnen und Ärzte. Das Bedürfnis nach Sicherheit nimmt in gleichem Maße zu. Daraus resultiert, dass viele Ärztinnen und Ärzte heute eher angestellt arbeiten möchten und nicht in Selbständigkeit. Allein in Schleswig–Holstein sind derzeit ca. 30 % der in der ambulanten Versorgung tätigen Ärztinnen und Ärzte angestellt – Tendenz steigend. Schon hieraus resultiert ein Absinken der durchschnittlichen Arbeitszeit, denn angestellte Ärzte wollen geregelte Arbeitszeiten.

Hinzu kommt, dass immer mehr Frauen die Facharztausbildung abschließen. Auch hierfür gibt es Gründe, z. B. den Numerus Clausus, der von Frauen häufig besser erreicht wird. Für die nachrückende Ärztegeneration gilt über alle Geschlechter, dass sie ihre Arbeit besser mit der Familienplanung in Einklang bringen wollen. Sie wünschen sich Teilzeitarbeit, wodurch die zur Verfügung stehende durchschnittliche Arbeitszeit je Ärztin bzw. je Arzt weiter sinkt. Einher geht diese Entwicklung mit dem Wunsch junger Medizinerinnen und Mediziner nach Teamarbeit, transprofessioneller und intersektoraler Zusammenarbeit.

Betrachtet man die derzeitigen Strukturen im Gesundheitssystem in Deutschland, so finden wir in der ambulanten Versorgung noch häufig die klassische Einzelpraxis – einen meist männlichen Arzt in selbständiger Tätigkeit, der den Praxisbetrieb mit angestellten medizinischen Fachangestellten und nicht selten mit der mitarbeitenden Ehefrau organisiert. Da das Zulassungsrecht in Deutschland auch nicht einfach die Anstellung einer weiteren Ärztin bzw. eines weiteren Arztes erlaubt (die benötigten Ärztinnen bzw. Ärzte werden im Verhältnis zur Bevölkerungszahl einer Region geplant und zugelassen), ist ärztliche Teamarbeit in solchen Praxen ausgeschlossen.

Auch die Zusammenarbeit über die Sektorengrenzen hinaus gestaltet sich bis heute schwierig. Dies ist den verkrusteten Strukturen im Gesundheitssystem geschuldet, die durch getrennte Sozialgesetzbücher zementiert werden und dem daraus resultierenden Umstand, dass jeder Versorgungssektor seine eigene Interessenvertretung hat (z. B. in Schleswig–Holstein die Kassenärztliche Vereinigung für die ambulante Versorgung, die Krankenhausgesellschaft für die stationäre Versorgung und die Pflegekammer für die Pflege). Das endet bei knappen finanziellen Ressourcen eher im Tauziehen als in einer gemeinsamen intersektoralen Zusammenarbeit.

Bei all diesen Problemen ist natürlich nicht zu vergessen, dass sich auch das Gesundheitssystem der Digitalisierung öffnen muss. Das Instrument einer elektronischen Patientenakte kann beispielsweise den Akteurinnen bzw. Akteuren im Gesundheitssystem einen Gesamtüberblick über das Leistungs-geschehen über alle Sektoren (ambulant, stationär und/oder pflegerisch) bieten. Zur Digitalisierung gehört aber auch die künstliche Intelligenz. Bereits jetzt sind sich selbst optimierende Algorithmen bei der Beurteilung von Röntgenaufnahmen oder Blutbildern hilfreich, die aufgrund hunderttausender Vergleichsdaten teils zielsicherer Diagnosen stellen als erfahrene Fachärzte.

Ebenfalls haben wir es mit einer ständig wachsende Zahl von GesundheitsApps zu tun, die es Patienten ermöglichen, über das eigene Smart-phone zum Beispiel ein Krankheitstagebuch zu führen, Therapieempfehlungen abzufragen oder gar über eine Smartwatch Vitalfunktionen aufzuzeichnen und den Träger bei Auffälligkeiten zu warnen oder mit der Patientenakte des Arztes zu interagieren.

Der Strukturwandel ist im vollen Gange und all diese Herausforderungen sind für die einzelne Ärztin bzw. den einzelnen Arzt kaum bis gar nicht zu bewältigen. Die äg Nord nimmt sich diesen Themen an und entwickelt Lösungsmodelle. Diese münden in neue Praxisstrukturen (Zusammenführung von Einzelpraxen in größere Praxiseinheiten), in die Entwicklung von Kooperationsmodellen (Zusammenarbeit zwischen Krankenhäusern und der ambulanten Versorgung, z. B. im Bereich des Einweisungs- und Entlassungsmanagements) oder auch in Selektivverträge mit Krankenkassen (z. B. im Hinblick auf die Etablierung tele-medizinischer Leistungen, die derzeit nicht Gegenstand der Regelversorgung sind).

Nutznießer der Arbeit der äg Nord sind aber nicht nur die Mitglieder durch moderne Praxisstrukturen, zwischen den Sektoren abgestimmte Behandlungs-prozesse oder die Etablierung von digitalen Medien in den Praxisalltag, sondern insbesondere die Patienten durch die verbesserte medizinische Versorgung. Partizipieren können aber auch die gesetzlichen Krankenkassen, weil optimierte und kooperative Behandlungsprozesse sowie der Einsatz moderner Technik wie der Telemedizin Kosten sparen und Doppeluntersuchungen vermeiden hilft. Am Ende ist die jeweilige Versicherte bzw. der jeweilige Versicherte besser ver-sorgt oder kann zum Beispiel bei einer Arbeitsunfähigkeit schneller wieder dem Arbeitsmarkt zugeführt werden. Auch der Politik ist geholfen, weil wir Lösungs-modelle für diverse Problemstellungen in der Versorgung entwickeln oder theoretische Ansätze aus Gesetzen in die Praxis überführen. Im Folgenden wird zunächst die Organisationsstruktur der äg Nord vorgestellt, um dann auf konkrete Projekte und Aktivitäten einzugehen – z. B. die Entwicklung regionaler Versorgungsprojekte oder wie wir Kommunen in der Daseinsvorsorge unterstützen.

8   Facetten der äg Nord

Die äg Nord hat sich Veränderungen und Neuerungen gegenüber stets offen und innovativ gezeigt, um sich ändernden Rahmenbedingungen und Herausforderungen im Gesundheitssystem zu stellen. Die daraus resultierende kontinuierliche Erweiterung des Dienstleistungsangebotes führte im Ergebnis zu einem stetigen Wachstum der Mitarbeiterinnen und Mitarbeitern in den vergangenen Jahren. 2018 fand eine Diversifikation der Struktur durch die Bildung von fünf Ressorts statt. Die neue Struktur orientiert sich hierbei stark an den beschriebenen Kernprozessen (Abb. 2) und definiert eindeutig Kompetenzen und Verantwortungen. In der Außenwahrnehmung bestehen klare Ansprechpartner für bestimmte Themen.

In der weiterentwickelten Struktur fand die Bildung und Etablierung einer Stabsstelle Organisationsentwicklung als zentraler Baustein, ebenso wie die Aufnahme des Projektmanagements als ein den Ressorts übergeordnetes Instrument statt.

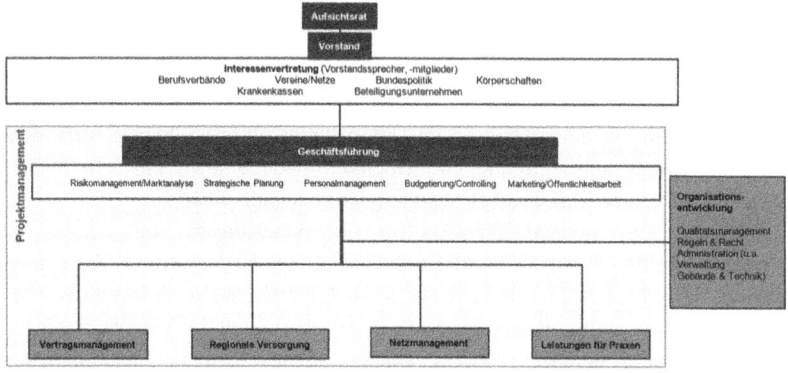

Abb. 2 Organigramm der äg Nord. (Eigene Darstellung)

Die äg Nord ist in und über Schleswig–Holstein hinaus als verlässlicher und innovativer Partner bei Krankenkassen und vielen weiteren Akteuren im Gesundheitswesen sowie der Gesundheitspolitik bekannt. Dadurch hat die Anzahl neuer Projekte in der jüngeren Vergangenheit, einerseits durch die fortschreitende technologische Entwicklung und anderseits u. a. durch diverse Fördermöglichkeiten, deutlich zugenommen. Die Projekte werden über mehrere Ressorts hinaus organisiert, sodass verschiedene Expertisen einfließen.

Im Rahmen des Qualitätsmanagements, als Teilaspekt der Organisationsentwicklung, werden die Prozesse (die Ablauforganisation) tiefergehend beschrieben. Die Stabstelle Organisationsentwicklung wird als wesentliches Instrument genutzt, um die internen Prozesse und Abläufe an sich verändernde Rahmenbedingungen anzupassen. Sie enthält übergreifende interne Themenfelder wie Qualitätsmanagement, Regeln und Recht oder weitere administrative Aufgaben. Die Kompetenzen der Stabstelle werden je nach Bedarf von der Geschäftsführung oder den Ressortverantwortlichen hinzugezogen. Unterstützungsprozesse müssen zuarbeiten. Ziel dieser Überlegung ist, dass eine unterstützende Aufgabe nicht hierarchisch über den operativen Geschäftsfeldern steht. Dennoch sind die beschriebenen Themenfelder auch im Gesamtkontext der Organisation zu sehen. Angelehnt an das ab 2018 eingeführte neue Modell, sind entsprechend der Organisationshierarchie ebenfalls die Kommunikationsprozesse ausgerichtet.

Neben der Kommunikation ist das Thema Personalmanagement ein wesentlicher Bereich im internen Unternehmensumfeld. Als verlässlicher und innovativer Arbeitgeber übernimmt die äg Nord soziale Verantwortung in der Region. Mitarbeiterin bzw. Mitarbeiter bei der äg Nord zu sein bedeutet, eine langfristige Zusammenarbeit mit viel Eigenständigkeit einzugehen. Kreativität und Begeisterungsfähigkeit der Mitarbeiterinnen und Mitarbeiter tragen zum Erfolg der Genossenschaft bei. Jede Mitarbeiterin bzw. jeder Mitarbeiter wird individuell gefördert und die äg Nord unterstützt Weiterbildungen in jeder Form, nicht zuletzt, um Aufstiegschancen im Unternehmen zu ermöglichen. Außerdem sind flexible und familienfreundliche Arbeitszeitmodelle sowie ein betriebliches Gesundheitsmanagement fester Bestandteil der Personalpolitik.

Aufgrund des stetigen Wandels im Gesundheitsmarkt muss auch die Organisationsstruktur der äg Nord kontinuierlich angepasst werden. Zur Unterstützung der schnellen Entscheidungswege sind technische Neuerungen und Veränderungen notwendig. Beispielsweise ist der Austausch in Videokonferenzen oder Chatgruppen durchaus denkbar. Darüber hinaus wird die Flexibilisierung des Arbeitsplatzes angestrebt, um über gesicherte Verbindungen Teilbereiche des Servers zu öffnen und/oder Cloudlösungen anzubieten, sodass ein reibungsloser externer Zugriff von Vorstandsmitgliedern, Geschäftsführung und Ressortleitung sowie bestimmten Mitarbeiterinnen bzw. Mitarbeitern zukünftig möglich ist. Diesen Veränderungsprozessen hat sich die äg Nord bereits angenommen und wird in 2020 wesentliche Meilensteine umsetzen.

Grundsätzlich ist das Organigramm der äg Nord an den Prozessen und Abläufen orientiert. Ziel der Struktur ist klare Verantwortungsbereiche und Kompetenzen zu etablieren, welche sich über die Ressortgrenzen hinweg befruchten und den Austausch von Wissen fördern. Die einzelnen Ressorts und ihre Facetten werden im Folgenden näher vorgestellt.

Ressort 1: Interessenvertretung

Die äg Nord verfolgt die gemeinsame Interessenvertretung auf vielfältige Weise durch direkte Kontakte mit Politikern, Vertretern der Krankenkassen und der Wirtschaft, durch Pressearbeit, Diskussionsveranstaltungen, Thesenpapiere sowie Demonstrationen gegen verfehlte Gesundheitspolitik. Dabei arbeitet sie eng mit den Körperschaften, den Praxisnetzen, freien Verbänden, ärztlichen Berufs- verbänden und sonstigen ärztlichen Organisationen in der Region zusammen. Die Freiberuflichkeit, die Mitgliederinteressen und das Patientenwohl stehen dabei immer im Zentrum unseres Einsatzes. Der politische Einfluss wird durch die Kooperation mit anderen Parallelorganisationen im gesamten Bundesgebiet gestärkt. Die äg Nord ist mit anderen Genossenschaften und MEDI-Verbünden im MEDI GENO Deutschland e. V. vereint. Ebenfalls beteiligt sich die äg Nord an der Allianz deutscher Ärzteverbände unter anderem mit dem Hartmannbund, NAV-Virchow-Bund und dem Spitzenverband der Fachärzte (SpiFa) und ist auf dem Deutschen Ärztetag vertreten. Dabei bekennt sich die äg Nord zu einer freien, unabhängigen ärztlichen und psychotherapeutischen Berufsausübung und setzt sich deshalb für die Mitglieder als berufspolitische Interessenvertretung ein. Diese Aufgaben der Interessenvertretung sieht der Vorstand in seiner Gesamtver- antwortung.

Jedes Mitglied der äg Nord hat die Möglichkeit, sich neben der Arbeit im Vorstand und Aufsichtsrat im ersten Organ der Genossenschaft – der einmal im Jahr stattfindenden Generalversammlung – als stimmberechtigter Miteigentümer in den Meinungsbildungsprozess einzubringen. Im Spannungsfeld der heutigen Herausforderungen im Gesundheitswesen, mit dem demografischen Wandel, dem Fachkräftemangel und der Diskussion um Wartezeiten einhergehend, fordert die äg Nord seit langem die einzig vernünftige sich daraus schlussfolgernde Maßnahme der Politik: Die konsequente Förderung einer sektorenverbindenden Versorgung verbunden mit einer Neuordnung der veralteten Vergütungssysteme.

Eine der Kernforderungen im vergangenen Jahr war, dass die Politik wieder mehr die regionalen Besonderheiten der Versorgung berücksichtigen sollte. Den

Krankenkassen und Kommunen sollten mehr Anreize geschaffen werden, um in innovative Verträge und Projekte besonders im ländlichen Raum zu investieren. Auch in Zukunft wird die äg Nord sich den Herausforderungen im Gesundheitswesen durch eine starke Interessenvertretung entgegenstellen und die fünf Kernfelder ihres Engagements voranbringen:

- Etablierung neuer, intersektoraler und interprofessioneller Kooperationen im Gesundheitswesen
- Organisation einer patientenzentrierten und patientengerechten, zeitgemäßen Versorgung
- Entlastung der Praxen von administrativen und bürokratischen Aufgaben durch intelligente Delegationsmodelle, technische Hilfestellungen und rationale Dienstleistungsangebote
- Gestaltung einer verlässlichen finanziellen Zukunftsabsicherung ihrer Mitglieder
- Stärkung des Wirgefühls der ärztegenossenschaftlichen Gemeinschaft

Am Ende möchte die äg Nord durch ihr berufspolitisches Engagement die Mitglieder so unterstützen, dass diese „mit Freude Ärztin bzw. Arzt sein" und ihren Beruf qualitativ hochwertig unter den bestmöglichen Rahmenbedingungen ausüben können.

Ressort 2: Vertragsmanagement
Das Ressort Vertragsmanagement umfasst die Verhandlung und Abrechnung von Selektivverträgen und bildet ein wichtiges Geschäftsfeld der äg Nord ab. Die GKV Gesundheitsreform 2000 sorgte für die Rahmenbedingungen, schaffte erste Ansätze zur integrierten, sektorenübergreifenden Versorgung ohne KV und so für Krankenkassen die Möglichkeit, mit Leistungserbringer und/oder Managementgesellschaften wie der neu gegründeten ÄGSH Verträge abzuschließen. Seither kümmert sich die äg Nord intensiv um die Entwicklung und verlässliche Abrechnung von fach- und sektorenübergreifenden Verträgen (Selektiv- und Prä-/Post-Verträge) mit dem Ziel, die medizinische Versorgung durch neue Leistungen außerhalb der Regelversorgung und zum Wohle der Ärztinnen bzw. Ärzte und Patientinnen bzw. Patienten zu verbessern. Die äg Nord hat sich gemeinsam mit dem Hausärzteverband auch in die Entwicklung und Konzeptionen der später etablierten hausarztzentrierten Versorgung eingebracht, heute eine weitere wichtige Versorgungsform unter dem Dach der Selektivverträge.

Im historischen Verlauf bis zum heutigen Tag gab es viele gesetzliche Änderungen und Bestimmungen, Sozialgerichtsurteile sowie die enge Rechtsauslegung des Bundesversicherungsamts, die immer wieder Einfluss auf Fortbestehen und Abschluss von Selektivverträgen genommen haben. Gemäß den derzeitigen Regelungen des § 140a SGB V (Stand 1/2020) können vonseiten der gesetzlichen Krankenkassen Verträge zur besonderen Versorgung (ehemals integrierte Versorgung) unter anderem mit Ärztinnen bzw. Ärzten oder Gruppen von Ärztinnen bzw. Ärzten geschlossen werden. Diese Verträge sollen unter möglicher Einbeziehung weiterer Leistungserbringer, ggf. auch weiterer Kostenträger wie den Pflegekassen, Innovationen neben der bestehenden Regelversorgung in der ambulanten Versorgung etablieren.

Die äg Nord managt aktuell über 20 Verträge zur besonderen Versorgung. Diese beginnen mit ambulanten Eingriffen bei Augenerkrankungen, über Präventionsangebote im Rahmen der Schwangerschaft, frühkindlichen Versorgung und telemedizinische Anwendungen in ländlichen und unterversorgten Regionen. Hausarztpraxen werden telemedizinisch mit Kollegen anderer Fachgruppen vernetzt und Medizinische Fachangestellte (MFA) mit Telerucksäcken ausgestattet, um Hausbesuche mit enger elektronischer Anbindung an die Ärztinnen bzw. Ärzte zu gestalten.

Im Bereich der ambulanten Operationen gibt es eine Vielzahl von Selektivverträgen – insbesondere deshalb, da sowohl seitens der Krankenkassen als auch seitens der Leistungserbringer hier im Rahmen von Komplexpauschalen Leistungsinhalte (ärztliche Leistungen und beispielsweise Sachkosten) zusammengefasst werden können. Dies führt zu einer Vereinfachung der Handhabung und Abrechnungen und bringt auf beiden Seiten Planungssicherheit bezüglich des Leistungsgeschehens.

Ein weiterer Bereich, um leitliniengerecht, zusätzlich optimierte Leistungen für den Versicherten anzubieten, sind Selektivverträge in Ergänzung zu strukturierten Versorgungsprogrammen. Innerhalb dieser sogenannten Disease-Management-Programmen (DMP) werden Patientinnen bzw. Patienten mit chronischen Erkrankungen wie Diabetes mellitus, koronare Herzkrankheit (KHK), chronisch obstruktive Lungenerkrankung (COPD), Asthma oder Brustkrebs versorgt. Durch die Ergänzungen des Selektivvertrags können Patienten über Dokumentationsplattformen und mobile Anwendungen engmaschig und ohne Praxisbesuche zielgerichteter ärztlich begleitet werden. Auf diese Weise können unnötige Arztbesuche vermieden und Patientinnen bzw. Patienten gerade in ländlichen Gebieten über Videosprechstunden engmaschig begleitet werden. Selektiv erweitert wird die Versorgung auch durch ein Case-Management, das

Patientinnen bzw. Patienten durch das komplizierte und in Sektoren und Teilbereiche zergliederte Gesundheitssystem führt.

Mit der Einrichtung des Innovationsfonds im Bund und einem Strukturfonds
im Land Schleswig–Holstein wurden weitere Instrument geschaffen, um Versorgungsinnovationen zu fördern. Die äg Nord ist auch dort in verschiedenen
Projekten beteiligt, z. B. um unerkannte aber gefährliche Herzrhythmusstörungen
durch Arzneimittelnebenwirkungen aufzudecken oder im ländlichen Versorgungs-
raum Schmerzpatienten besser zu versorgen.

Abschließend lässt sich sagen, dass die gesetzlichen Rahmenbedingungen
den Innovationsgrad der Selektivverträge im historischen Verlauf insbesondere
unter dem Fokus „Kostenneutralität" eingeschränkt haben. Trotzdem gibt es
viele Möglichkeiten und Ausgestaltungsformen, um Versorgungsinnovationen im
Rahmen eines Selektivvertrages auszuprobieren.

Ressort 3: Regionale Versorgung
Das mittlere Durchschnittsalter der selbstständigen Ärztinnen und Ärzte wird
in den kommenden Jahren in ganz Schleswig–Holstein weiter steigen und eine
große Zahl der niedergelassenen Ärztinnen und Ärzte wird in den Ruhestand
gehen. In Folge dessen werden zahlreiche Vertragsarztsitze nach zu besetzen sein.
Insbesondere in den ländlichen Gemeinden in Schleswig–Holstein wird es wegen
der Entfernung zu Großstädten mit Universitätsstandorten wie Hamburg, Kiel,
Lübeck oder Flensburg zusehends schwieriger werden, die Nachbesetzung mit
interessierten Nachwuchskräften zu sichern.

Die KVSH beschrieb in der Veranstaltung „Zukunft Gesundheit" im März
2018, dass sich die Entwicklung der einzelnen Nahbereiche in Bezug auf den
Versorgungsgrad in den kommenden Jahren drastisch verändern wird. Von den
insgesamt 1900 niedergelassenen Hausärztinnen und Hausärzten in Schleswig–
Holstein seien 600 mindestens 60 Jahre (d. h. ca. 30 % der Hausärzte werden
in den kommenden Jahren in den Ruhestand gehen). Die Anzahl der allgemein-
medizinischen Facharztanerkennungen pro Jahr sei für die notwendige Nachfolge bereits heute nicht ausreichend. Im gesamten Bundesgebiet entsteht
eine Konkurrenzsituation um neu niedergelassene Ärztinnen und Ärzte. Insbesondere in kleineren Städten nimmt die Bevölkerung eine Verschlechterung
der ärztlichen Versorgung, auch der hausärztlichen, wahr.[4] Dies gilt auch für

---

[4]Vgl. AOK Bundesverband: forsa-Umfrage mit rund 2000 Befragten (Stadt. Land. Gesund.
– 2019).

Schleswig–Holstein. Eine weiterhin negative Entwicklung des hausärztlichen Angebotes wird ohne Nachfolger ebenfalls unumgänglich sein.

Die äg Nord hat aufgrund der beschriebenen Entwicklung Strategien zur medizinischen Versorgung der Zukunft erarbeitet und begleitet bzw. realisiert regional innovative Konzepte. Dabei wird grundsätzlich die freiberufliche Selbstständigkeit angestrebt. Alternativ dazu gibt es jedoch einige weitere Lösungsmodelle (z. B. kommunale Trägerschaften), welche unter bestimmten Voraussetzungen umgesetzt werden können. Ziel der Modelle ist immer, durch attraktive Rahmenbedingungen für die Nachbesetzung der Hausarztsitze zu werben und diese so zu sichern. Diese Konzepte und Ideen kommen dem Lebensmodell der nachrückenden Ärztegeneration entgegen und beachten die jeweiligen Bedürfnisse und Wünsche der Akteure.

Die junge Generation möchte meist nicht die kaufmännische Verantwortung für den Praxisbetrieb übernehmen und das hohe finanzielle Risiko durch den Kauf eines Kassenarztsitzes tragen. Da zudem überwiegend Frauen als Nachwuchsärztinnen bzw. Nachwuchsärzte zur Verfügung stehen, muss ein Betriebsmodell entwickelt werden, dass dieser Ärztegeneration und ihrem Anspruch auf eine ausgewogene Work-Life-Balance entgegenkommt.

Das Ressort Regionale Versorgung ist das jüngste Ressort der äg Nord und hat aufgrund der beschriebenen Situation in ländlichen Regionen seit 2015 eine große Dynamik erfahren. In Norddeutschland wurden in den vergangenen Jahren viele Projekte von der äg Nord mit hoher Zufriedenheit der Beteiligten begleitet – Ende 2018 ist das erste Projekt in Mecklenburg-Vorpommern gestartet. Nach wie vor zeichnen sich die Projekte durch eine hohe Individualität aus. Während in manchen Regionen auf Amtsebene mit mehreren Kommunen und vielen beteiligten Ärztinnen und Ärzten gearbeitet wird, drehen sich die Projekte an anderer Stelle um die Vergrößerung und Nachfolgesuche einzelner Praxen. Das Vorgehen wird dabei stets an die regionalen Gegebenheiten angepasst und die Konzepte in enger Abstimmung mit den Gemeinden und unter stetiger Wahrung der Interessen aller beteiligten Ärztinnen und Ärzten erarbeitet.

Zum Selbstverständnis der äg Nord gehört immer, dass nur dort Projekte über die ersten Gespräche mit den Gemeinden hinaus begleitet werden, wo die niedergelassenen Ärztinnen bzw. Ärzte den klaren Wunsch nach Unterstützung und Veränderung äußern. Die Aufgabe der äg Nord ist nicht, die Wunschlösung einer Kommune oder eines Investors zu realisieren, sondern die Versorgung im Rahmen eines zukunftsfähigen Modells im Sinne der eigenen Mitglieder und ihrer Patienten zu sichern. In den meisten Fällen sind jedoch die Ziele der Gemeinde und die der Ärztinnen bzw. Ärzte kompatibel und können zu einer gemeinsamen Lösung geführt werden.

Viele Gemeinden in Norddeutschland haben als grundsätzliches Ziel die Aufrechterhaltung der bisherigen hausärztlichen Versorgung im Ort, da dies auch der Aufrechterhaltung der übrigen Infrastruktur und damit dem Gemeinwohl dient. Die Sicherstellung einer qualitativ hochwertigen medizinischen Versorgung in der Region steht jedoch meist vor diversen Herausforderungen, weil einige Hausärztinnen bzw. Hausärzte kurz vor dem Renteneintritt stehen, ein steigender Bedarf aufgrund der alternden Bevölkerung ansteht und eine lückenhafte Nahverkehrsversorgung den Zugang zu ärztlicher Versorgung erschwert. Vor dem Hintergrund der Daseinsvorsorge entschieden sich so immer mehr Gemeinden in Norddeutschland dafür, bei der Entwicklung von attraktiven Rahmenbedingungen für die nachfolgende Ärztegeneration mitzugestalten und zu unterstützen.

Im Sozialgesetzbuch (SGB V) sind unter anderem zwei Möglichkeiten geschaffen worden, welche eine kommunale Trägerschaft einer Arztpraxis zulassen:

- Zum einen kann durch eine kommunale Eigeneinrichtung nach § 105 SGB V in unterversorgten Regionen eine Gemeinde als Betreiber von Kassenarztsitzen fungieren.
- Zum anderen ist die Gründung von Medizinischen Versorgungszentren (MVZ) nach § 95 SGB V eine Möglichkeit der Unterversorgung entgegenzuwirken.

Unabhängig von der Organisationsform wird meist das Ziel beschrieben, eine große Praxiseinheit zu gründen. Durch die Zentralisierung von mehreren hausärztlichen Kassenarztsitzen entsteht die Möglichkeit, einen attraktiven Arbeitsplatz mit Teamarbeit, Teilzeitmodellen und in modernen Räumen zu realisieren.

Das bekannteste Leuchtturmprojekte der äg Nord – das Ärztezentrum Büsum – ist weit über die Grenzen Schleswig-Holsteins bekannt. 2015 wurde in Büsum die erste kommunale Eigeneinrichtung in Deutschland gegründet. Hierbei wurden vier hausärztliche Kassenarztsitze in einem Zentrum zusammengeführt, welches in der Rechtsform der gGmbH organisiert wird. Bereits zu Betriebsbeginn erfolgte der Umbau der hausärztlichen Einzelpraxen zu einem modernen Hausarztzentrum. Durch die Zusammenführung ergab sich ein nicht unerheblicher Raumgewinn, der mit einer Apotheke ausgefüllt werden konnte. Im Zuge der Gründung sind neben den Ärzten weitere Gesundheitsdienstleister auf das Projekt aufmerksam geworden und haben sich diesem angeschlossen. Auch das alte Kurzentrum wurde privatisiert und ist nun gepaart mit einer Physiotherapiepraxis Teil des Gebäudekomplexes. Durch weitere Erweiterungen des Gebäudes konnten sich eine Heilpraktikerin mit dem Schwerpunkt Osteopathie und ein

Pflegebüro für häusliche Pflege anschließen. Ebenfalls konnte ein Schulungszentrum realisiert werden, welches unter anderem Platz für Fortbildungen von Patientinnen und Patienten bietet. Insgesamt ist in Büsum seit 2015 ein ansprechendes Gesundheitszentrum mit diversen Akteuren entstanden, welche sich gegenseitig befruchten und gemeinsam kooperieren. Derzeit haben weitere Anbaumaßnahmen begonnen, um hier weitere Gesundheitsdienstleister wie z. B. eine Zahnarztpraxis anzubinden.

Die Idee des Gesundheitszentrums Büsum trägt auch den Gedanken der Robert Bosch Stiftung zu patientenorientierten Zentren zur Primär- und Langzeitversorgung (PORT) mit, welcher eine Versorgung über verschiedene ambulant tätige Berufsgruppen hinweg ermöglichen möchte. In Büsum sollen (gefördert von der Robert Bosch Stiftung) durch Case Management eine engmaschigere und telemedizinische Betreuung unter Einbeziehung der Ressourcen von Patientinnen und Patienten (Empowerment) bei chronisch Kranken bessere Therapieergebnisse erzielt werden. Weitere Bestandteile des Projekts sind die Einbindung von bestehenden oder neuen, ehrenamtlichen Hilfsangeboten und Selbsthilfegruppen in das Gesundheitszentrum. Freiwillige können in vielen Bereichen Hilfe leisten, die bisher durch medizinisches Fachpersonal oder gar nicht abgedeckt wurden. Durch Hinzunahme von sozialen Unterstützungsangeboten in der Gesundheitsversorgung wird chronisches Leiden vermindert, soziale Benachteiligung reduziert und Lebensqualität verbessert. Dies führt auch zu einem ressourcensparenden Effekt im Bereich direkter Gesundheitsdienstleister und zu einem besseren Zusammenhalt in der Gesellschaft.

Ressort 4: Netzmanagement
Das Ressort Netzmanagement umfasst bei der äg Nord jegliche Form von „Dienstleitungen" und Unterstützung, die ein Ärztenetz individuell benötigt. Hierbei stehen primär nicht Erlöse und Refinanzierbarkeit der Arbeit der äg Nord im Vordergrund, sondern vielmehr Unterstützung, Begleitung und Professionalisierung, mit dem Ziel der Strukturierung regionaler, sektorenverbindender Versorgungsprozesse.

Ärztinnen und Ärzte organisieren sich in verschiedensten Organisations- und Rechtsformen. Am bekanntesten sind die jeweils nach Fachgruppen zusammengeschlossenen Berufsverbände. Hier tritt jede Ärztin bzw. jeder Arzt und entsprechend seiner Fachgruppe freiwillig „ihrem bzw. seinem" Berufsverband bei, um ihre bzw. seine Interessen politisch und wirtschaftlich vertreten zu lassen. In den Berufsverbänden sind sowohl niedergelassene Vertragsärztinnen bzw. Vertragsärzte als auch Krankenhausärztinnen bzw. Krankenhausärzte vertreten. Dies

bedeutet, dass diese Interessensverbünde beispielsweise im Rahmen von Jahres-
tagungen oder Fortbildungen die Plattform für einen Austausch der Sektoren über
organisatorische und medizinische Themen bilden.

Darüber hinaus sind die Berufsverbände Institutionen, die Empfehlungen zu
Behandlungsleitlinien und Therapieschemata aussprechen sowie als Ratgeber
in medizinischen Fragestellungen der jeweiligen Fachspezifikation fungieren.
Insbesondere dieser Punkt ist in Bezug auf die Patientenversorgung von großer
Bedeutung, da über die Berufsverbände die Aktualität der Versorgung gesichert
und entsprechend die Behandlungsstandards erarbeitet und begleitet werden. In
der politischen Diskussion sind die Berufsverbände von Bedeutung, um auf Ver-
besserungsmöglichkeiten in der Versorgung hinzuwirken und beispielsweise
neue und innovative Therapieverfahren auf dem Weg in die Regelversorgung zu
begleiten.

Neben den Berufsverbänden als fachspezifische Zusammenschlüsse haben
sich regionale Ärztenetze in der Versorgungslandschaft etabliert. Insbesondere
in Schleswig–Holstein gibt es seit Ende der neunziger Jahre eine Vielzahl an
regionalen Ärztenetzen – unter anderem bedingt durch frühe Kooperationen und
Förderung durch gesetzliche Krankenkassen.

Im Jahr 2014 wurde auf Basis einer Änderung in der Gesetzgebung (§ 87b
SGB V) erstmalig die Bedeutung von Ärztenetzen im Gesetzestext festgeschrieben. Die jeweils zuständige KV entscheidet darüber, ob ein Ärztenetz
die Strukturvoraussetzungen gemäß den Richtlinien nach § 87 b SGB V erfüllt
und damit für einen Zeitraum von fünf Jahren anerkannt bzw. zertifiziert wird.
Die Zertifizierung eines Netzes ist ein Merkmal an dem der Organisationsgrad
und die Leistungsfähigkeit eines Ärztenetzes gemessen werden. Diese Faktoren
umfasst auch das Netzmanagement, welches die äg Nord als Dienstleistung
anbietet.

Im Rahmen des Zertifizierungsprozesses sind unter anderem Behandlungspfade nachzuweisen, die regionale Versorgungsprozesse (je nach regionaler
Struktur, z. B. Vorhandensein eines Krankenhauses) abbilden. Hier geht es um
die Optimierung des patientenorientierten Zusammenwirkens mehrerer Gesund-
heitsakteure. Die äg Nord unterstützt sowohl bei deren Entwicklung als auch bei
sich hieraus ergebenden zertifizierten Fortbildungen für die Netzmitglieder. Dabei
können beispielsweise Übergabeprozesse bei der Überweisung vom Hausarzt an
den Facharzt definiert und abgestimmt werden. Ein derartiges Zusammenwirken
zwischen den Fachgruppen führt dann zu einer verbesserten Versorgung des Versicherten und häufig auch zu kürzeren Wartezeiten. Auch Netzarbeitsgruppen, die
sich beispielsweise mit dem Thema Arzneimitteltherapiesicherheit beschäftigen,

um die Häufigkeit von unerwünschten Wechsel- und Nebenwirkungen zu reduzieren, werden durch das Know-How der äg Nord unterstützt.

Die Bestrebungen der regionalen Ärztenetze im Rahmen des Netzmanagements sind auf Kooperationen innerhalb der Mitglieder und mit anderen Professionen und Einrichtungen des Gesundheitswesens ausgerichtet. Dies zeigt sich auch an der Rechtsform der meisten Ärztenetze in Schleswig-Holstein, die überwiegend als Vereine organisiert und satzungsgemäß regelhalft nicht auf wirtschaftliche Aktivitäten ausgerichtet sind. Hier wird eher die koordinierte Zusammenarbeit organisiert und die Patientenversorgung in strukturierten Behandlungspfaden verbessert.

Ein Beispiel für eine gut funktionierende sektorenverbindende patientenorientierte Versorgung ist die spezialisierte ambulante Palliativversorgung (SAPV). In 2008 wurde die SAPV in das SGB V aufgenommen. Die heutige Struktur verbindet die ambulante Versorgung mit der stationären und der pflegerischen Versorgung. Hier steht die Bedürftigkeit der Patientin bzw. des Patienten im Vordergrund, bei dessen Behandlung ein multiprofessionelles Team aus verschiedenen Leistungssektoren unter Hinzuziehung einer koordinierenden Stelle mitwirkt. Die SAPV wird jedoch in den jeweiligen Bundesländern über Selektivverträge gesondert geregelt und mit einem eigenen Vergütungssystem ausgestattet. Einer der Erfolgsfaktoren, zu deren Durchsetzung die äg Nord für Schleswig–Holstein beigetragen hat.

Abschließend lässt sich sagen, dass die Dienstleistung der äg Nord eine wichtige Unterstützung für die Professionalisierung, den Organisationsgrad, das Aktivitätsspektrum und die Leistungsfähigkeit von regionalen Ärztenetzen ist. Schwerpunkt dieser Tätigkeit bildet die Förderung der inter- und transsektoralen Kooperation – immer mit dem Ziel einer verbesserten und reibungslosen Patientenversorgung. Es gibt seitens der regionalen Ärztenetze und der äg Nord (für das Netzmanagement) keine primäre Gewinnerzielungsabsicht – vielmehr werden die akquirierten Finanzmittel reinvestiert (z. B. personell in neue Projekte, Entwicklung neuer Behandlungspfade oder Fortbildungsmaßnahmen).

Ressort 5: Leistungen für Praxen
Insbesondere in dem Ressort Leistungen für Praxen soll das Ziel verfolgt werden, dass ein individueller Vorteil für das Mitglied entsteht. Die Verbesserung der wirtschaftlichen Lage für Mitglieder und die Entlastung bei nichtärztlichen Tätigkeiten stehen hierbei im Vordergrund. Der umfangreiche Service soll dazu führen, dass das Mitglied die äg Nord als ersten Ansprechpartner in Praxisangelegenheiten kontaktiert. Die äg Nord entwickelt in diesem Zuge maßgeschneiderte

Angebote. Je nach Arbeitsmodell (selbständig oder angestellt) und im Spannungsfeld zwischen Selbstbestimmung und Entlastung kann die Ärztin bzw. der Arzt entweder einzelne Bausteine oder das Gesamtpaket Dienstleistung an die äg Nord delegieren.

Ziel ist eine breite Angebotsvielfalt, um alle Zielgruppen innerhalb der Mitglieder passgenau zu unterstützen. Die äg Nord sieht ihre Aufgabe insbesondere auch darin, den sich neu niederlassenden und den ihre Praxis abgebenden Ärztinnen bzw. Ärzte wirkungsvolle Hilfe anzubieten. Das Modell, in dem jahrzehntelang ältere Kolleginnen bzw. Kollegen ihre Praxen an jüngere Kolleginnen bzw. Kollegen verkauft haben, funktioniert an vielen Orten heute nicht mehr. Die jüngeren Kolleginnen und Kollegen achten verstärkt auf eine bessere Work-Life-Balance und wollen eher im Angestelltenverhältnis arbeiten – ohne die Zusatzbelastung einer Selbständigkeit und ohne wirtschaftliche Risiken. Viele ältere Kolleginnen und Kollegen müssen enttäuscht feststellen, dass sie den Kaufpreis, den sie einst in ihre Praxis investiert und als Teil ihrer Altersversorgung eingeplant haben, nicht realisieren können, weil sie keine Nachfolger finden, die ihre Praxis übernehmen.

Gegründet wurde die äg Nord im Sommer 2000 als politisches Statement der Ärzteschaft. Eine freie Organisation (die ohne die Zwänge einer Anstalt öffentlichen Rechts auskommt) und der die Ärztinnen bzw. Ärzte freiwillig und ohne laufende Beiträge beitreten können, soll ihre Interessen auf mehreren Ebenen vertreten. Um ohne Mitgliedsbeiträge auszukommen, musste sich die ÄGSH – heute äg Nord – von Anfang an selbst durch wirtschaftliche Aktivitäten finanzieren. Bei der typischen genossenschaftlichen Bedarfsbündelung galt und gilt das Credo, dass die Mitglieder in allen Bereichen der Praxis von den Einkaufsvorteilen ihrer Organisation profitieren. Seit der Gründung wurden verschiedene Kooperationen geschlossen, gekündigt, neue Partner gesucht und eigene Dienstleistungen entwickelt. Um die über mehrere Jahre hinweg gewachsenen Strukturen zu organisieren und gezielter auf die Bedarfe der Mitglieder eingehen zu können, wurde der Bereich Leistungen für Praxen als eigener Kernprozess und somit als eigenes Ressort abgebildet.

Ein wichtiger Indikator für den Erfolg eines Kooperationsvertrages ist die Höhe des genossenschaftlich gebündelten Umsatzes, wenn auch der wirtschaftliche Erfolg nicht die höchste Priorität bei der äg Nord hat. Mit vielen Kooperationspartnern werden aus diesem Grund die einzelnen Verträge stetig beworben. Außerdem werden Forderungen zur Verbesserung gesetzlicher Rahmenbedingungen aufgestellt und Angebote erstellt, welche den Umgang mit diesen erleichtern. Von der äg Nord wurde beispielsweise ein Angebot für den Datenschutz (bis hin zum Stellen eines externen Datenschutzbeauftragten) in der Arztpraxis geschaffen, in regionalen Praxisnetzen zum Thema geschult und neue Fortbildungen organisiert, damit die Arztpraxen auf die gestiegenen Anforderungen der Datenschutzgrundverordnung (DSGV) vorbereitet sind.

Um Ärztinnen und Ärzte in ihrem Praxisalltag zu entlasten, werden sie durch die äg Nord preiswert unter anderem in betriebswirtschaftlichen Fragen beraten. Außerdem führt die äg Nord bedarfsorientierte Schulungen für die Mitglieder sowie Medizinische Fachangestellte durch. Bestehende Kooperationen werden zudem ständig weiter ausgebaut und eigene Leistungen neu entwickelt. Im Focus der äg Nord steht, den Kontakt zu den Mitgliedern zu intensivieren. Es werden Mitglieder besucht und zu ihren Erwartungen und Wünschen befragt, sodass stets eine bedarfsorientierte Angebotspalette aufrechterhalten wird.

9   Fazit

Zusammenfassend kann man feststellen, dass die Rechtsform der Genossenschaft das Potential entfalten kann, um dem Gedanken des Gemeinwohls sehr nahe zu kommen. Wir alle kennen zahlreiche Beispiele, in denen Bürger ihre Interessen in die eigenen Hände nehmen und Gemeinwohl und Ökonomie in regional aufgestellten Bürgergenossenschaften zusammenführen. Denken wir nur an regionale Energiegenossenschaften, Wassergenossenschaften oder auch die Idee des von Bürgern in der Rechtsform der Genossenschaft getragenen „Tante Emma Ladens" um die Ecke.

Eben diesen Gedanken haben auch die gut 1.200 Gründungsmitgliederinnen und Gründungsmitglieder der Ärztegenossenschaft Schleswig–Holstein eG im Mai 2000 aufgegriffen, als sie ihre Ärztegenossenschaft ins Leben gerufen haben. Auslöser waren die wirtschaftlichen Interessen einzelner, nämlich die Reduktion der Praxiskosten durch gemeinsamen Einkauf und die Verbesserung der Erlössituation durch den Abschluss von direkten Verträgen mit den gesetzlichen Krankenkassen (Selektivverträge) über Leistungen, die nicht Bestandteil des Kollektivvertrages waren, aber dennoch eine sinnvolle Ergänzung des Versorgungsgeschehens darstellten.

Über die letzten 20 Jahre hat sich die heutige Ärztegenossenschaft Nord eG zu einem mittelständischen Unternehmen entwickelt, das sich aktiv in die ambulante Versorgung der Bevölkerung einbringt. Hier werden die wirtschaftlichen Interessen der Mitglieder der Ärztegenossenschaft mit dem Gemeinwohl, nämlich der medizinischen Versorgung der Bürger, dem Patientenwohl Einzelner in Summe, zusammengeführt. Die Teilaspekte unserer Arbeit, abgebildet in den Kernprozessen, werden am Ende wieder zu dem Gesamtbild einer modernen ambulanten Versorgung, verbunden mit Kooperationsmodellen zur Überwindung der Sektorengrenzen, entsprechend der individuellen regionalen Bedürfnisse zusammengefügt.

Nur eine wirtschaftlich gut aufgestellte, von administrativen Aufgaben entlastete Arztpraxis kann auch nachhaltig für die medizinische Versorgung wirken. Ebenso wichtig ist die zeitgemäße Struktur mit attraktiven Arbeitsbedingungen und der Praxisintegration in das heutige Gesundheitsnetzwerk, um attraktiv für die nachrückende Ärztegeneration zu sein. Darum kümmern wir uns im Interesse unserer Mitglieder und zum Wohle der Bürgerinnen und Bürger im Norden der Bundesrepublik Deutschland.

Literatur

Ministerium für Inneres, ländliche Räume, Integration und Gleichstellung des Landes Schleswig-Holstein. (2016). Annahmen und Ergebnisse der Bevölkerungsvorausberechnung 2015 und 2030 für Kreise und kreisfreie Städte in Schleswig-Holstein (März 2016: 14). Kiel.

Robert-Koch-Institut. (2015). Gesundheit in Deutschland. Robert Koch.

Stiftung IGSF. (2012). Schriftenreihe Band 122 „Gesundheit und Pflege in Schleswig-Holstein 2012" (April 2012:32 ff). Kiel, Schmidt & Klaunig.

AOK Bundesverband. (2019). Forsa-Umfrage mit rund 2000 Befragten (Stadt. Land. Gesund. – 2019). AOK.

Ärztehaus Stadt Tengen eG – Erfahrungen aus dem ersten genossenschaftlichen Ärztehaus-Projekt Süddeutschlands

Marian Schreier

1 Einleitung

Der Beitrag beschreibt Gründung, Organisationsmodell und Vorteile der *Ärztehaus Stadt Tengen eG*. Die Genossenschaft wurde 2019 gegründet mit dem Ziel, die haus- und zahnärztliche Versorgung in der Stadt Tengen durch den Bau eines Ärztehauses zu sichern und das soziale Zusammenleben in der Stadt zu fördern. Anders als andere genossenschaftlich organisierte Ärztehäuser kümmert sich die Genossenschaft „nur" um Planung, Bau und Vermietung des Gebäudes, nicht aber um den Betrieb der Praxen. Die *Ärztehaus Stadt Tengen eG* ist das erste genossenschaftlich organisierte Ärztehaus-Projekt in Süddeutschland.

2 Ausgangslage

Die Stadt Tengen (Landkreis Konstanz) ist eine Landstadt mit rund 4600 Einwohnerinnen und Einwohnern in der Nähe des Bodensees. Wie in vielen kleinen und ländlichen Gemeinden ist die Sicherung der haus- und zahnärztlichen Versorgung mittlerweile auch in Tengen zu einer der zentralen Infrastruktur- und Standortfragen geworden. Bis Anfang des Jahres 2015 gab es in der Stadt drei Allgemeinarztpraxen mit insgesamt sechs kassenärztlichen Sitzen.

M. Schreier (✉)
Tengen, Deutschland
E-Mail: m.schreier@tengen.de

© Springer Fachmedien Wiesbaden GmbH, ein Teil von Springer Nature 2022
T. Rosenthal und B. Fittkau (Hrsg.), *Gemeinwohlökonomie im Gesundheitswesen,* Forum Gesundheitsmanagement,
https://doi.org/10.1007/978-3-658-37555-3_13

Verteilt auf eine Gemeinschaftspraxis sowie zwei Einzelpraxen. Durch Tod und Pensionierung der Praxisinhaber wurden die beiden Einzelpraxen in den Jahren 2015 bzw. 2016 vakant. Trotz intensiver Bemühungen, auch vonseiten der Stadtverwaltung, konnten die beiden Praxen nicht nachbesetzt werden.

Auch wenn die Stadt Tengen mit der verbliebenen Gemeinschaftspraxis und vier Arztsitzen (noch) nicht zu den unterversorgten Gebieten in Baden-Württemberg zählt, gewann die Zukunft der ärztlichen Versorgung ab dem Jahr 2016 noch einmal an Bedeutung. Dies vor allen Dingen aus zwei Gründen:

- Auf der einen Seite waren auch bei der Gemeinschaftspraxis Verrentungen absehbar.
- Auf der anderen Seite waren die Praxisräumlichkeiten den Anforderungen des Praxisbetriebs zunehmend nicht mehr gewachsen.

Auch mit Blick auf die örtliche Zahnarztpraxis war klar, dass sich die Nachfolgefrage in den nächsten Jahren stellen würde. In beiden Fällen stellte die Raumsituation außerdem eine Herausforderung dar: Angefangen von der fehlenden Barrierefreiheit über die Praxisgrößen bis hin zur technischen Ausstattung. Mit anderen Worten: Die Nachfolge in der Gemeinschafts- wie in der Zahnarztpraxis würde unter schwierigen Rahmenbedingungen stattfinden und die Zukunft der ärztlichen Versorgung in der Stadt Tengen war ungewiss.

Angesichts dieses „Panoramas" spielte die Zukunft der ärztlichen und zahnärztlichen Versorgung in der öffentlichen und kommunalpolitischen Debatte eine erwartbar große Rolle. In einer Haushaltsbefragung im Herbst/Winter 2015 und einem daran anschließenden Bürgerbeteiligungsprozess zur Entwicklung eines Leitbilds Stadt Tengen 2030 (vgl. Stadt Tengen, 2017, S. 27) gehörte die Sicherung der ärztlichen Versorgung und schon der Bau eines Ärztehauses zu den wichtigsten Themen. Der Gemeinderat debattierte erstmals im Sommer 2016 in nicht öffentlicher Sitzung über ein Grundlagenpapier zur Sicherung der hausärztlichen Versorgung, das in einem Grundsatzbeschluss für die Realisierung eines Ärztehauses mündete.

3 Erste Phase der kommunalpolitischen Diskussion

Das Grundlagenpapier skizzierte mögliche kommunale Optionen entlang zweier Fragen: Wer baut die neue Immobilie – das Ärztehaus? Diskutiert wurden zu diesem Zeitpunkt eine Realisierung durch einen Investor oder die Stadt selbst. Und wer verantwortet den Betrieb – die Ärzteschaft oder eine geteilte

Praxisträgerschaft zwischen Kommune und Ärzteschaft. In der kommunal-politischen Diskussion kristallisierte sich schnell heraus, dass ein Einstieg der Kommune in die Organisation bzw. Trägerschaft der Praxis ausschied, wegen rechtlicher Hürden und schlechter Erfahrungen mit einer kommunalen Beteiligung im Pflegebereich.

Mit Blick auf die bauliche Dimension lag die Präferenz anfangs bei einer Investorenlösung. Deshalb wurden in einer ersten Phase ein Raumprogramm und ein Vorentwurf in Zusammenarbeit mit einem regionalen Investor erarbeitet. Parallel wurde die Standortfrage diskutiert. 2018 lobte die Stadt Tengen schließlich einen Planungswettbewerb rund um das Rathaus aus, der u. a. eine städtebauliche Realisierung in der Nähe des Rathauses am Kastaniengarten prüfen sollte. Der Siegerentwurf (siehe Abb. 1) der Arbeitsgemeinschaft Prof. Werner Bäuerle und Frowin Lüttin (Konstanz) zeigte die Machbarkeit über-zeugend auf, sodass der Gemeinderat im Herbst 2018 den Standort am Rat-haus festlegte. Während der Planungswettbewerb schon lief, bewegte sich die

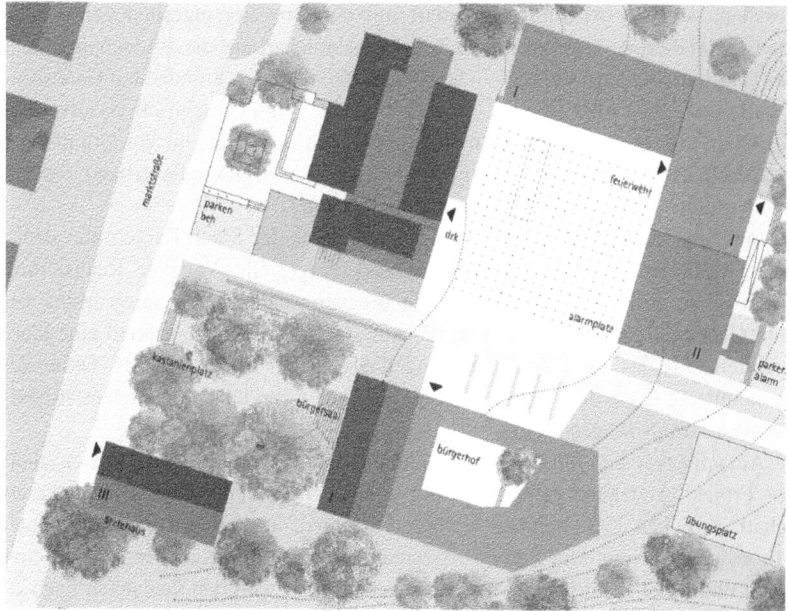

Abb. 1 Ergebnis Planungswettbewerb 2018 zur Standortfindung Ärztehaus (Arbeits-gemeinschaft Prof. Bäuerle/Lüttin, Konstanz)

kommunalpolitische Diskussion noch zwischen den „üblichen Verdächtigen" – einem Bau durch die Stadt selbst oder der Gewinnung eines Investors, der dann die Praxen vermieten würde. Eine Verschiebung in der Debatte setzte ein, als zunehmend klar wurde, dass sich vor allem durch die anfänglich präfierte Investorenlösung keine adäquaten Mieten für die Arztpraxen würden realisieren lassen. Ebenso spielte die Frage der Nachhaltigkeit eine Rolle: Bei einer Umsetzung durch einen Investor war nicht garantiert, wie langfristig das Engagement vor Ort sein würde.

4   Auf dem Weg zur Genossenschaft – die Vorgründungsphase

Beginnend ab dem Sommer 2018 wurde verwaltungsintern die Möglichkeit einer Genossenschaftsgründung sondiert. Neben einer günstigeren Miete für die Ärzteschaft wurden Vorteile beim Genossenschaftsmodell insbesondere in der Nachhaltigkeit des Engagements und einer schnelleren Abwicklung des Projekts gesehen, weil der Abstimmungsbedarf mit dem Investor entfallen würde. Die interne Sondierung konzentriere sich im Wesentlichen auf die Wirtschaftlichkeit des Geschäftsmodells, die rechtliche Ausgestaltung der zu gründenden Genossenschaft und die Abschätzung des Gründungs- und Organisationsaufwands. Nachdem ein tragfähiges Grundmodell entwickelt und in einem Vor-Gründungs-Gespräch mit dem Baden-Württembergischen Genossenschaftsverband erörtert wurde, folgte der Einstieg in die politische Beratung.

Im September 2018 wurden dem Gemeinderat der Stadt Tengen alle denkbaren Optionen zum Bau des Ärztehauses vorgestellt: Von der Realisierung durch einen Investor über den Bau in eigener, städtischer Verantwortung bis zum Genossenschaftsmodell. In der Diskussion zeichnete sich schnell eine klare Präferenz für das Genossenschaftsmodell ab. Schon am 08.10.2018 fasste der Gemeinderat dann den Grundsatzbeschluss zur Gründung der Genossenschaft *Ärztehaus Stadt Tengen*.

Ausschlaggebend für die Entscheidung war, dass durch die Genossenschaft das Projekt Ärztehaus gemeinsam mit anderen Akteuren, wie z. B. der Ärzteschaft, örtlichen Unternehmen oder den Kirchen, angegangen werden konnte. Mit anderen Worten: Der Bau des Ärztehauses in Ko-Produktion von öffentlicher Hand und gesellschaftlichen Akteuren (sieh Abb. 2). Um den Gedanken der Ko-Produktion deutlich zu machen, sollte schon zum Einstieg in die Öffentlichkeitsarbeit ein Gründungsteam aus unterschiedlichen gesellschaftlichen Bereichen versammelt werden. Dies glückte. Als Gründungsmitglieder konnten u. a. die

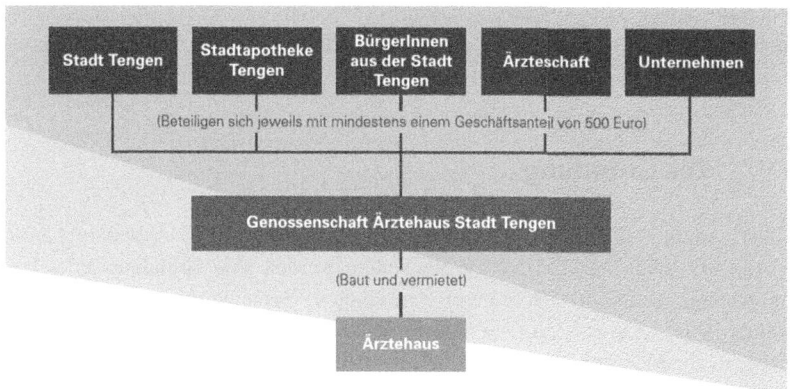

Abb. 2 Grundmodell der Genossenschaft Ärztehaus Stadt Tengen. (Eigene Darstellung)

beiden örtlichen Banken (Sparkasse und Volksbank), beide Kirchengemeinden, die Ärzteschaft, Stadtapotheke, Pflegeheim, Campingplatz sowie einige örtliche Multiplikatorinnen und Multiplikatoren gewonnen werden. Dies war der Grundstein für die öffentliche Phase der Genossenschaftsgründung.

Um die Genossenschaft möglichst niedrigschwellig zu organisieren, wurde die Mindestbeteiligung an der Genossenschaft mit einem Anteil in Höhe von 500 € festgelegt. Auch wenn vorrangig Bürgerinnen und Bürger aus der Stadt Tengen als Mitglieder angesprochen werden sollten, wurde ein Wohnsitz in der Stadt Tengen nicht als formale Voraussetzung für die Mitgliedschaft definiert. Dabei spielte eine Rolle, dass das Einzugsgebiet der Arztpraxen über die Stadt Tengen hinausreicht und auch Nachbargemeinden aus den Landkreise Konstanz, Schwarzwald-Baar und Tuttlingen umfasst.

Am 19.12.2018 waren schließlich alle Interessierten zu einer ersten Informationsveranstaltung eingeladen, in der die Genossenschaftsidee und die Möglichkeiten zur Partizipation vorgestellt werden sollten. Die Resonanz war überwältigend: Mehr als 200 Bürgerinnen und Bürger, überwiegend aus der Stadt Tengen, nahmen an der Veranstaltung teil. Viele bekundeten schon im Rahmen der Veranstaltung ihr Interesse, bei der Genossenschaft mitmachen zu wollen. Mit Abschluss der Veranstaltung konnten Absichtserklärungen zur Beteiligung an der Genossenschaft gezeichnet werden. Diese waren noch nicht rechtlich verbindlich, sollten vielmehr helfen, das Interesse und die potenzielle Anzahl der Genossenschaftsanteile abzuschätzen – quasi als Testlauf, ob die Genossenschaftsidee auch in der Breite Resonanz findet. Der Rücklauf war ebenfalls überwältigend, sodass

schon im Januar 2019 Absichtserklärungen für mehrere hundert Genossenschafts-
anteile vorlagen. Damit war klar, dass die Gründung formal in Angriff genommen
werden konnte.

5 Die Gründung

Daher konnte die formale Gründungsversammlung der *Ärztehaus Stadt
Tengen eG* schon am 10.02.2019 abgehalten werden. Als Gründungsaufsichts-
rat wurden Karlheinz Hofgärtner (entsandtes Gemeinderatsmitglied) sowie
Werner Schwacha als Vertreter der Sparkasse und Erich Rothfelder als ehe-
maliger Stadtkämmerer gewählt. Der Aufsichtsrat bestellte anschließend
Marian Schreier, Bürgermeister der Stadt Tengen, und Dr. Andreas Luckner,
pensionierter Arzt der Gemeinschaftspraxis, als Gründungsvorstände. Nach
positivem Gründungsgutachten wurde die *Ärztehaus Tengen eG* schließlich am
14.03.2019 in das Genossenschaftsregister eingetragen. Damit lagen zwischen
erster Informationsveranstaltung und Eintragung nur etwa drei Monate. Die Mit-
gliederzahl der Genossenschaft ist auch nach der formalen Gründung kontinuierlich angewachsen. Inzwischen zählt die *Ärztehaus Stadt Tengen eG* über 400
Mitglieder, die über 690.000 € an Genossenschaftsanteilen gezeichnet haben.
Damit sind fast 10 % der Bürgerinnen und Bürger der Stadt Tengen Mitglied der
Genossenschaft.

6 Planung, Genehmigung und Ausschreibung

Die erste Phase vor und nach Gründung und Eintragung war stark durch viele
rechtliche und organisatorische Fragen geprägt: Versicherungsschutz, Definition
von Geschäftsabläufen, Abstimmungen mit dem Verband. Parallel wurde die
Bauplanung in Angriff genommen. Hier zeigten sich die antizipierten Vorteile
des Genossenschaftsmodells. Das Raumprogramm und darauf aufbauend die
Planung wurde in mehreren Runden gemeinsam mit der Ärzteschaft entwickelt.
Dadurch, dass kein Investor zwischengeschaltet war, ging dies sehr rasch und
unkompliziert. Außerdem ist die Genossenschaft aufgrund geringerer Rendite-
erwartung als ein institutioneller Investor flexibler bei der Berücksichtigung von
Wünschen der Ärzteschaft (Abb. 3).
  War das Ärztehaus anfangs zweigeschossig geplant mit je einem Geschoss
für Gemeinschaftspraxis und Zahnarzt, so ergab sich im Planungsprozess eine
Ergänzung um ein Geschoss:

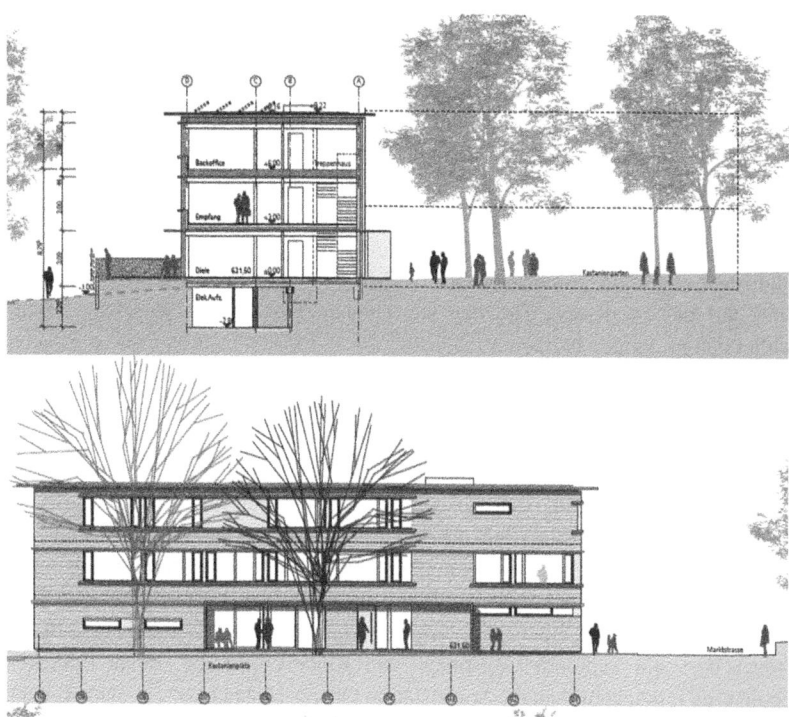

Abb. 3 Ansicht und Schnitt Ärztehaus (Prof. Bäuerle, Konstanz)

- Zum einen suchte die Sozialstation Oberer Hegau einen weiteren Standort für eine Senioren-Tagespflege. Die Stadt Tengen mit ihren acht Teilorten bot sich dafür an, weil es bislang noch kein Tagespflegeangebot vor Ort gibt.
- Zum anderen war die Stadt Tengen bemüht, zusätzliche Betreuungsplätze für Kinder unter drei Jahre zu schaffen.

Daraus entstand die Idee, beide Einrichtungen im Erdgeschoss des Ärztehauses mit einem gemeinsamen Essbereich unterzubringen – so können sich generationsübergreifende, gemeinsame Aktivitäten, wie z. B. Vorlesen oder Basteln, entwickeln. Beide Nutzungen waren aus Sicht der Genossenschaft sehr willkommen, weil sie dem Genossenschaftszweck – Förderung des sozialen Zusammenlebens – entsprechen und zu einer weiteren Belebung des Gebäudes beitragen. Schließlich können die Betreuungsangebote im Ärztehaus auch ein Attraktivitätsfaktor für die Gewinnung von ärztlichem Nachwuchs sein.

Aufgrund der schnellen Abstimmungsrunden konnte das Baugesuch schon im Mai 2019 gestellt werden, die Genehmigung folgte im Dezember 2019 – ziemlich genau ein Jahr nach der ersten Informationsveranstaltung. Parallel zum Genehmigungsprozess wurde die Ausschreibung der Bauleistungen vorbereitet. Da das Ärztehaus Tengen ein kompletter Holzbau ist, wurde eine Generalunternehmerausschreibung präferiert. Dazu wurden eine Reihe von regionalen Holzbaufirmen angefragt. Nach mehreren Verhandlungsgesprächen fiel die Wahl am Ende auf die Fa. Kaspar Holzbau aus Gutach. Der formale Zuschlag konnte schließlich im Januar 2020 erteilt werden.

7 Kosten und Finanzierung

Die Bausumme beläuft sich insgesamt auf ca. 3,26 Mio. € (ohne Grundstück). Finanziert wird das Bauvorhaben aus dem Eigenkapital, den Genossenschaftsanteilen in Höhe von ca. 690.000,00 €, einer Förderung aus dem Entwicklungsprogramm Ländlicher Raum in Höhe von 200.000,00 € und einer Fremdfinanzierung mit einer Laufzeit von 30 Jahren. Eine Besonderheit stellt das Erdgeschoss mit Senioren-Tagespflege und Kinderkrippe dar. Beide Einheiten werden im Teileigentum an die Sozialstation Oberer Hegau bzw. die Stadt Tengen veräußert. Beides war notwendig damit die Erwerber ihrerseits Fördermittel beantragen konnten, was nur bei Eigentumsübergang möglich war.

8 Bauphase

Der Spatenstich für das Ärztehaus erfolgte – etwas durch die Corona-Pandemie verzögert – im Mai 2020. Nach den Gründungs- und Kellerarbeiten konnte das Gebäude ab Ende August aufgerichtet werden. Zum Zeitpunkt der Fertigstellung dieses Beitrags läuft der Innenausbau, die Fertigstellung des Gebäudes ist für Ende Mai/Anfang Juni 2021 geplant (siehe Abb. 4). Damit wird die Bauzeit voraussichtlich bei etwas über einem Jahr liegen.

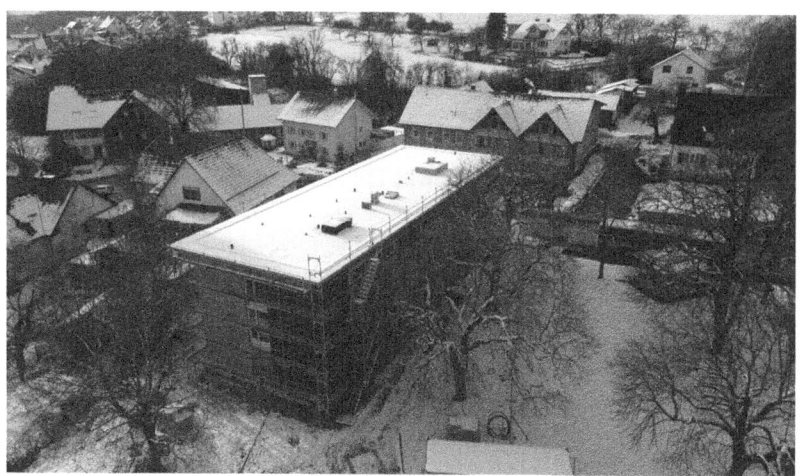

Abb. 4 Ärztehaus im Bau, Januar 2021. (Eigene Darstellung)

9 Erfahrungen aus dem Tengener Ärztehaus-Projekt

Selbstverständlich hat jede (Genossenschafts-)Gründung ihren eigenen Kontext und ihre eigenen Randbedingungen. Für die *Ärztehaus Stadt Tengen eG* lassen sich einige Erfolgsfaktoren und Erfahrungen identifizieren, die möglicherweise auch bei vergleichbaren Vorhaben hilfreich sind:

1. Die Initialzündung durch die Stadt Tengen. Die Stadtverwaltung hat die Konzeption des Genossenschaftsmodells und die Organisation des Gründungsprozesses übernommen. Auch die laufende Organisation der Genossenschaftsarbeit wird durch die Stadtverwaltung getragen. Dabei konnte immer wieder auf den Sachverstand der Verwaltung, z. B. in Baufragen, zurückgegriffen werden. Diese administrative Unterstützung war entscheidend, um Gründungsprozess und Bauplanung in dieser Geschwindigkeit abzuwickeln. Zur Erinnerung: Zwischen erster Informationsveranstaltung und Spatenstich lagen nur 17 Monate. Darüber hinaus ist aber insbesondere die Öffentlichkeits- und Netzwerkarbeit der Stadt von Bedeutung gewesen. Über die Stadtverwaltung wurden die Gründungsmitglieder angesprochen und bei der Mitgliedergewinnung war die Beteiligung der Stadt eine Art

„Qualitätssiegel". Anders als im Tengener Beispiel erfolgen die meisten Genossenschaftsgründungen ohne Beteiligung der jeweiligen Kommunalverwaltung. Wichtig ist aber zu Beginn des Gründungsprozesses zu klären, wer organisatorisch den „Hut aufhat" und ob entsprechende zeitliche Kapazitäten dafür vorhanden sind. Andernfalls gerät ein Gründungsprozess schnell ins Stocken – gerade wenn die anfängliche Euphorie verflogen ist.

2. Die Einbindung von Multiplikatorinnen und Multiplikatoren vor Ort. Wie oben geschildert waren mehrere zentrale gesellschaftliche Akteure Teil des Gründungsteams: Von den beiden christlichen Kirchen bis zur Stadtapotheke. Dies hat dazu beigetragen, dass die Genossenschaftsidee schnell Verbreitung fand, im wahrsten Sinn des Wortes zum „Stadtgespräch" wurde. Außerdem signalisierte dies ein breites Engagement in der Stadt für „unsere Arztpraxen". Diese breite Verankerung der Genossenschaft könnte, so die Hoffnung, ein Vorteil bei der Gewinnung von Ärztinnen und Ärzten sein

3. Die Genossenschaft hat von Anfang an eine kontinuierliche Öffentlichkeitsarbeit betrieben. Anfangs um möglichst viele Mitglieder für die Genossenschaft zu gewinnen. Inzwischen um über die Bauphase zu informieren und das Ärztehaus Tengen in der Region sichtbar zu positionieren. Darüber ist eine Marke „Ärztehaus Tengen" entstanden, die in der Region, aber auch darüber hinaus auf Resonanz stößt. Auch dies wird als Vorteil für die Akquise von Nachfolgerinnen bzw. Nachfolgern in den Praxen gesehen.

4. Die Geschwindigkeit des Gründungsprozesses spielte eine positive Rolle. Gerade in den ersten Wochen konnten regelmäßig „Wasserstandsmeldungen" mit neuen Entwicklungen veröffentlicht werden. Dies hatte eine Dynamik zufolge, die viele Bürgerinnen und Bürger aus Tengen bewog gleich am Anfang Mitglied werden zu wollen.

5. Über die Gründung der *Ärztehaus Stadt Tengen eG* ist eine Aufbruchstimmung in der Stadt entstanden. Schon bei der Informationsveranstaltung im Dezember 2018 war spürbar, dass die Sicherung der ärztlichen Versorgung – und mindestens genau so sehr der gemeinschaftliche Ansatz – die Menschen bewegt. Wenn man Mitglieder der Genossenschaft heute fragt, warum sie Mitglied geworden sind, dann gibt es im Großen und Ganzen zwei Antworten. Die offensichtliche: Weil man mit der Mitgliedschaft einen Beitrag zur Sicherung der ärztlichen Versorgung leisten möchte. Und die vielleicht eher unerwartete: Der Wunsch, das „Problem" gemeinsam anzugehen. Nicht abzuwarten bis jemand von außen hilft, sondern gemeinsam zu handeln und die Zukunft selbst in die Hand zu nehmen. Dieser gemeinschaftliche Aspekt des genossenschaftlichen Modells kann nicht hoch genug bewertet werden. Die Identifikation der Bürgerinnen und Bürger mit dem Ärztehaus ist deshalb

sehr hoch. Viele sprechen von „ihrem Ärztehaus". Nicht zuletzt ist es durch die Genossenschaftsgründung gelungen, dass ein Thema, welches sonst sehr problemorientiert diskutiert wird, eine positive Dynamik bekommen hat.

10   Ausblick und Potenziale

Mit der nahenden Baufertigstellung des Ärztehauses hat die Genossenschaft bald ihre erste große Aufgabe geschafft. Die Aufnahme des Betriebs ist für alle vier Einheiten im Laufe des Spätsommers 2021 geplant. Doch die eigentliche Herausforderung wartet dann noch auf die Genossenschaft: die dauerhafte Bestandssicherung der Arztpraxen. Mit anderen Worten: Die Gewinnung von Ärztinnen und Ärzten. Auch wenn die Genossenschaft nicht die Organisation der Praxen verantwortet, wird sie den Prozess der Nachwuchsgewinnung begleiten und – wo immer möglich – aktiv unterstützen. Wie schon oben angerissen ist die Organisationsform der Genossenschaft, neben dem offensichtlichen Nutzen moderner Räumlichkeiten, ein zusätzlicher Attraktivitätsfaktor:

- Auf der einen Seite, weil dadurch eine breite Verankerung der Arztpraxen vor Ort besteht, mithin eine starke Identifikation der Bürgerschaft mit dem Ärztehaus.
- Auf der anderen Seite, weil das Ärztehaus zur positiven Positionierung des Gesundheitsstandorts Tengen beigetragen hat.

Die Genossenschaft leistet mit dem Bau des Ärztehauses auch einen Beitrag zur Quartiersentwicklung. Mittelbar über die Sicherung der ärztlichen Versorgung als Teil der Daseinsvorsorge. Wie eingangs ausgeführt ist dies gegenwärtig einer der wichtigsten Standortfaktoren für kleine und ländliche Gemeinden. Aber darüber hinaus wirkt die Genossenschaft mit dem Ärztehaus auch ganz unmittelbar ins Quartier. Das Ärztehaus ist der erste Baustein zur Entwicklung einer Ortsmitte rund um den Kastaniengarten in der Kernstadt Tengen. Und insbesondere das Erdgeschoss mit Senioren-Tagespflege und Kinderkrippe wird zur Belebung der Ortsmitte und des Quartiers beitragen.

In der Quartiersentwicklung liegen auch Potenziale für künftige Tätigkeitsfelder der Genossenschaft. Es ist denkbar, ohne dass dies bislang Gegenstand von internen Beratungen war, dass sich die Genossenschaft ebenfalls in weiteren Feldern zur Zukunftssicherung der Stadt Tengen engagiert. Im Bereich der Mobilität beispielsweise mit ergänzenden Mobilitätsangeboten wie einem Bürgerrufauto. Oder auch jenseits der Quartiersentwicklung in

Unterstützungsangeboten für die Arztpraxen. Ein interessantes Tätigkeitsfeld stellt sicherlich die Entlastung von Praxen durch die Übernahme des Praxismanagements und „back office" dar. Damit sich entsprechende Synergieeffekte heben lassen, ist es aber wahrscheinlich notwendig, dass das Praxismanagement gleich für mehrere Arztpraxen übernommen wird.

Mit der Gründung der *Ärztehaus Stadt Tengen eG* wurde jedenfalls im süddeutschen Raum Neuland beschritten. Und das Projekt zeigt: Die Genossenschaft ist vor allen Dingen dann eine Lösung, wenn Angebote nicht allein über den Markt oder die Kommune bereitgestellt werden können. So war dies in Tengen. Die Entscheidung für die Organisationsform Genossenschaft fiel ganz bewusst, weil die anderen Varianten – Bau durch die Stadt oder einen Investor – wenig erfolgversprechend oder nicht realisierbar waren. Sei es wegen potenziell hoher Mieten (Investorenlösung) oder der fehlenden Finanzkraft (kommunale Lösung). Daher ist es sehr wahrscheinlich, dass es in Zukunft weitere Genossenschaftsgründungen zur Sicherung der ärztlichen Versorgung geben wird – gerade im ländlichen Raum.

Literatur

Tengen, S. (2017). Leitbild „Stadt Tengen 2030". https://www.tengen.de/pb/site/Tengen-2018/get/params_E949798089_Dattachment/2084283/Leitbild%20Stadt%20Tengen%202030.pdf. Zugegriffen: 11. Febr. 2021.

Seniorengenossenschaft Riedlingen – eine Antwort auf gesellschaftliche Veränderungen

Josef Martin

Leben im Alter hat wie das gesamte Leben viele Aspekte. Ein zentraler Punkt ist, dass man ein möglichst selbstbestimmtes und eigenständiges Leben bis zum Lebensende führen kann. Daraus ergibt sich als Konsequenz, dass man sich in allen Lebensphasen – soweit wie möglich – selbst um die eigenen Lebensverhältnisse kümmert und das Geschehen nicht nur anderen überlässt. Dies war der Grundgedanke bei der Gründung einer Seniorengenossenschaft.

1   Vorgeschichte

Bereits ab etwa 1970 waren die zu erwartenden Auswirkungen des demografischen Wandels erkennbar; es dauerte allerdings noch Jahrzehnte, bis das Thema in unserer Gesellschaft angekommen war. Nicht so in Riedlingen, einer Kleinstadt in Baden-Württemberg, 70 km nördlich des Bodensees gelegen.

Auf Initiative des Autors entstand im Jahr 1988 eine Arbeitsgruppe, die sich damit befasste, Antworten zu finden auf die zu erwartenden Auswirkungen des demografischen Wandels. In Riedlingen musste dabei mit einem verschärften Effekt gerechnet werden: Die Kleinstadt liegt im typisch ländlichen Raum, die Landwirtschaft und das mit ihr verbundene Gewerbe dominierte, industrielle Arbeitsplätze waren kaum vorhanden. Junge Menschen, die einen qualifizierten Arbeitsplatz suchten, mussten in der Regel wegziehen. Durch den Strukturwandel in der Landwirtschaft verstärkte sich die Situation weiter. Die Kinder waren weg,

J. Martin (✉)
Riedlingen, Deutschland
E-Mail: josef.martin.riedlingen@t-online.de; info@martin-riedlingen.de

© Springer Fachmedien Wiesbaden GmbH, ein Teil von Springer Nature 2022   291
T. Rosenthal und B. Fittkau (Hrsg.), *Gemeinwohlökonomie im Gesundheitswesen*, Forum Gesundheitsmanagement,
https://doi.org/10.1007/978-3-658-37555-3_14

die Eltern bleiben alleine zurück, die Situation hat sich bis heute nicht wesentlich verändert.

Die Familienstrukturen, auf denen die Unterstützung und Versorgung in der Vergangenheit weitgehend aufgebaut war, konnten früher und können auch heute diese Funktion immer weniger übernehmen und damit bricht ein wesentlicher Teil der Versorgungssicherheit weg. Eine Situation, die zur damaligen Zeit noch wenig im Fokus der Menschen lag, aber eigentlich schon klar erkennbar war.

Ziel dieser Arbeitsgruppe war es, ein System zu entwickeln das geeignet ist, die immer mehr wegbrechende Familienstruktur zu ersetzen. Es sollte nach einer Form gesucht werden, eine Versorgung in ähnlicher Weise aufzubauen und zu sichern wie in der Familie – und dies zu Bedingungen, die für die Betroffenen bezahlbar sind.

Die Lebenserwartung ist in den vergangenen 50 Jahren deutlich gestiegen. Eine der Folgen: Die durchschnittliche Rentenbezugsdauer hat sich in dieser Zeit in etwa verdoppelt. Sehr viele Menschen sind beim Eintritt in den Ruhestand und darüber hinaus für einen längeren Zeitraum noch fit und rüstig; viele suchen dann nach einer sinnvollen Betätigung. Dies genau war der Ansatz für die Lösung des anstehenden Problems. Außerhalb des normalen Arbeitsmarktes soll eine Selbsthilfestruktur entstehen, in der Hilfebedürftige unterstützt werden. An die Stelle des Familienverbundes tritt ein System einer „sorgenden Gemeinschaft". Wer Zeit hat, unterstützt andere im Alltag mit allem was erforderlich ist, von den Betroffenen aber nicht mehr selbst geleistet werden kann. Zwingend ist dabei, dass dies zu Konditionen erfolgt, die für die einzelnen Personen leistbar sind. Dies ist ein wesentlicher Punkt deshalb, weil die Alterseinkommen immer öfter nicht mehr ausreichen, um den Lebensunterhalt zu sichern – besonders für Frauen. In der Vorbereitungsgruppe hat sich eine bunte Truppe zusammengefunden, aus den verschiedensten Bereichen: der Kommunalpolitik, den Kirchen, in sozialen Einrichtungen Tätige sowie interessierte Bürger. Gemeinsam wurde ein Modell entwickelt, wie ein solches Selbsthilfesystem organisiert sein sollte und wie dieses am besten in schon vorhandene Strukturen eingebunden werden kann (faz.net 2013, Rubin 2018).

Zentraler Punkt war, eine Einrichtung zu schaffen, die absolut unabhängig und eigenständig und insbesondere auch eigenfinanziert ist. Diese Institution sollte sich so entwickeln, dass keinerlei Abhängigkeiten zu irgendeiner anderen Organisation bestehen und alleine die Bürger über die Geschicke der Einrichtung befinden. Diese Vorbereitungen haben etwa zwei Jahre in Anspruch genommen. Als das Konzept schon weitgehend entwickelt war, gab es eine Ausschreibung des Landes Baden-Württemberg. Im Rahmen von zehn Modellprojekten sollte erprobt werden, welche Strukturen geeignet wären, um die vorgenannten Probleme zu lösen. Der damalige Ministerpräsident Lothar Späth kam aus den Vereinigten Staaten zurück, hatte dort Selbsthilfeprojekte kennen gelernt und wollte erprobt haben, ob ähnliche in unser Land übertragen werden können. Zehn Modellprojekte mit dem Namen Seniorengenossenschaft wurden ausgeschrieben, die eine Anschubfinanzierung von jeweils 18.000 DM erhielten. Die Riedlinger Arbeitsgruppe bewarb sich um Aufnahme in das Modellprojekt – und wurde aufgenommen. Die Anschubfinanzierung erleichterte den Start sehr und es kam am 9. April 1991 zur Gründung der Seniorengenossenschaft Riedlingen. Es war die erste, die in der Bundesrepublik gegründet wurde, wahrscheinlich auch die erste im europäischen Raum. Der Name Seniorengenossenschaft war Vorgabe dieser Ausschreibung, weil die Arbeit sich am genossenschaftlichen Gedanken orientieren sollte. Die Gründung erfolgte allerdings in der Rechtsform eines eingetragenen Vereins (e. V.), da eine Gründung in der Rechtsform eingetragene Genossenschaft (e. G.) schwierig gewesen wäre – Genossenschaftsgründungen waren nach dem damaligen Recht auch langwierig. Geplant war, die Vereine im weiteren Verlauf in echte Genossenschaften umzuwandeln. Genossenschaftsverbände rieten dann allerdings davon ab, eine Änderung der Rechtsform vorzunehmen. Die praktische Erfahrung in der Folgezeit ergab, dass die Rechtsform eingetragene Genossenschaft für Einrichtungen dieser Art nicht unbedingt geeignet ist. In der Folgezeit sind sehr viele ähnliche Organisationen gegründet worden; bis auf ganz wenige Ausnahmen alle in der Rechtsform eines eingetragenen Vereins (Bayerisches Ministerium für Arbeit und Soziales, Familie und Frauen 2003).

Der Vorteil des eingetragenen Vereins: Die Gründung ist wesentlich einfacher. Man braucht keinen Genossenschaftsverband, der gegen einen erheblichen Betrag ein Gründungsgutachten erstellt und der Gründung zustimmen muss. Die Strukturen eines Vereins sind einfacher und es entfällt eine regelmäßige kostenpflichtige Prüfung. Neugründungen als e. V. sind unproblematischer und verursachen keine Kosten, was bei bürgerschaftlichen Selbsthilfeeinrichtungen ein wesentlicher Faktor ist. Da es sich bei solchen Einrichtungen in aller Regel um kleinere Organisationen mit überschaubarem Finanzvolumen handelt, gibt es für den Verein und dessen Vorstand keine höheren Risiken wie bei einer Genossenschaft, verantwortliches Handeln vorausgesetzt (Kolakowski 2010).

Ein zentraler Punkt bei diesen Modellprojekten war die Überlegung, ob die Arbeit auf rein ehrenamtlicher Basis oder im Rahmen von Aufwandsentschädigungen erfolgen soll. Die Ausschreibung hat beide Möglichkeiten offen gelassen. Seitens des mit der Umsetzung beauftragten Sozialministeriums wurde jedoch darauf gedrängt, alle Dienste auf rein ehrenamtlicher Basis anzubieten. Sieben der zehn Modellpartner sind damals diesem Wunsch gefolgt. Es wurde lediglich vereinbart, dass es für jede geleistete Stunde eine Zeitgutschrift geben wird, die allerdings nur einen rein ideellen Wert hatte. Schon nach kurzer Zeit zeigte sich, dass dieses Modell keinen dauerhaften Bestand hat. Bei der gewünschten Lösung dieser Zeitgutschriften war es häufig nicht möglich, neue Mitwirkende zu gewinnen, die auf dieser Basis zur Mitarbeit bereit waren. Damit konnten auch die Zeitgutschriften immer häufiger nicht eingelöst werden. Die Folge: Ein gesichertes Angebot von Leistungen konnte nicht etabliert werden. Deshalb haben sich die Modellprojekte, die auf dieser Basis arbeiteten, nicht entwickelt.

Zwei Modellprojekte setzten von Beginn an auf eine Aufwandsentschädigung für geleistete Stunden. Diese beiden, die Seniorengenossenschaft Riedlingen und die Organisation aus Steinen haben sich in hervorragender Weise entwickelt und bieten heute ein vielfältiges Angebot.

Die Seniorengenossenschaft Riedlingen hat ein festes Angebot an Dienstleistungen, das sich im Laufe der Jahre aufgrund der Nachfragen gebildet hat. Diese Angebote wurden und werden ständig an neue Gegebenheiten und Situationen angepasst. Es ist das Bestreben, möglichst allen Anfragenden helfen zu können. In der Regel gelingt dies auch (Arnold 1991, Otto 1992).

2   Die Angebote im Überblick

Die ersten Angebote wurden auf der Basis einer Umfrage entwickelt, durchgeführt bereits vor der Gründung unter Bürgern der Stadt sowie den damals vorhandenen sozialen Einrichtungen.

Hilfe und Unterstützung zu Hause

Hilfe und Unterstützung im eigenen Zuhause war und ist das erste und auch wesentlichste Angebot. Alles was notwendig ist, um einen gesicherten Lebensabend in den eigenen vier Wänden haben zu können, wird von Helfern der Seniorengenossenschaft geleistet. Es beginnt in der Regel mit einer Unterstützung bei Reinigungsarbeiten im Haus, dem Besorgen von Wäsche, dem Einkaufen, gegebenenfalls der Essenszubereitung und allem, was man nicht mehr alleine erledigen kann. Zunehmend erbracht werden auch Grundpflegeleistungen, soweit diese nicht von Pflegefachkräften erbracht werden müssen. Zusammen mit Pflegefachkräften wurde ein Katalog entwickelt, welche Grundpflegeleistungen zwingend von Pflegefachkräften zu erbringen sind und welche auch von bürgerschaftlichen Helfern erbracht werden können (gegebenenfalls nach entsprechender Schulung). Das Erbringen von Grundpflegeleistungen durch bürgerschaftliche Helfer nimmt deutlich zu, weil viele Pflegedienste nicht mehr

Tab. 1 Grundpflegeleistungen in der Seniorengenossenschaft Riedlingen. (Eigene Darstellung).

Erbringung von Grundpflegeleistungen

Hilfe beim	Bürgerschaftliche Helfer		Pflegefachkraft
	ohne Qualifizierung	mit Qualifizierung	
- Aufstehen	x		
- Waschen	x		
- Duschen, Baden **A)**	x		
- Duschen, Baden **B)**		x	
- Rasieren	x		
- Kämen, Haarschnitt	x		
- Handpflege	x		
- Fußpflege			x
- Nagelpflege		x	
- Mund und Zahnpflege	x		
- Hilfe bei Toilettengang **A)**	x		
- Hilfe bei Toilettengang **B)**		x	
- Hilfe bei Toilettengang bei Person mit Katheder			x
- Fördern und Erhalt der Mobilität **A)**	x		
- Fördern und Erhalt der Mobilität **B)**		x	
- Aus- und Ankleiden	x		
- Bett richten	x		
- Im Bett lagern		x	
- Lebensmitteleinkauf	x		
- Nahrungszubereitung	x		
- Hilfe bei Nahrungsaufnahme **A)**	x		
- Hilfe bei Nahrungsaufnahme **B)**		x	
- Sondenernährung			x
- Wohnungsreinigung	x		
- Kleider und Wäschepflege	x		

A) Personen ohne Einschränkungen
B) Personen mit Einschränkungen

in der Lage sind, alle Aufträge zu übernehmen. Ein weiterer wesentlicher Faktor: Wer nur Grundpflege benötigt, erhält in der Regel noch keine Leistungen nach dem Pflegegesetz. Die Bezahlung aus eigenen Mitteln ist für einen beträchtlich wachsenden Anteil an Personen schwierig, weil die Rente hierfür nicht ausreicht. Durch kostengünstige bürgerschaftliche Angebote ist es möglich, diesen Bedarf zu decken – zu Konditionen, die für die meisten leistbar sind (Tab. 1).

Hilfe ums Haus

In ländlichen Gebieten wohnen viele Ältere in Eigenheimen, oft mit großen Gärten. Mit zunehmendem Alter wird die Gartenpflege schwieriger und man überlässt Gärten verstärkt einer natürlichen Entwicklung – trotzdem sind bestimmte Arbeiten immer wieder erforderlich. Diese werden dann von Freiwilligen der Seniorengenossenschaft übernommen. Die Helfer unterstützen auch bei kleineren technischen Problemen im Haus, wenn zum Beispiel eine Tür klemmt oder eine Glühbirne zu wechseln ist. Im Winter gibt es regelmäßig Anfragen, Schnee zu räumen oder Streuarbeiten zu übernehmen.

Essensversorgung

Ganz häufig ist die Anfrage nach Essen auf Rädern – meist das erste, was von Älteren nachgefragt wird. Hier ist die Hemmschwelle wohl am geringsten zuzugeben, dass eine Unterstützungsbedürftigkeit besteht. Dieser Dienst bringt, aufgrund seiner hohen Anfragezahlen, der Seniorengenossenschaft die meisten neuen Mitglieder. Täglich, auch an Sonn- und Feiertagen, werden am späteren Vormittag bis zu 140 Essen in die Wohnungen der Essensempfänger gebracht. Das Essen wird in der Küche eines Seniorenheimes gekocht und in der Küche direkt in Porzellangeschirr portioniert. Anschließend wird es in Thermobehälter gepackt, die gesichert über zwei Stunden die vorgeschriebene Temperatur halten. Die Kunden können wählen zwischen Normalkost, Schonkost, speziellen Diäten; zwischen normaler, großer oder kleiner Portion. Je Empfänger gibt es zwei Behälter: Einer wird angeliefert, ein zweiter von der vorausgegangenen Lieferung wieder mitgenommen. Jeder Fahrer beliefert pro Tag etwa 25 Personen. Er bringt das Essen ins Haus, stellt dieses auf Wunsch auf den Tisch und führt ein kurzes Gespräch mit dem Essenbezieher. Dieser persönliche Kontakt ist außerordentlich wichtig. Der Essenslieferant ist oft die einzige Person, die im Laufe des Tages vorbeikommt; auf diese Weise kann das eine oder andere veranlasst, besprochen oder geregelt werden. Die Helfer benutzen in der Regel ihr eigenes Fahrzeug. Sie erhalten neben einer Aufwandsentschädigung für die geleistete Zeit auch ein Entgelt für die gefahrenen Kilometer.

Begleitdienst

Ein häufig angefragter Dienst sind Begleitdienste. Viele Ältere wollen oder können kein eigenes Fahrzeug mehr benutzen. Wenn sie größere Strecken zurücklegen müssen, um zum Beispiel einen Arzt aufzusuchen, einzukaufen oder eine andere Tätigkeit zu erledigen haben, sind sie auf fremde Hilfe angewiesen. Öffentlicher Personennahverkehr (ÖPNV) ist in ländlichen Gebieten meist völlig unzureichend; auch in Städten gibt es oft lange Wege von der Wohnung bis zur nächsten Haltestelle, von der Zielhaltestelle zum eigentlichen Ziel. Das erschwert die Benutzung des ÖPNV. Es besteht zwar grundsätzlich die Möglichkeit, Taxidienste in Anspruch zu nehmen – bei häufig notwendiger Nutzung gibt es für manche Personen ein Finanzierungsproblem. Zur Aufrechterhaltung der notwendigen Mobilität sind daher ergänzende bürgerschaftlich organisierte Begleitdienste unverzichtbar.

Bei der Seniorengenossenschaft verwendet ein Begleiter in der Regel sein Fahrzeug, um die zu begleitende Person an die gewünschte Stelle zu bringen. Um eine Konkurrenz zu Taxiunternehmen möglichst nicht aufkommen zu lassen, ist die Nutzung an bestimmte Regeln gebunden. Von Ausnahmen abgesehen, werden keine Ad-hoc-Fahrten durchgeführt. Wer den Begleitdienst nutzen möchte, muss dies rechtzeitig ein oder zwei Tage vorher anmelden und auch begründen. Aus dem Pool der zur Verfügung stehenden Fahrer wird dann jemand vermittelt, der diesen Begleitdienst übernimmt.

Beratung

Das Leben wird komplexer und in immer kürzeren Abständen gibt es Veränderungen. Für viele Ältere ist es ein Problem, damit zurechtzukommen. Die Seniorengenossenschaft bietet in diesen Fällen Rat und Hilfe an. Sachkundige Personen beraten und helfen. In schwierigeren Fällen und insbesondere im rechtlichen Bereich wird ein Kontakt zu sachkundigen Stellen vermittelt.

3   Barrierefreies Wohnen

Ein weiteres Problem, selbstbestimmt zu leben, ist häufig die Wohnung. Die beste Betreuung und Pflege helfen unter Umständen nicht weiter, wenn die Wohnung nur über Treppen erreichbar ist oder man beispielsweise die Badewanne nicht mehr nutzen kann. Barrierefreie Wohnungen sind immer noch absolute Mangelware. In Riedlingen gab es zum Zeitpunkt der Gründung der Seniorengenossenschaft keine einzige dieser Wohnungen. Sehr rasch wurden deshalb Überlegungen angestellt, wie dieser Engpass überwunden werden könnte. Die Seniorengenossenschaft initiierte den Bau von Seniorenwohnanlagen. Da die Seniorengenossenschaft selber nicht über die notwendigen finanziellen Mittel verfügte, wurden diese Projekte zusammen mit Investoren zu realisiert (Necker 2010).

Ein erstes Projekt wurde 1996 im Zentrum der Altstadt Riedlingen erstellt, nur wenige Schritte von der Fußgängerzone entfernt. Bauherren waren Riedlinger Handwerker, die sich zu einer Grundstücksgesellschaft zusammengeschlossen hatten. 17 Wohnungen wurden erstellt, 14 davon rollstuhlgerecht, mit einer durchschnittlichen Größe von 50 qm. Drei im Dachstuhl gelegene Wohneinheiten konnten wegen denkmalpflegerischer Auflagen nicht barrierefrei erstellt werden (diese sind nur über Treppen erreichbar). Die Seniorengenossenschaft hat Räume im Erdgeschoß erworben und in diesen eine Tagespflege eingerichtet. Mit den Bauherren hat die Seniorengenossenschaft vereinbart, dass sie die Betreuungsträgerschaft für die Wohnanlage übernimmt.

Die Wohnungen wurden an private Eigentümer verkauft. Ziel dabei war, dass die barrierefreien Wohnungen ausschließlich von Älteren bezogen werden können. Um eine zweckfremde Belegung der Wohnungen zu verhindern, wurde durch eine Eintragung im Grundbuch festgelegt, dass die Wohnungen nur an Personen im Alter von über 60 Jahren vermietet werden dürfen und dass bei der Auswahl des Mieters die Zustimmung der Seniorengenossenschaft erforderlich ist. Die Grundstücksgesellschaft und die Seniorengenossenschaft arbeiteten beim Vertrieb eng zusammen – nach kurzer Zeit waren alle Wohnungen verkauft.

Das Interesse an diesen Wohnungen war sehr groß, Nachfrage und Bedarf konnte in keiner Weise gedeckt werden kann. Die Seniorengenossenschaft befasste sich deshalb noch während des Baues der ersten Anlage mit der Planung einer weiteren. Nur 200 m vom ersten Projekt entfernt gab es eine größere geeignete Fläche und es konnte ein weiterer Investor für die Bebauung gefunden werden. Insgesamt wurden 54 barrierefreie Wohnungen auf dieser Fläche erstellt.

Das Prinzip war ähnlich wie beim ersten Projekt – mit einer Ausnahme: Zur Festlegung einer Zweckbindung der Belegung war der Investor nicht bereit, er wollte dies stattdessen über eine privatrechtliche Vereinbarung lösen. Die Umsetzung war schwierig. In der Eigentümerversammlung wurde ein entsprechender Beschluss gefasst, der aber nur als Absichtserklärung formuliert war und die Eigentümer nicht wirklich bindet. In der Praxis funktioniert das nur eingeschränkt.

In beiden Anlagen war Ziel, die Kosten für die Nutzer möglichst günstig zu gestalten. Viele Mietinteressenten sind ältere Frauen oder Paare mit niedrigen Renten. Gesucht sind vor allem kleinere Wohnungen, um die monatliche Mietbelastung erträglich zu halten. Im ersten Bauprojekt liegt die Wohnungsgröße im Mittel um die 50 qm, beim zweiten Projekt um die 56 qm. Der weit überwiegende Teil der Wohnungen hat zwei Zimmer, einige wenige haben drei Zimmer. Die Küche ist meist offen dem Wohnraum zugeordnet. Diese Aufteilung hat sich bewährt, sie wird von den Mietern überwiegend positiv beurteilt.

Bei den Projekten handelt es sich um betreute Wohnanlagen. Für solche entstehen zusätzlich zur Miete Kosten für die Vorhaltung der Betreuungsinfrastruktur. In Betreuungsvereinbarungen mit den Mietern wird festgelegt, welche Leistungen erbracht werden und welche Kosten hierfür entstehen. Die vereinbarten Leistungen umfassen: eine Rufbereitschaft rund und um die Uhr, die Vorhaltung der gesamten Betreuungs- und Pflegeinfrastruktur, die mögliche Nutzung von Gemeinschaftsräumen sowie der Mitgliedsbeitrag für die Seniorengenossenschaft.

Hierfür wird je Wohnung und Monat eine Betreuungspauschale in Höhe von 20 € berechnet. Darüber hinaus in Anspruch genommene Dienstleistungen müssen zusätzlich zu den jeweils gültigen Gebührensätzen bezahlt werden. Wer ergänzend zur bestehenden Rufbereitschaft eine Notrufeinrichtung benötigt oder wünscht, kann diese zusätzlich ordern. Der Unterschied zur Rufbereitschaft: Man kann dann einen Druckknopf am Körper tragen und mit demselben einen Notruf absetzen, falls es nicht mehr möglich ist, einen Telefonapparat zu bedienen. Der Notruf landet automatisch bei der Rettungsleitstelle, die dann den Diensthabenden der Seniorengenossenschaft, im Bedarfsfall aber auch sofort den Rettungsdienst alarmiert. Für den Notruf entstehen Kosten, die vom Bewohner zusätzlich zu tragen sind.

Beide Tagespflegen sind gleichzeitig Pflegestützpunkte für das jeweilige Haus. Die Räume der Tagespflege sind Eigentum der Seniorengenossenschaft und werden gleichzeitig auch als Begegnungsstätte genutzt. Die Bewohner der Anlagen können die Räume bei Bedarf für private Anlässe (z. B. Familienfeste) gegen eine geringe Gebühr nutzen. Durch die besondere bürgerschaftliche Organisationsform gibt es bei der betreuten Wohnanlage trotz umfassender Vorhalteleistungen nur geringe Grundkosten. Der als Betreuungspauschale festgesetzte Betrag ist voll ausreichend und kostendeckend. Der Bewohner zahlt darüber hinaus nur, wenn er zusätzliche Leistungen in Anspruch nimmt (beispielsweise für stundenweise Unterstützung im Haushalt).

4   Tagespflege

Der weitaus größere Teil pflegebedürftiger Menschen wird zu Hause von Angehörigen oder Partnern betreut und versorgt. Mit zunehmender Betreuungsbedürftigkeit kann dies für die Pflegenden zu einer sehr hohen Belastung werden, insbesondere dann, wenn diese auch noch berufstätig sind. Um sie zu entlasten, wurde das System Tagespflege entwickelt. Die betreuungsbedürftige Person hält sich dann tagsüber in der Tagespflege auf; die Person, die zu Hause betreut, hat Freiraum, um anderes Notwendiges zu erledigen oder aber auch sich selbst erholen zu können.

Bei Tagespflegen steht nicht die Pflege im Vordergrund, sondern den Tagespflegegästen soll ein angenehmer und unterhaltsamer Aufenthalt geboten werden – unter Erfüllung und Beachtung aller erforderlichen Pflegemaßnahmen. 1996 wurde vom Bundessozialministerium und dem Sozialministerium Stuttgart das Modellprojekt Bürgerschaftlich geführte Tagespflege (BETA) entwickelt. Es sollte geprüft werden, wie eine Tagespflege mit einem Personalbestand geführt werden kann, der aus einem unbedingt notwendigen Anteil an Pflegefachkräften, ergänzt durch bürgerschaftliche Helferstrukturen besteht.

An fünf Standorten in Baden-Württemberg und weiteren in Nordrhein-Westfalen wurde dieses Modell erprobt, die Seniorengenossenschaft Riedlingen war einer der Modellpartner. Die Ergebnisse waren sehr gut: Der Pflegebereich war durch Fachkräfte gesichert, für die Gestaltung des Tagesablaufes waren bürgerschaftliche Helferinnen bzw. Helfer im Einsatz. Dadurch konnte insgesamt eine sehr hohe Qualität geboten werden.

Jede bürgerschaftliche Helferin bzw. jeder bürgerschaftliche Helfer hat besondere Qualitäten und Interessen, die sie bei ihrem Arbeitseinsatz in der Tagespflege einbringt. Auf diese Weise konnte ein sehr vielfältiges und qualitativ hochwertiges Angebot entwickelt werden. Es wird beispielsweise gemeinsam Zeitung gelesen und über das Tagesgeschehen gesprochen, es wird musiziert und gesungen, gebastelt, Gedächtnistraining betrieben, vorgelesen oder es werden Spiele gespielt. Auf diese Weise ist es möglich, ein außerordentlich vielfältiges Programm anzubieten – und dies durch die Einbindung bürgerschaftlicher Strukturen zu einigermaßen günstigen Preisen. Dies war auch notwendig, weil die Kosten für die Tagespflege früher aus den Pflegesätzen der Pflegeversicherung für die häusliche Pflege oder aber aus eigenen Mitteln finanziert werden mussten.

Im Jahr 2014 wurde die Finanzierung der Tagespflege durch die Pflegekassen geändert. Für Tagespflegebesuche wurden zusätzlich zum normalen Pflegegeld weitere Mittel aus der Pflegeversicherung, ausschließlich für den Besuch einer Tagespflege, gewährt. Im gleichen Zuge wurde allerdings auch der Personaleinsatz vorgeschrieben. Gefordert wird seither der Einsatz von Pflegefachkräften nach einem vereinbarten Schlüssel – und ausschließlich diese werden refinanziert. Durch diese Vorgehensweise wurde die Anzahl der zur Verfügung stehenden Hilfskräfte geringer, bei höheren Kosten für den Betrieb der Tagespflege. Die vorher gegebene Vielfalt der Angebote wurde durch den geringeren Personalbestand eingeschränkt. Ein gravierender Nachteil! Alle bisherigen Bemühungen, in Tagespflege einen flexiblen Personaleinsatz zuzulassen, waren bislang vergebens. Bei dem bestehenden und sich sicher noch ausweitenden Fachkräftemangel eine falsche Entwicklung. Das erfolgreiche Konzept bürgerschaftlich organisierter Tagespflegen sollte durch die Kassen anerkannt und finanziert werden. Dadurch könnte eine hohe Qualität bei geringeren Kosten erreicht und der Bedarf an Pflegefachkräften etwas reduziert werden.

5 Betreuungsgruppe

Ergänzend zur Tagespflege bietet die Seniorengenossenschaft eine Betreuungsgruppe an. Für unterstützungsbedürftige Personen, die noch keine Mittel aus der Pflegeversicherung erhalten, ist es oft schwierig, einen Tagespflegebesuch zu finanzieren. Aus diesem Grunde werden zunehmend ergänzend Betreuungsgruppen eingeführt. Bei diesen stehen die Gestaltung des Tagesablaufs im Vordergrund und die gegebene Entlastung von Personen, die zu Hause die Versorgung übernehmen. Die Finanzierung der Kosten erfolgt vornehmlich aus Eigenmitteln, in kleinem Umfang können auch Finanzierungsmittel von Pflegekassen mit eingesetzt werden, wenn eine Anerkennung der Unterstützungsbedürftigkeit gegeben ist. Allerdings gibt es auch für die Betreuungsgruppen immer mehr Rechtsvorschriften. Etliche der bürgerschaftlichen Helferinnen bzw. Helfer sind nicht bereit, unter diesen Vorgaben zu arbeiten, was den Betrieb von Betreuungsgruppen erschwert.

6 Demenz

Demenz ist eine besondere Herausforderung für unsere Gesellschaft. Sie nimmt deutlich zu, weil wir immer älter werden. Laut Statistik erkranken 2 % der über 65-Jährigen an einer Demenz. Das jährliche Neuerkrankungsrisiko steigt von durchschnittlich 0,53 % unter den 65- bis 69-Jährigen bis auf über 12 % unter den Höchstbetagten (90 Jahre und älter). Bezogen auf Deutschland ist somit je Jahr mit 300.000 Neuerkrankungen an Demenz zu rechnen (vgl. Doblhammer et al., 2018). Bei der Gründung der Seniorengenossenschaft war Demenz eigentlich noch gar kein Thema, obwohl bereits schon damals ein großer Anteil an Demenzkranken unter uns lebte. Die Krankheit wurde zu dieser Zeit noch als Makel für die Erkrankten und deren Familien gesehen. Deshalb wurde versucht, Demenzkranke möglichst nicht am öffentlichen Leben teilnehmen zu lassen. Im Verlauf weniger Jahre hat sich dies allerdings sehr stark gewandelt. Etwa um die Jahrtausendwende veränderte sich die Sichtweise: Demenz wird nun als Krankheit gesehen. Ab dem Zeitpunkt wurde die Betreuung und Versorgung von Demenzkranken auch bei der Seniorengenossenschaft stark ausgebaut. Es wurde eine weitere Tagespflege eröffnet, die die bisherige Betreuung von schwerer an Demenz erkrankten Personen weiterentwickelt. Die vorhandenen Fachkräfte und bürgerschaftlichen Helferinnen bzw. Helfer haben sich in speziellen Schulungen die notwendigen Kenntnisse für den Umgang mit Demenzkranken erworben.

Rasch zeigte sich, dass Tagespflege alleine nicht ausreicht, um Betroffene und deren Angehörige zu unterstützen. Ebenso wichtig ist ein Angebot intensiver häuslicher Betreuung und Versorgung. Für den Umgang mit Demenzkranken wird viel Zeit benötigt und wäre damit auch sehr kostenintensiv. Die klassischen Pflegekonzepte sind für die Versorgung von Demenzkranken unzureichend – und nicht zu bezahlen. Eine gute Versorgung ist nur über bürgerschaftliche Strukturen leistbar und finanzierbar. Bürgerschaftliche Helferinnen bzw. Helfer verfügen eher über die notwendige Zeit, sich über mehrere Stunden mit einem Demenzkranken zu beschäftigen.

Es entwickelte sich ein ganz spezifisches Angebot für den Umgang mit an Demenz erkrankten Personen, sowie ein Unterstützungsangebot für deren Angehörige.

Ein wesentliches Ziel war und ist, die Gesellschaft darauf einzustimmen, Demenz wie eine ganz normale Krankheit zu betrachten und an Demenz Erkrankte im öffentlichen Raum zu akzeptieren. Mit fortschreitender Erkrankung wird dies schwieriger. Es ist aber inzwischen sehr gut gelungen, den Erkrankten über einen relativ langen Zeitraum ein Leben in der Öffentlichkeit zu ermöglichen. Ein wesentliches Ziel ist es, Erkrankte nicht einfach wegzusperren, sondern solange es aus Sicherheitsgründen vertretbar ist, diese sich auch frei bewegen zu lassen. Es kommt dabei immer wieder einmal vor, dass jemand nicht mehr nach Hause findet. Um in diesen Fällen problemlos helfen zu können, wurde damit begonnen, Personen zu sogenannten Demenzlotsen auszubilden. Bei der Ausbildung werden alle notwendigen Kenntnisse vermittelt, wie man mit Betroffenen umgeht, wie die Rechtssituation ist und wie man es als fremde Person schafft, Vertrauen zu gewinnen. Polizei und Ordnungsämter der Gemeinden sind in dieses System eingebunden. Wenn irgendwo ein hilfloser Demenzkranker angetroffen wird, nimmt die Polizei Kontakt auf mit einem Demenzlotsen. Dieser kümmert sich dann um die aufgefundene, oft verwirrte Person. Inzwischen haben sich auch die Feuerwehren diesem System angeschlossen und Feuerwehrleute entsprechend ausbilden lassen, um im Bedarfsfall rasch selbst helfen zu können.

Solange Demenzkranke in ihrer Familie leben, kann die Versorgung auf lange Zeit sichergestellt werden. Probleme gibt es bei alleinstehenden Demenzkranken. Bei diesen ist unter Umständen ganz schnell ein Zeitpunkt erreicht, wo sie bzw. er alleine nicht mehr zurechtkommt. Es hat sich gezeigt, dass auch in diesen

Fällen über eine längere Zeit noch eigenständiges Wohnen möglich ist, wenn im Rahmen einer betreuten Wohnanlage entsprechende Voraussetzungen gegeben sind. Solange in der Nacht keine intensive Überwachung notwendig ist, können in einer betreuten Wohnanlage Demenzkranke noch ein einigermaßen eigenständiges Leben führen. Es wurde ein integriertes System durch einen Verbund der Wohnanlage und der Tagespflege mit dem Schwerpunkt Demenzbetreuung entwickelt. In der gleichen Anlage wurde noch eine Betreuungsgruppe eingerichtet. Die Seniorengenossenschaft mietet Wohnungen in der Wohnanlage an und vermietet diese an alleinstehende Demenzkranke weiter. Dieser Weg wurde gewählt, weil es einem Eigentümer nicht zuzumuten ist, auf eigenes Risiko an solch kranke Personen zu vermieten. Die gesamte Organisation, Kontrolle und Überwachung erfolgt durch bürgerschaftliche Kräfte aus der Seniorengenossenschaft. Die Demenzkranken können sich im Haus und in den im Haus befindlichen Räumen der Betreuungsgruppe und der Tagespflege frei bewegen, sind im Rahmen dieser Einrichtungen aber auch unter der notwendigen Aufsicht. Die Wohnungen werden zu den gleichen Konditionen weitervermietet, zu denen die Seniorengenossenschaft diese angemietet hat. Hinzu kommen Gebühren für den Besuch der Tagespflege. Da Demenzkranke sehr oft Pflegegeld und ein Entgelt für den Besuch der Tagespflege von der Pflegekasse erhalten, ist das auch finanziell abgesichert. Eine demenzkranke Frau lebt hier inzwischen schon sieben Jahre in diesem System. Es zeigt sich damit, dass auf diese Weise die Versorgung von alleinstehenden Demenzkranken verhältnismäßig kostengünstig organisiert werden kann.

7 Organisation und Leitung

Die Seniorengenossenschaft wurde als bürgerschaftliche Selbsthilfeeinrichtung gegründet. Ein wesentliches Ziel ist, dass in erster Linie nicht mehr Berufstätige Hilfe leisten, insbesondere deshalb, weil diese über die erforderliche freie Zeit verfügen. Auch die gesamte Leitung und Verwaltung erfolgt bürgerschaftlich. Hierdurch ist es möglich, Verwaltungskosten zu senken (Alisch et al. 2018).

Ein zunehmender Anteil von Ruheständlern hat hohe berufliche Qualifikationen, die mit dem Eintritt in den Ruhestand brach liegen. Bei bürgerschaftlichen Organisationen werden diese dringend benötigt. Wenn diese Ruheständler ihr Können dort einbringen, ist ein hoch professionelles Arbeiten möglich, das den in der Wirtschaft tätigen Betrieben in keiner Weise nachsteht. Besonders wichtig ist es, diese Ruheständler zu motivieren, über einen gewissen

Zeitraum ihr Wissen, Können und Engagement einzubringen, um bürgerschaftliche Aktivitäten aufrecht zu erhalten.

Dies wird unter anderem dadurch erreicht, dass den Mitarbeiterinnen und Mitarbeitern die Möglichkeit geboten wird, sich so weit als möglich selbst zu organisieren. Die Mitarbeiterinnen und Mitarbeiter der einzelnen Abteilungen sind in die Organisation und Gestaltung ihres Arbeitsbereiches mit eingebunden. Sie treffen sich in regelmäßigen Abständen, beraten über die Angelegenheiten ihrer Abteilungen, machen Vorschläge, sind in die Gestaltung der Dienstpläne eingebunden und können über vieles auch eigenständig beschließen. Dadurch haben diese einen starken Einfluss auf das gesamte Arbeitsumfeld in ihrem Bereich und viel Mitbestimmungsmöglichkeit. Die Erfahrung zeigt, dass dies zu einer außerordentlich guten Motivation der Mitarbeiterinnen und Mitarbeiter beiträgt.

In jeder Abteilung gibt es eine Verantwortliche bzw. einen Verantwortlichen, bei der bzw. bei dem die Fäden zusammenlaufen. Diese Hauptverantwortlichen und Organisatorinnen bzw. Organisatoren ihrer Bereiche nehmen (falls sie nicht selbst Vorstandsmitglied sind) als beratendes Mitglied an den Vorstandssitzungen teil. Damit ist eine gute Einbindung in das Gesamtsystem gewährleistet.

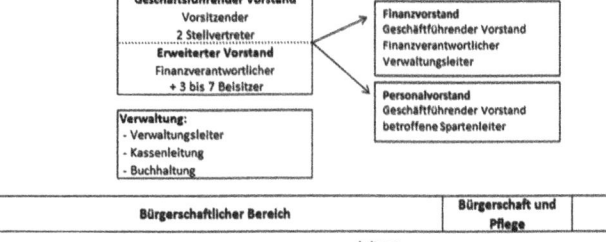

Abb. 1 Organisationsstruktur der Seniorengenossenschaft Riedlingen. (Eigene Darstellung)

Dinge, die andere Abteilungen berühren, rechtliche und finanzielle Angelegenheiten und Anliegen von grundsätzlicher Bedeutung, bedürfen der Zustimmung des Vorstandes. Mit Aufnahme des Tagespflegebetriebes wurde zusätzlich eine Fachabteilung Pflege geschaffen, hauptamtlich besetzt mit Pflegedienstleitungen, Pflegefachkräften – aber ebenfalls unter Einbindung von bürgerschaftlichen Helfern (Abb. 1).

8 Die bürgerschaftlich Engagierten

Das System Seniorengenossenschaft lebt vom und durch das Engagement der Menschen, die sich mit ihr identifizieren und deren Bereitschaft, andere zu unterstützen. Eine elementare Voraussetzung für das Wecken des Engagements ist ein überzeugendes Konzept, ein gutes Klima untereinander – nicht zuletzt aber auch ein erkennbarer persönlicher Nutzen. Ein guter Verbund dieser drei Elemente ist wichtig, erst in der Gesamtheit wird die angestrebte Wirkung erreicht.

Es muss ein Bewusstsein entstehen, dass man durch die Mitwirkung einen wesentlichen Beitrag für die Gesellschaft leistet. Jede bzw. jeder Einzelne ist Mitglied dieser Gesellschaft und damit ist ihr bzw. sein Engagement auch ein Beitrag für das eigene Wohlergehen. Man ist freiwillig unterwegs und nicht abhängig wie bei einer beruflichen Tätigkeit. Personalentwicklung und der Umgang mit Mitwirkenden sind in bürgerschaftlichen Organisationen deshalb mindestens ebenso wichtig wie in normalen Betrieben – sogar wichtiger. Wenn jemanden unzufrieden ist, kann er sich ohne Probleme ausklinken. Deshalb ist eine gute Atmosphäre sehr wichtig für die Aufrechterhaltung des Systems.

Ein direkter persönlicher Nutzen, in der Regel in Form einer Aufwandsentschädigung, ist ebenso wichtig und nimmt an Bedeutung zu. Auch in der Vergangenheit war es ohne eine solche finanzielle Zuwendung nicht möglich, nachhaltige und sichere Strukturen zu entwickeln. Aufgrund der sich mittelfristig verschlechternden Einkommenssituation vieler Älterer, hilft die Aufwandsentschädigung die Finanzsituation zu verbessern. Man muss sich allerdings dessen bewusst sein, dass es sich hierbei nicht um eine normale Arbeitssituation handeln kann und darf, mit Mindestlohn und dergleichen. Bürgerschaftliche Unterstützung muss bezahlbar bleiben, ansonsten läuft das Angebot ins Leere und nützt niemanden. Hier ist der Gesetzgeber gefordert die richtigen Rahmenbedingungen zu schaffen. Steigende Kosten der Absicherung bei einer rückläufigen Kaufkraft von Alterseinkommen kann nicht funktionieren.

Es war und ist nicht die Absicht, in diesem bürgerschaftlichen Selbsthilfebereich reguläre Arbeitsplätze zu schaffen, mit einem Entgelt, das den Lebensunterhalt sichern soll. Regelfall ist, dass es sich bei den mitarbeitenden Personen um solche handelt, die nicht mehr berufstätig sind und zur Rente noch etwas hinzuverdienen wollen. Um Leistungen bezahlbar anbieten zu können, wurde für Mitwirkende ein System gewählt, bei dem die Lohnnebenkosten möglichst gering sind. Bei der Seniorengenossenschaft sind derzeit ca. 130 Personen aktiv, der überwiegende Teil im Rahmen der sogenannten Übungsleiterpauschale. Sie erhalten 8,00 € je Stunde und dürfen im Jahr nicht mehr als 3000 € auf dieser Basis erhalten. In diesem Falle entstehen keinerlei Nebenkosten.

Die Nachfrage nach Hilfe steigt stark an, die Zahl der Mitwirkenden leider nicht in der gleichen Geschwindigkeit. Ein kleinerer, aber wachsender Anteil an Mitarbeiterinnen und Mitarbeitern wird deshalb inzwischen auf 450 €-Basis beschäftigt. Diese erhalten ebenfalls 8,00 € je Stunde ausbezahlt, die Nebenkosten bezahlt die Einrichtung. Dies ermöglicht, den zunehmenden Hilfebedarf zu decken, ist aber rechtlich für bürgerschaftliche Strukturen umstritten.

9   Zusätzliche Vorsorge durch Zeitguthaben

All denen, die jetzt mitarbeiten, eröffnen wir die Möglichkeit, durch das Ansparmodell der Seniorengenossenschaft eine zusätzliche private Eigenvorsorge für die künftigen Jahre zu betreiben.

Wer sich die erworbene Aufwandsentschädigung nicht auszahlen lässt, sondern bei der Seniorengenossenschaft anspart, erwirbt sich damit Zeitgutschriften. Diese können dann abgerufen und damit Leistungen der Seniorengenossenschaft gesichert und ohne Zuzahlung in Anspruch genommen werden. Es gilt dabei der Grundsatz: Wer heute 100 h arbeitet und anspart, kann später auch 100 h wieder abrufen. Die Höhe des bezahlten Lohns ist somit unerheblich, weil in diesen Fällen Stunde gegen Stunde verrechnet wird. Wesentlich ist, dass die Zeitguthaben mit Geld hinterlegt und deren Einlösung damit gesichert ist. Natürlich ist im Bedarfsfalle auch eine Barauszahlung der Guthaben möglich.

10   Personalentwicklung

Diese ist bei bürgerschaftlichen Selbsthilfeorganisationen von besonderer Bedeutung, um eine dauerhafte Existenz zu sichern. Dies gilt insbesondere für den Vorstand und die im Leitungsbereich tätigen Personen, aber auch bei allen anderen Mitwirkenden.

Bei der Seniorengenossenschaft sind weit überwiegend Ältere im Einsatz, deren Mitwirkungsdauer natürlicherweise begrenzt ist. Es muss zudem immer auch mit überraschenden Ausfällen gerechnet werden. Für die Gewinnung qualifizierter Personen ist es wichtig, diesen eine Gewissheit zu geben, dass die Beendigung ihrer Tätigkeit jederzeit möglich ist – ohne die Existenz des Ganzen zu gefährden.

Es ist eine stetige Aufgabe, die personelle Entwicklung im Blick zu haben, um im Bedarfsfall zügig handeln zu können. Personen mit entsprechenden Qualifikationen in der Gemeinde werden bei passender Gelegenheit angesprochen, um sie aufmerksam zu machen und ihr Interesse zu wecken. Auf diese Weise ist es in der Vergangenheit immer gelungen, für alle Positionen geeignete Personen zu finden.

Um fließende Übergänge zu ermöglichen und zu erleichtern, wurde in der Satzung festgelegt, dass der Vorstand sieben bis elf Mitglieder umfassen kann, um leichter einen guten Übergang zu ermöglichen. Diese Regelung erleichtert die Einarbeitung, aber auch bei besonderen Situationen, dass das Amt ohne Probleme niedergelegt werden kann. Aufgrund dieser flexiblen Handhabung war es noch nie ein Problem, die Vorstandssitze zu besetzen.

11   Finanzen

Die Seniorengenossenschaft war von Anfang an so konzipiert, dass sie finanziell eigenständig ist. Neben den Zahlungen an die Mitarbeiterinnen und Mitarbeiter werden auch sämtliche Betriebs- und Verwaltungskosten aus selbst erwirtschafteten Mitteln aufgebracht. Den öffentlichen Kassen stehen immer weniger Mittel zur Verfügung. Ein Betrieb ist daher nicht voll gesichert, wenn eine Abhängigkeit von öffentlichen Zuschüssen besteht. Ebenso kritisch ist es, sich abhängig von Spenden zu machen.

Aus diesem Grunde wurde festgelegt, dass Leistungsnehmerinnen und Leistungsnehmer für jede in Anspruch genommene Stunde ein Entgelt zu entrichten haben. Dieses Entgelt sollte allerdings möglichst niedrig angesetzt sein, damit auch Bezieher von geringeren Renten eine Chance haben, Hilfeleistungen aus eigenen Mitteln zu finanzieren. Bei der Seniorengenossenschaft wurde der Preis je geleistete Stunde im Verlauf der vergangenen 29 Jahre von 14,50 DM (= 7,41 €) auf heute 10,50 € angehoben. Die Mitarbeiterinnen und Mitarbeiter erhalten hieraus eine Aufwandsentschädigung in Höhe von 8,00 € je Stunde. Aus der Differenz von derzeit 2,50 € je Stunde sowie den Mitgliedsbeiträgen und den Überschüssen aus dem Tagespflegebetrieb werden die Verwaltungskosten und sonstigen Kosten finanziert. Trotz der geringen Spannen wurden, aufgrund geringer Verwaltungskosten, in der Vergangenheit regelmäßig Überschlüsse erzielt. Daraus konnten Anschaffungen und Investitionen in Gebäude mit eigenen Mitteln finanziert werden – lediglich für den Ersterwerb von Tagespflegeräumen wurden Bundes- und Landeszuschüsse gewährt und in Anspruch genommen.

Die Kassenführung und Buchhaltung bei der Seniorengenossenschaft erfolgt nach der Pflegebuchführungsverordnung. Eine Wirtschaftsprüferin bzw. ein Wirtschaftsprüfer prüft jährlich im Auftrag des Paritätischen Wohlfahrtsbandes. Es gab bisher keine nennenswerten Beanstandungen.

12   Rechtlicher Rahmen

Die Seniorengenossenschaft arbeitet im üblichen rechtlichen Rahmen. Sie nutzt jedoch die gegebenen Spielräume nach Möglichkeit voll aus, um ihre Leistungen kostengünstig anbieten zu können. Sie ist als gemeinnützige Organisation anerkannt und hat damit die damit verbundenen steuerlichen Begünstigungen.

13   Vernetzung

Eine gute Versorgung der Bürger in einer Kommune ist nur zu erreichen, wenn alle einschlägigen Einrichtungen, Gruppen und Organisationen ein gutes Einvernehmen haben und gut zusammenarbeiten. Die Seniorengenossenschaft Riedlingen hat sich von Beginn an darum bemüht, die Zusammenarbeit zu pflegen und auszubauen. Bereits vor der Gründung haben sich die Initiatorinnen und Initiatoren mit den damals vorhandenen Dienstleistern zusammengesetzt, um gemeinsam zu erkunden, welche Bedürfnisse es in der Stadt und den Umlandgemeinden gibt, die von den vorhandenen Dienstleistungen nicht oder nur teilweise erbracht werden können. Man verständigte sich, dass die neu zu gründende Seniorengenossenschaft sich im Wesentlichen um die Deckung der vorhandenen Lücken bemüht. Um die Zusammenarbeit zwischen der bürgerschaftlichen Gruppe und den professionellen Diensten zu optimieren, wurde mit der Sozialstation Riedlingen (Pflegedienst) und der Seniorengenossenschaft Riedlingen ein Kooperationsvertrag geschlossen. Darüber hinaus wurde mit weiteren Einrichtungen ein soziales Netzwerk für den gesamten Verwaltungsraum eingerichtet, in dem inzwischen fast alle im sozialen Bereich Engagierten aus dem Verwaltungsraum zusammenarbeiten: Pflegeheime, ambulante und teilstationäre

Einrichtungen, bürgerschaftliche Gruppen, die Kreisklinik, Krankenkassen, politische Gemeinden und Kirchengemeinden.

Es handelt sich um einen losen Zusammenschluss. Bei den regelmäßigen Treffen werden Informationen ausgetauscht, gemeinsame Aktivitäten besprochen und über notwendige Weiterentwicklungen im sozialen Bereich beraten. Auch an der Entstehung und Fortentwicklung dieses sozialen Netzes hat die Seniorengenossenschaft einen wesentlichen Anteil.

14   Ausblick

Das Wirken der Seniorengenossenschaft war und ist sehr erfolgreich. Inzwischen gibt es einen breiten Erfahrungsschatz und eine große Zahl an Nachahmern. Dieses und ähnliche Systeme sind geeignet, Probleme, die sich aus dem demografischen Wandel ergeben, zu minimieren. Um die volle Wirkung entfalten zu können, ist allerdings die Anpassung verschiedener rechtlicher Rahmenbedingungen unabdingbar. Bürgerschaftlicher Aktivität muss mehr Freiraum gegeben werden, damit diese sich voll entfalten und wirklich produktive Arbeit leisten kann.

Tipps zur Gründung einer Seniorengenossenschaft

1. *Die Grundidee der Genossenschaft (des Vereins) entwickeln*
   Es ist wesentlich, dass am Anfang die Idee hinreichend entwickelt wird. Es geht hierbei nicht um Details, sondern um ein Grobkonzept, damit die Idee für andere greifbar wird.
2. *Gleichgesinnte finden*
   Gründung und Management einer Genossenschaft ist mit Aufwand verbunden. Daher ist es gerade zu Beginn von Bedeutung, Menschen zu finden, die sich auch aktiv an der Genossenschaft beteiligen wollen. Im regelmäßigen Austausch mit den Partnerinnen und Partnern müssen örtliche Gegebenheiten analysiert und die Idee weiterentwickelt werden. Nur so ist es möglich, die für den jeweiligen Ort geeignete Form einer Seniorengenossenschaft zu finden.
3. *Finanzielle Aufwände und Ressourcen von Anfang an planen*
   Auch wenn viele Menschen dies zunächst am liebsten ignorieren möchten: Es muss von Beginn an die nachhaltige Finanzierung der Genossenschaft bedacht werden. Nur so kann eine Initiative wie eine Seniorengenossenschaft langfristig erfolgreich sein. Die Erfahrung zeigt, dass Spenden

kein optimales Finanzierungsmodell sind, weil die Regelmäßigkeit nicht gewährleistet ist. Da Eigenständigkeit für viele Mitglieder ein wesentliches Ziel und Motivationsfaktor ist, ist ein vollständig eigenfinanziertes Modell anzustreben. Eine finanzielle Starthilfe ist für den Aufbau einer Genossenschaft sehr wichtig. In Deutschland übernehmen diese in fast allen Bundesländern die Gemeinden – einzige Ausnahme ist Bayern, wo das Land die Starthilfe gewährt. Für die Beantragung einer Starthilfe sind ein schlüssiges Konzept sowie ein mittelfristiger Finanzierungsplan hilfreich. Am meisten punkten kann man bei der Einreichung mit einer fertigen Konzeption.

4. *Rechtliche Rahmenbedingungen bedenken*
Hier handelt es sich um ein Thema, das sehr oft von Gründerinnen und Gründern übergangen wird. Gerade vor der Gründung einer Genossenschaft ist es von zentraler Bedeutung, sich eingehend mit den rechtlichen Gegebenheiten auseinander zu setzen, um für später auftretende Probleme vorab gerüstet zu sein. Aufgrund der großen regionalen Unterschiede ist oft eine Beratung sinnvoll.

5. *Andere begeistern*
Das wichtigste Element für die Gründung einer von Bürgerinnen und Bürgern getragenen Genossenschaft ist es, andere zu begeistern und von der Idee der Selbsthilfe und gegenseitigen Unterstützung auf genossenschaftlicher Basis zu überzeugen. Nicht zu vergessen sind dabei externe Partnerinnen und Partner, mit denen man eine vertrauensvolle Zusammenarbeit anstreben sollte. ◄

Literatur

Alisch, M., Ritter, M., Boos-Krüger, A., Schönberger, C., Glaser, R., Rubin, Y., & Solf-Leipold, B. (2018). *„Irgendwann brauch' ich dann auch Hilfe!"* – *Selbstorganisation, Engagement und Mitverantwortung älterer Menschen in ländlichen Räumen*. (1. Aufl., Bd. 17). Verlag Barbara Budrich. ISBN 978-3-8474-2153-5
Arnold, E. (1991). Zukunftsmodell Seniorengenossenschaft. Wesen, Aufgaben und mögliche Zusammenarbeit mit Wohnungsunternehmen. In *Selbsthilfe im Alter und Seniorengenossenschaften* (S. 57–62).
Bayerisches Ministerium für Arbeit und Soziales, Familie und Frauen. (2003). Wegweiser zur Gründung und Gestaltung von Seniorengenossenschaften.
Doblhammer, G., Fink, A., Fritze, T., & Nerius, M. (2018). Demographische Entwicklung und Epidemiologie der Demenzerkrankungen. In F. Jessen (Hrsg.), *Handbuch Alzheimer Krankheit: Grundlagen – Diagnostik – Therapie – Versorgung – Prävention* (S. 13–34). De Gruyter.

faz.net – Artikel Altersvorsorge ohne Inflationsangst vom 4. Januar 2013 über die Idee aus den USA bis Deutschland. Zugegriffen: 5. März 2014.

Kolakowski, P. (2010). *Ein Vorsorgemodell mit Zukunft. Die Seniorengenossenschaft Riedlingen, Best-Practice-Beispiel 2.* In: Pro Alter, ISSN 0946-4875, Bd. 42, S. 17–20.

Necker, N. (2010). *Vorbereitet in den Ruhestand! – Anregungen für die Umsetzung eines alternativen Wohnmodells.* Manuela Kinzel Verlag Göppingen, ISBN 978-3-937367-48-4.

Otto, U. (1992). Sozialintegration plus Dienstproduktion. Die „Seniorengenossenschaft" als altenpolitischer Innovationsversuch. In: Archiv für Wissenschaft und Praxis der sozialen Arbeit, ISSN 0340-3564, Bd. 23, S. 112–135.

Rubin, Y. (2018). Freiwilliges Engagement in ‚sorgenden Gemeinschaften'. Eine geschlechterkritische Analyse ehrenamtlicher Care-Arbeit für ältere Menschen. Bd. 19. Verlag Barbara Budrich. ISBN 978-3-8474-2242-6.

stmas.bayern.de – Webseite mit allgemeinen Informationen inklusive Gründung

www.nachbar-plus.de

The manufacturer's authorised representative in the EU is Springer
Nature Customer Service Centre GmbH, Europaplatz 3, 69115 Heidelberg,
Germany. If you have any concerns regarding our products, please
contact ProductSafety@springernature.com

Printed and bound by CPI Group (UK) Ltd, Croydon, CR0 4YY
28/04/2026
02098487-0007